GEORG PSOTA
MICHAEL HOROWITZ

SUCHT

31st printing

GEORG PSOTA
MICHAEL HOROWITZ

SUCHT

ERKENNEN – VERSTEHEN – ÜBERWINDEN

UNTER MITARBEIT VON
ANGELIKA HOROWITZ

RESIDENZ VERLAG

Soweit in diesem Buch personenbezogene Begriffe verwendet werden, gelten diese in derselben Weise für Frauen, Männer und Diverse; zwecks besserer Lesbarkeit wird jedoch ohne Diskriminierungsabsicht meist nur eine geschlechtsspezifische Bezeichnung verwendet.

FSC
www.fsc.org
MIX
Papier aus verantwortungsvollen Quellen
FSC® C014496

Bibliografische Information der Deutschen Nationalbibliothek
Die Deutsche Nationalbibliothek verzeichnet diese Publikation in der Deutschen Nationalbibliografie; detaillierte bibliografische Daten sind im Internet über http://dnb.dnb.de abrufbar.

www.residenzverlag.com

Umschlaggestaltung: Thomas Kussin
Grafische Gestaltung/Satz: Lanz, Wien
Lektorat: Maria-Christine Leitgeb
Gesamtherstellung: GGP Media GmbH, Pößneck

ISBN 978 3 7017 3501 3

INHALT

TEIL I

RÄTSEL DES RAUSCHGLÜCKS

MICHAEL HOROWITZ

SUCHTSPIRALE IN DER KUNST

Man kann nie sicher sein, ob die Geister,
die sich durch einen hindurchbewegen,
die eigenen oder die der Flasche sind.
TOM WAITS

Das Risiko, süchtig zu werden, hängt von verschiedenen Faktoren ab. Neben der Stabilität von Persönlichkeit und Psyche entscheiden auch die Gene und die Gesellschaft – vor allem das persönliche Umfeld, die soziale Eingebundenheit – darüber, ob ein Mensch abhängig wird. Das Potenzial von Drogen ist vielfältig: So machen sich Alkohol und andere Rauschmittel im Lustzentrum des Gehirns breit und werden dadurch oft wichtig wie Sex.

Wie Michael Musalek, langjähriger Leiter des Anton Proksch Instituts in Wien-Kalksburg, im Vorwort zu diesem Buch schreibt, zeigen wissenschaftliche Studien, dass bei dreißig bis sechzig Prozent aller untersuchten Suchtkranken eine jahrelang dauernde Symptomfreiheit erreicht werden kann. Der Suchtexperte Musalek entwickelte auch innovative Ansätze in der Suchtbehandlung, die zur Neu- und Wiederentdeckung der eigenen Lebenskräfte beitragen sollen und trotz beklemmender Umstände helfen, das Schöne nicht aus den Augen zu verlieren.

Mit diesem Buch – unserem dritten gemeinsamen – haben der Psychiater und Neurologe Georg Psota und ich versucht, das Thema *Sucht* und *Suchtbehandlung* zu beschreiben, um möglicherweise auch die Leiden von Suchtkranken lindern zu können sowie den Schmerz der Angehörigen von Betroffenen.

Neben der fundierten Analyse der Sucht und all deren Auswirkungen auf den Menschen zeigt Georg Psota anhand von praktischen Beispielen auch die Suchtspirale von Patientinnen und Patienten auf. Von Alkoholabhängigkeit bis Internet-Sucht, von Drogen- bis Nikotin-Sucht. Er erzählt etwa von Roland, der sich mithilfe der richtigen Behandlung aus seiner jahrzehntelangen Alkoholsucht hat befreien können und abstinent geworden ist, oder auch von Petra, die einen erfolgreichen Amphetaminentzug geschafft hat, und von Josef, der bis zu 120 Zigaretten täglich rauchte und es trotz Entzugsdepression geschafft hat, mit dem Rauchen aufzuhören.

Es sind drei Fälle von vielen, die zeigen, dass es Wege aus der Sucht geben kann, beziehungsweise wie wichtig es für jeden gefährdeten Menschen ist, professionelle Hilfe in Anspruch zu nehmen. Und wie wenige Menschen sind nicht suchtgefährdet … Das zeigen auch die Lebensgeschichten vieler Künstlerinnen und Künstler. Das gemeinsame Auftreten von Kunst und Sucht zieht sich durch die Jahrhunderte. Das Leben ist dem Exzess verschrieben. Alkohol, Rauschmittel und Medikamente stimulieren die Erlebniswelten. Man will sich mitunter von gesellschaftlichen Normen befreien, erhofft sich Inspiration und Trost, glaubt, durch Drogen dem Leben Halt und einen Sinn geben zu können. Man versucht, Grenzen zu überschreiten, neue Horizonte zu erschließen – meist bis zum körperlichen und seelischen Verfall.

Der sehr persönliche Bericht des Liedermachers und Lyrikers Konstantin Wecker über seine höllischen Qualen während der Zeit, als er – physisch und psychisch – am Ende und drogenabhängig war, manifestiert seine Situation beklemmend und eindringlich.

»Unter Drogen findet man nicht sich selbst, sondern nur seinen Schatten«, bekennt Konstantin Wecker. 1995 wird der *Schneemann* verhaftet. Wecker hat mehrere Jahre schwerste Kokainabhängigkeit hinter sich. Im autobiografischen Roman *Uferlos* thematisiert er seine Drogenprobleme. Es ist eine aufwühlende Beschreibung, wie Konstantin Wecker nach anfänglicher Faszination dem Kokain verfällt, wie sich seine traurige Existenz nur mehr um Beschaffung und Konsum der Droge dreht. Im Lied *Kokain* singt er: »Hol mich raus, ich kann nicht mehr. Alles Leichte wird so schwer. Und was gilt, das geht dahin – Kokain.«

Auf einer Jahrestagung bayerischer Psychiater schildert Konstantin Wecker 1997 seine Jahre im Drogenrausch:

»Als zehn Kriminalbeamte meine Villa in München-Grünwald stürmten, hatte etwas in mir mit dem Leben bereits abgeschlossen. Die Miete des Luxusanwesens war schon seit Monaten nicht mehr bezahlt, und selbst meinen Dealer versuchte ich, mit ungedeckten Schecks zu vertrösten. Wie konnte jemand, der immer die Nähe zu den einfachen Menschen gesucht hatte, sich so hinter den Mauern eines Eispalasts verstecken?

Wie konnte es passieren, dass ein Lebenshungriger seine letzte Hoffnung in den Ausbruch eines Krieges oder in einen Herzinfarkt legte? Oder, um die unausweichliche Frage aller Kranken zu stellen, wie konnte das ausgerechnet mir passieren?

Seit ich mich dem Musikantenberuf verschrieb, habe ich mich damit auch der Ekstase verschrieben. Ekstase ist nun mal die einzige Möglichkeit, der Enge des Körpers kurz zu entwachsen und sich verbunden zu spüren mit allem, was ist. Ich berauschte mich an allem, am Rotwein Brunello di Montalcino ebenso wie an den Liedern eines fahrenden Gesellen; an einem Gramm reinsten bolivianischen Kokains, an Magic Mushrooms, an Fellini und Trotzki, an Frauen. Ein pralles Leben, vielleicht etwas deutlich gelebt, aber von der Idee her nichts Außergewöhnliches. Der liebe Gott hat mir eine kräftige Konstitution mitgegeben, diesen Vorschuss habe ich ausgenützt.

Der Kick des ersten voll durchgezogenen Zuges ist so gigantisch, dass man ihn nie mehr vergisst und sich der sofortige Wunsch, nein, die unbedingte Notwendigkeit, ihn auf der Stelle zu wiederholen, für immer ins Hirn programmiert. Die größte Gemeinheit aller Drogen ist wohl, dass sich das erste gelungene Mal nie mehr wiederholen lässt und man sich anschließend eigentlich nur noch auf der Suche nach diesem verlorenen Glück befindet.

Der nächste Kick, der eine ultimative Zug, der einen mit allem Stress versöhnt, für ein paar Sekunden ins Nirwana katapultiert – mit dieser Droge löst sich jedes Zeitgefühl ins Nichts auf.

Welches Entsetzen, wenn nur noch ein paar Gramm im Haus waren. Wände wurden aufgeschlagen, hinter denen ich Depots vermutete, Möbel zerfetzt in der Hoffnung, Reste zu finden – wie unwürdig, wie sehr ekelte ich mich vor mir selbst. Ich liebte meinen Dealer, der mich sehr fair belieferte, und als ich ihm vor Gericht Anstand bescheinigte, kam das von Herzen.

Ständig schweißüberströmt, aufgeschwemmt aufgrund eines Nierenversagens, weit aufgerissene Augen, wirrer Blick, war ich kaum mehr in der Lage, meine Bewegungen in einem gesellschaftlich akzeptierten Maß zu koordinieren. Die Bühne bot mir einen gewissen Schutz, da ich mich nirgends so zu Hause fühlte wie dort und mich nirgends so selbstverständlich bewegte wie am Klavier. Außerdem hoffte ich, mithilfe der Zauberkraft der Töne mein katastrophales Äußeres etwas vergessen zu machen.

Meistens befand ich mich beim Konzert auf zwei verschiedenen Bewusstseinsebenen gleichzeitig. Ich spielte makellose Soli, manchmal von ungeahnter improvisatorischer Kraft, ein anderer Teil meines Ichs befand sich in einer Art Traumzustand, in dem mich die heftigsten Phantasien bestürmten. Schiller schreibt, man habe im Leben zu wählen zwischen Sinnenglück und Seelenfrieden. Ersteres habe ich reichlich auszukosten versucht, nun zog ich, noch im Gefängnis, notgedrungen den zweiten Vorschlag in die engere Wahl.«

Aber Konstantin Wecker rechnete auch mit der Gesellschaft ab: »*Sie ist noch davon entfernt, Sucht als Krankheit zu sehen.*«

Mit den berührend ehrlichen Gedanken von Konstantin Wecker beginnt diese ziemlich triste Betrachtung über Künstlerinnen und Künstler aus mehreren Jahrhunderten, die sich in einer Suchtspirale befunden und ihr Leben – zumindest zeitweise – dem Exzess geopfert haben.

KOKAIN – EIN GESCHENK DER NATUR

Bereits Ende des 19. Jahrhunderts erlangen zwei Kokain-Pioniere Weltruhm: Sigmund Freud und Sherlock Holmes. Als sein eigenes Versuchsobjekt experimentiert der Psychoanalytiker aus der Berggasse mit Kokain – nach amerikanischen und auch europäischen Forschungsberichten über die Wunderkräfte des Cocablattes: Es solle Alkoholismus und Heuschnupfen kurieren, mache Menschen froh und Soldaten tapfer, wirke anästhetisierend. Erst ab dem Jahr 1903 mischt *Coca-Cola* seinem Gebräu kein Kokain mehr bei.

Freud widmet sich im Selbstversuch und an Patienten den pharmakologischen Wirkungen von Kokain. Er hofft, sich dadurch als Arzt und Wissenschaftler zu etablieren. Am 30. April 1884 nimmt Sigmund Freud zum ersten Mal Kokain. Bei der Pharmafirma Merck ersteht er für 1,27 Dollar ein Gramm der Substanz. Er ist 28 Jahre alt und arbeitet als Assistenzarzt im Allgemeinen Krankenhaus in Wien. Er verspricht sich anfänglich große Erfolge bei der Behandlung von Herzkrankheiten und nervösen Schwächezuständen, vor allem auch bei den elenden Zuständen des Morphin-Entzugs.

In Nordamerika setzt man bereits Ende der 1870er-Jahre Kokain ein, um Alkoholiker und Morphinisten zu behandeln. Sigmund Freud ist aber nicht der erste Mediziner, der in Europa mit Kokain experimentiert.

Bereits im 18. Jahrhundert ist die Wirkung der Blätter des Cocastrauches bei manchen Gelehrten in Europa bekannt. Die medizinische Anwendung ist in Europa jedoch erst seit dem Jahr 1884 erforscht: Der Ophthalmologe Carl Koller entdeckt die weltweit aufsehenerregende lokalanästhetische Wirkung von Kokain am Auge. Durch Einträufeln einer Kokain-Lösung und die Betäubung der Hornhaut werden erstmals schmerzfreie Augenoperationen wie zum Beispiel von Glaukomen möglich. Der mehrmals für den Nobelpreis nominierte Carl Koller gilt seit damals als Begründer der modernen Lokalanästhesie in der Augenheilkunde.

Coca-Koller nennt ihn sein Freund Sigmund Freud. Als die beiden im Sommer 1884 im Hof des Allgemeinen Krankenhauses im

Kreis junger Sekundarärzte plaudern und einer über Zahnschmerzen klagt, reagiert Freud prompt: »Ihnen kann geholfen werden!« Wenige Tropfen der Cocapflanze stillen die Schmerzen *im Augenblick.*

In jenem Jahr erscheint auch Sigmund Freuds Kokain-Schrift *Über Coca.* In seiner Untersuchung ist er von der Wirkung des Kokains auf das Gehirn beeindruckt. Voller Enthusiasmus hat er zuvor versucht, durch die Gabe von Kokain – einem »Geschenk der Natur« – einen Kollegen von dessen Morphium-Abhängigkeit zu heilen. Seine Absicht, Kokain als Medikament für seelische Erkrankungen einzuführen, schlägt jedoch fehl.

Der schillernde Meisterdetektiv Sherlock Holmes, unordentlich und drogensüchtig, ist ein Privatier ohne geregeltes Einkommen, aber mit messerscharfem Verstand und den stets leicht arroganten Umgangsformen eines englischen Gentlemans. Er ist ein Geschöpf des Kokainisten Sir Arthur Conan Doyle, der 56 Geschichten und vier Romane über seinen geheimnisvollen Ermittler geschrieben hat. Der exzentrische Detektiv injiziert sich den Saft als *überragendes Stimulans* und auch zur *Klärung des Geistes* und verstört damit seinen treuen Freund und Begleiter Dr. Watson.

SCHRILLE, EINBALSAMIERTE VÖGEL

Allein mit der Kokain-Literatur der 1920er- und 1930er-Jahre könnte man ganze Bibliotheken füllen: von Theodor Plieviers Novelle *Koka* bis zu Max Brods Buch *Annerl*, einem Roman, in dem Kokain keine unbedeutende Rolle spielt.

Einer der größten Kokainisten des vergangenen Jahrhunderts ist der adelig-mondäne Zyniker und Zeitungskorrespondent, Salonlöwe und Schriftsteller Dino Segre, der unter dem Pseudonym *Pitigrilli schreibt.* Im Roman *Kokain* schildert er, wie das Rauschmittel aus Vertretern dekadenter Bourgeoisie und gefährlicher Halbwelt »schrille, einbalsamierte Vögel« macht und durch das Kokain die »Flamme der Sinnlichkeit niedergeschlagen wird«. Die Fama des Frivolen, Berüchtigten und Subversiven erscheint 1921 und wird in mehr als zwanzig Sprachen übersetzt: »Tolle Phantasien« sorgen im Kokain-Kopf der schillernden Figuren für ein »Karnevalsfest in einem Irrenhaus«.

Schon die Mutter des Dichters Georg Trakl – eines exzessiven Trinkers, der in »Meeren von Wein versinkt« – ist drogenabhängig. Er selbst experimentiert mit Äther und Chloroform, Kokain und Opium, Meskalin und Morphium. 1908 beginnt er, Pharmazie zu studieren, seine Drogenexzesse werden noch ausschweifender.

Nachdem er als Soldat miterleben muss, wie dreizehn Menschen an einem Baum erhängt werden, erleidet er einen Nervenzusammenbruch und versucht, sich später zu erschießen. Im Militärspital von Krakau beobachtet man seinen Geisteszustand. Er stirbt dort an einer Überdosis Kokain.

Knapp zwanzig Jahre später hält Otto Dix, der malende Analytiker menschlicher Abgründe, die triste, devastierte *Koksgräfin* im Bild fest – kein schöner Anblick.

Charles Baudelaire, der sich selbst als Albatros sieht, der mit majestätisch ausgebreitetem Gefieder hoch über der Allgemeinheit den Himmel beherrscht, empfiehlt als Mittel gegen Schreibhemmungen Schnaps und lässt selbst keinen Rauschzustand aus – von Absinth bis Opium. Und er ist überzeugt davon, dass man sich nur im Rausch frei entfalten kann, gegen den Zwang der Gesellschaft.

BRAUNER SAFT UND GRÜNE FEE

Der Kultautor der Beat-Generation Jack Kerouac versucht sein Bewusstsein durch Halluzinogene zu erweitern. Sein Buch *On The Road* – das Manuskript schreibt er auf einer knapp vierzig Meter langen Papierrolle – ist Ende der 1950er-Jahre eine Art heilige Schrift der Jugendbewegung. Bereits mehr als 150 Jahre zuvor schwärmt der Dichter und Philosoph Novalis von Opium, in seinen *Hymnen an die Nacht* huldigt er dem »braunen Safte des Mohns«.

Für den Schriftsteller Klaus Mann ist der morbide Jean Cocteau – Poet, Maler, Komponist und Regisseur – ein »visionärer Clown und clownischer Visionär«. Der als *Maître de Plaisir* der vergnügungssüchtigen Stadt Paris gefeierte Universalkünstler ist lange Zeit seines Lebens drogenabhängig. Seine Selbstportraits zeigen ihn nachdenklich, mit ins Leere schweifendem Blick. Wegen Opium-Vergiftungen muss er immer wieder medizinisch behandelt werden: 1957 erscheint *Opium*, ein Tagebuch seiner Entziehungskur.

Sinclair Lewis, Eugene O'Neill, William Faulkner, John Steinbeck und Ernest Hemingway: Diese fünf der sieben US-Literatur-Nobelpreisträger sind schwere Alkoholiker. Faulkner, Preisträger des Jahres 1949, der von vielen Kritikern als der größte amerikanische Romancier bezeichnet wird, kann ohne Whisky keinen seiner langen, labyrinthischen Sätze verfassen.

Brave New World-Autor Aldous Huxley ist ein leidenschaftlicher Konsument und Befürworter bewusstseinserweiternder Drogen, bis zu seinem Ende. Noch auf dem Sterbebett, er hat Kehlkopfkrebs und leidet unter starken Schmerzen, lässt er sich von seiner Frau LSD injizieren. Zuvor gibt er ihr einen Zettel mit der Notiz »LSD 100 (Mikrogramm) intramuskulär«. Dadurch wird Laura Huxley gemeinsam mit ihrem Mann vor fast sechzig Jahren zu einer Pionierin des Einsatzes psychedelischer Substanzen als Sterbebegleitung.

Als Einstimmung auf den Tod lesen die beiden die gerade erschienenen Anweisungen zur Durchführung einer tranceartigen Reise. Verfasst vom umtriebigen Psychologen, Guru der Hippie-Bewegung und LSD-Pionier Timothy Leary. Er ist überzeugt davon, dass die Droge LSD bei richtigem Gebrauch das Bewusstsein in neue Sphären leiten kann. Für seine Fans ist Leary der *Galileo des Bewusstseins*. Hingegen bezeichnet ihn US-Präsident Richard Nixon einmal als *gefährlichsten Mann Amerikas*.

Grace Slick, die wilde *Jefferson Airplane*-Sängerin, versucht am 24. April 1970 im Weißen Haus Präsident Nixon 600 mg LSD in den Tee zu mischen, doch im letzten Moment wird sie von Secret-Service-Beamten daran gehindert. Wie sie in das abgeschirmte Machtzentrum der Vereinigten Staaten gelangen konnte, weiß man bis heute nicht.

Der CIA beginnt – noch bevor die Droge die Popkultur und Partyszene erreicht – mit geheimen Versuchen. Denn man könne ja Staatsfeinde wie Fidel Castro vor Auftritten auf LSD setzen … Soldaten als Probanden, die zur Einnahme von LSD gezwungen sind, erfahren zumeist den atypischen Verlauf des Rausches, den Horrortrip. Alle ihre Ängste und inneren Probleme verfolgen sie stundenlang.

Laura Huxley ist vom positiven Effekt des Halluzinogens während des Sterbeprozesses überzeugt – basierend auf dem tibetischen Totenbuch, das in alter Tradition Sterbenden und Toten vorgelesen wird, um ihre Seelen auf der Reise in oder durch das Jenseits zu leiten. Sie nennt Huxleys Ende »the most beautiful death« – »den schönsten Tod«. Bereits zehn Jahre vor seinem Ende nimmt Huxley unter Aufsicht des Psychiaters Humphry Osmond zum ersten Mal Meskalin, später auch LSD. Gemeinsam prägen sie den Begriff »psychedelisch« – »die Seele offenbarend«.

Der Philosoph Michel Foucault, der die Öffnung psychiatrischer Anstalten propagiert und gegen unmenschliche Zustände in Gefängnissen kämpft, nimmt in Kalifornien LSD, der deutsche Schriftsteller Ernst Jünger, der vor allem durch seine Kriegstagebücher bekannt ist, schreibt im Essay *Annäherungen. Drogen und Rausch* über seine eigenen Drogen-Séancen. Unter anderem gemeinsam mit dem Pharmakologen Albert Hofmann, der 1943 – auf der Suche nach einem Kreislaufmittel – LSD im Schweizer Sandoz-Labor entwickelt.

Seinen aufregendsten LSD-Trip beschreibt Ernst Jünger als *Adlerflug*: »Im Rausch, gleichviel ob er betäubend oder erregend wirkt, wird Zeit vorweggenommen, anders verwaltet, ausgeliehen. Sie wird zurückgefordert; der Flut folgt Ebbe …«

EIN GIGANTISCHER PENIS, DER VON DER ERDE ABHEBT

LSD soll im Jahr 1949 zu einem Wundermittel der Medizin werden, es wird als *Delysid* zugelassen. Hollywood lernt LSD durch seine Therapeuten kennen. So berichtet der charmante Frauenschwarm Cary

Grant, der mehr als hundert Trips unternimmt, begeistert: »Ich wurde wirklich neu geboren.« Einmal meint der soignierte Film-Gentleman nach einer LSD-Reise: »Ich sah mich als gigantischen Penis, der von der Erde abhob wie ein Raumschiff.« Und Grant berichtet, er habe in den 1950er-Jahren – dank Drogen – seine Verklemmtheit abgeworfen: »In einem LSD-Traum kackte ich erst auf einen Teppich und dann über den ganzen Boden.«

Kenneth »*Ken*« Kesey, der Aktionskünstler und Autor von *Einer flog über das Kuckucksnest*, zieht Mitte der wilden 1960er-Jahre mit in bunte Tücher gehüllten Hippie-Freunden in einem psychedelisch bemalten, uralten Schulbus durch die USA und veranstaltet *Acid Tests*. Enthemmte Partys, auf denen die Rockband *Grateful Dead* spielt und LSD verteilt wird. Ein Dandy im ewig weißen Anzug mit Krawatte, der junge Reporter Tom Wolfe, begleitet den gutgelaunten LSD-Trip und schreibt sein erstes erfolgreiches Buch darüber, den *Electric Kool-Aid Acid Test*. Die *Beatles*, die *Doors*, die *Rolling Stones* schreiben bald LSD-Songs.

1969 werden die bestialischen Taten des Massenmörders Charles Manson und seiner Hippie-Gang, darunter der Mord an der schwangeren Schauspielerin Sharon Tate, mit LSD in Verbindung gebracht. Timothy Leary erhält eine Gefängnisstrafe, bricht aus und flieht zweieinhalb Jahre durch die halbe Welt, lernt an die vierzig Gefängnisse kennen und ist seit 1978, nach vier Jahren US-Knast, wieder ein freier Mann.

Bereits fünfzehn Jahre zuvor wird er als Psychologiedozent wegen seiner Rauschexperimente von der Harvard University verstoßen. 1984 fordert LSD-Pionier Leary die Auswanderung ins All und veranlasst, dass nach seinem Tod sieben Gramm seiner Asche mit einer *Pegasus-XL*-Trägerrakete in den Weltraum geschossen werden.

Der tschechische Psychiater Stanislav Grof nennt die Droge LSD ein »Mikroskop und Teleskop der Psychiatrie«, er berichtet von Therapieerfolgen während weniger Wochen, die sonst Jahre gebraucht hätten. Nachdem die Einnahme von LSD in vielen Ländern auch zu Forschungszwecken verboten wird, entwickelt Grof gemeinsam mit seiner Frau als Alternative zum psychedelischen LSD die umstrittene Technik des *holotropen Atmens.* Dessen Ziel ist es, durch beschleunigtes, vertieftes Atmen einen Zustand zu erreichen, der dem Bewusstsein nicht zugänglich ist: Atmen als Therapie von psychischen und psychosomatischen Störungen – in einem Rauschzustand ohne Drogen.

EKSTASE ALS STÄNDIGER BEGLEITER

Vor allem auch bildende Künstler und Künstlerinnen pflegen schon immer Exerzitien des Rausches als Hilfsmittel ihrer Kreativität – als Treibstoff ihrer Genialität. Man versucht, Bildwelten, die im Unterbewussten verborgen sind, hervorzurufen. Ekstase wird zum ständigen Begleiter.

Lange vor Peter Handke beschimpft Arnulf Rainer das Publikum, der Begründer der *informellen Kunst* in Österreich, dessen Lebenslinien nicht ganz in das Bild seiner lieblichen Heimatstadt Baden passen. Bereits als Sechsjähriger beginnt der Avantgarde-Künstler wie besessen zu zeichnen.

Mitte der 1960er-Jahre experimentiert er mit Rauschgift, malt entfesselt im Drogenrausch und betreibt Studien in psychiatrischen Anstalten. Mit Überarbeitung von Fotoportraits und Kreuzigungsszenen sorgt er für Skandale. Später malt Rainer einmal so aggressiv, dass ihm der Pinsel zerbricht, worauf er mit den bloßen Händen die Ölfarbe aufs Bild klatscht, bis die Fingerkuppen bluten. Seither ist die *Fingermalerei* ein Teil seines Repertoires.

Ernst Ludwig Kirchner braucht Morphium, um malen zu können, als Absinth-Trinker sind Édouard Manet, Paul Gauguin und der kleinwüchsige Henri de Toulouse-Lautrec bekannt, der zu trinken beginnt, um sein Selbstvertrauen zu stärken. Auch Vincent van Gogh: Überreizt, überarbeitet, von Gauguin genervt und vom Absinth betrunken soll er sich am Abend des 23. Dezember 1888 ein Stück vom linken Ohr abgeschnitten haben. Und auch der junge Pablo Picasso liebt *das* Getränk der Bohème.

Absinth, die *grüne Fee* – so der Name der mystischen Spirituose in Künstlerkreisen – enthält bis zu achtzig Milligramm des Nervengifts Thujon. Literaten wie Baudelaire, Poe und Rimbaud sind dem Absinth ausgeliefert, Maler machen das giftige Gebräu aus Wermut und anderen Kräutern wie Anis und Fenchel berühmt: Vincent van Gogh oder Edgar Degas 1873 mit seinem Bild *Absinth* – zwei dumpf blickende Figuren ohne Hoffnungsschimmer. Knapp dreißig Jahre danach malt der junge Picasso, für den Absinth und auch Opium treue Begleiter sind, *Buveuse assoupie,* eine einsame, zusammengeknickte Absinth-Trinkerin mit einem dünnen, ausgemergelten Körper, in einen schwarzblauen Umhang gehüllt. Ein Symbol des körperlichen Verfalls.

Weil er im Verdacht steht, Epilepsie, Blindheit und Wahnsinnszustände auszulösen, wird Absinth schließlich in vielen Ländern verboten. Etwa in Deutschland 1923 nach einer massiven Häufung von Selbsttötungsversuchen. Heute ist eine milde Variante legalisiert, aber nur in wenigen Szenebars erhältlich. In Paris, Berlin und Barcelona.

CLUB 27 DER UNSTERBLICHEN MUSIKER

Die Symbiose von schädlichen Substanzen und dem Rauschzustand des Außer-sich-Seins durchzieht die Musikszene. Auch *What a Wonderful World*-Botschafter Louis Armstrong ist in seiner Jugend extremer Kiffer. In einem Jazz-Blog mit dem Thema *Wieso Drogen?* heißt es: »Das Leben der meisten Jazzmusiker war hart: Lebensplanung und finanzielle Versorgung immer nur bis zum nächsten Auftritt, es gab viel mehr gute Musiker als Auftrittsmöglichkeiten. Dann, nach dem Konzert, ist man viel zu aufgedreht, um schlafen gehen zu können …« Drogen werden zu einem kurzfristigen Fluchthelfer aus der tristen Realität.

Lou Reed gründet 1966 im Dunstkreis von Andy Warhol die Underground-Rockband *The Velvet Underground.* Seinen Song

Heroin, der den Ge- und Missbrauch der Droge offen beschreibt, findet man schon auf ihrem Debütalbum. Reed, der Rock-Poet, der sich ein Leben lang auf der wilden Seite des Daseins bewegt, bekennt, »ich habe versucht, meinen Drogenkonsum mit Alkohol zu bekämpfen«. Auch Jim Morrison, Keith Richards, Sid Vicious und viele kaputte Punkrocker haben diesen Versuch unternommen. Ohne Erfolg.

Jimi Hendrix und Janis Joplin, Kurt Cobain, Jim Morrison, Amy Winehouse und *Rolling Stones*-Gitarrist Brian Jones, der in einem Swimmingpool ertrinkt – werden nur 27 Jahre alt. Ein trauriger *Club 27* unsterblicher Musiker, haltloser, hochbegabter Menschen mit einem kurzen, rauschhaften Leben, das von *Sex, Drugs and Rock 'n' Roll* bestimmt ist. Die Devise *Live fast, love hard, die young* wird zu ihrem Lebensmotto mit tragischem Ende als Drogenopfer.

Heute ist man sich längst der zerstörerischen Kraft von Drogen bewusst – damals sind halluzinogene Drogen das Zauberwort einer Generation. Mit Meskalin, LSD und Alkohol flüchtet man zu neuen Ufern, in einen Rauschzustand, um der prüden Realität der Elterngeneration, ihren rigiden Wertvorstellungen, etwas entgegenzusetzen: Intensität, Exzesse und Ekstase.

POLITIKER DER EROTIK

Vor allem *The Doors*-Frontmann Jim Morrison fordert mit seinen Texten zum Sturm auf das Spießbürgertum auf. Er sucht, und mit ihm seine Fans, nach neuen Lebensformen. Er sieht sich gerne in einer Pose mit ausgebreiteten Armen, die an Jesus Christus erinnern. Als *Politiker der Erotik* (Morrison über Morrison) will er Pforten sinnlicher Wahrnehmung, die Türen – daher der Bandname *The Doors* – zur Freiheit, zum Unbewussten, zum Unbekannten aufstoßen. Da sind halluzinogene Drogen ideale Begleiter.

Gitarrengott Jimi Hendrix begeistert auf seinem Instrument mit einem Klangteppich wie niemand vor und nach ihm. Er bearbeitet bei Live-Auftritten unter dem Jubel der johlenden Fans seine Gitarre mit Fingern, Lippen und Zähnen. Für manche Musikexperten gilt er als begabtester Pop-Instrumentalist aller Zeiten und prägt Generationen von nachfolgenden Musikern. »Jimi, der mich begleitete, stahl mir die Show – ich dachte, die Leute applaudierten mir, aber sie meinten ihn«, erinnert sich Rock-'n'-Roll-Legende Little Richard an einen gemeinsamen Auftritt am 21. Februar 1965 nach Ike & Tina Turner im legendären Rock-Tanzpalast *Fillmore Auditorium* von San Francisco.

1969 wird die Hendrix-Version der amerikanischen Nationalhymne *The Star-Spangled Banner* in Woodstock zur Hymne der Antikriegsgeneration, zum Meilenstein der Musikgeschichte. Jimi Hendrix imitiert auf seiner Gitarre Maschinengewehre, Militärflugzeuge und Bombeneinschläge. Der Auftritt der wichtigsten Symbolfigur der Hippie-Bewegung gilt als Protest gegen den Vietnamkrieg.

Der Aufstieg von Jimi Hendrix zum Weltstar hat seinen Preis: Der Ausnahmemusiker konsumiert immer mehr Drogen und zieht sich zunehmend aus der Öffentlichkeit zurück. Seinen letzten Rausch überlebt er nicht: Rotwein und Schlaftabletten. Ein Jahr nach Woodstock stirbt er im Londoner Apartment eines deutschen Groupies, der Eiskunstlauftrainerin Monika Dannemann. Dreißig Jahre später wird bei einer Auktion eine seiner Gitarren um 180 000 Euro versteigert.

Janis Joplin, ein weiteres Mitglied im *Club 27*, Legende und Symbolfigur der Hippie-Bewegung. Mit ekstatischem Gesang und wilden Gefühlsausbrüchen fasziniert sie die amerikanische Jugend. In einem ihrer berühmtesten Songs träumt sie von einem Mercedes Benz, doch bis zu ihrem Tod ist sie in einem psychedelisch bemalten Porsche 356 1600 SC, Baujahr 1964, unterwegs. Für 1,76 Millionen Dollar wird das Cabrio 45 Jahre später durch ihre Familie in New York bei Sotheby's versteigert.

Auf vielen Fotos zeigt sich Joplin mit einer Flasche *Southern Comfort*-Whiskeylikör. Sie fragt bei der Herstellerfirma an, ob sie dafür nicht ein wenig Geld bekommen könne. Man überweist ihr umgehend 6000 Dollar. Die selbstzerstörerische Kultsängerin stirbt 1970 – zwei Wochen nach Jimi Hendrix – an einer Überdosis Heroin. Ihr linker Unterarm weist vierzehn Einstiche auf. Wunschgemäß vertrinken 200 Freunde auf einer Party das hinterlassene Bargeld von 1500 Dollar.

In jenem Jahr 1970 tritt Tom Waits erstmals in einem Club auf, in dem er früher als Türsteher gearbeitet hat. Der melancholische Sänger mit der einzigartigen, rauen Whisky-Stimme hört erst mehr als zwanzig Jahre später, nach der Veröffentlichung seines Albums *Bone Machine,* zu trinken auf. Bis dahin weiß er, wenn man trinkt, »kann man nie sicher sein, ob die Geister, die sich durch einen hindurchbewegen, die eigenen oder die der Flasche sind«, wie er in einem Interview mit dem *Guardian* bekennt: Von einem bestimmten Punkt an bekomme man Angst vor der Antwort. Das sei wohl einer der Hauptgründe, die Menschen davon abhalten würden, nüchtern zu werden.

STÖHNEN – DURCHSETZT MIT UNZÜCHTIGER BEGIERDE

Um kaum einen Tod eines Sängers und Säufers ranken sich so viele Legenden wie um den von Jim Morrison. Den *Tschick* hält er gerne auch auf der Bühne in der Hand, während er seine Rock-Balladen ins Publikum schleudert. Der fescheste Rockstar aller Zeiten ist ein Sexsymbol mehrerer Generationen und ein Poet, der Zeilen wie *Before I sink into the big sleep, I want to hear the scream of the butterfly* hinterlässt.

Mehr als fünfzig Jahre nach seinem Tod hat der Mythos *Morrison* nichts von seiner Faszination eingebüßt. Der charismatische *The Doors*-Frontmann ist auf dem Zenit seiner Karriere der Inbegriff des gefeierten Rockstars. Er schockiert das prüde Amerika und fasziniert als Rebell die Jugend: »Sein Gesicht wie von einem griechischen Gott schien aus schweißtreibenden Träumen zu stammen«, erinnert sich ein Groupie im *Summer of love* des Jahres 1967, »er sang mit intensivem Baritonstöhnen, durchsetzt mit unzüchtiger Begierde. Ich fiel in Ohnmacht.«

Hinter der Maske des Erfolgs steht ein Mensch, der depressiv, exzessiv und verschlossen ist. Wegen seiner Exzesse mit Marihuana, LSD und Alkohol in rauen Mengen – er torkelt sturzbetrunken über die Bühne, wirft sich schreiend auf den Boden – wird er immer wieder festgenommen, zumeist weil er betrunken randaliert. Der destruktive Musikpoet ist auch Mitglied im *Club 27*. Er stirbt 1971 an einer Überdosis Heroin in der Badewanne seiner Pariser Wohnung. Noch heute pilgern Scharen von Hippies, Junkies und *Doors*-Fans auf den Pariser Prominenten-Friedhof Père Lachaise, wo Jim Morrison in der 6. Division, 2. Reihe, im Grab 5 beigesetzt ist. In der Nähe von Édith Piaf und Frédéric Chopin, Oscar Wilde und Marcel Proust.

42 Jahre nach dem frühen Ende von Jim Morrison dokumentiert 2013 ein Forschungsteam der Universität Heidelberg, wie Alkohol und Drogen bei der überdurchschnittlich intelligenten Rock-Legende – in der Highschool wird ihm ein IQ von 149 bescheinigt und er schreibt früh Gedichte – in kurzer Zeit zum Verlust seiner Kreativität führen.

Michael Jackson, der unangefochtene *King of Pop* der 1980er-Jahre – bis heute haben nur die *Beatles* und Elvis Presley mehr Platten verkauft als er –, beginnt erst 1993, als er öffentlich der Pädophilie bezichtigt wird, Drogen zu konsumieren. Dann allerdings gewaltige Mengen Kokain und bis zu vierzig Pillen aller Art. Schließlich erliegt er im Alter von fünfzig Jahren einer Überdosis Propofol, einem Narkotikum, das ihm sein Leibarzt Conrad Murray, der wegen fahrlässiger Tötung zu einer mehrjährigen Gefängnisstrafe verurteilt wird, verabreicht hat.

Prince Rogers Nelson, der in High Heels und Rüschenhemden unter seinem ersten Vornamen *Prince* auftritt – er ist Oscar- und siebenfacher Grammy-Gewinner –, stirbt ausgezehrt und extrem geschwächt nach einem Drogenroulette. Im gigantischen 6038 Quadratmeter großen Wohn- und Arbeitssitz des Kultmusikers, im legendären Anwesen Paisley Park voller Pomp und Pathos mitten im Nirwana von Minnesota, findet man Behälter mit Hunderten Tabletten. Auf vielen ist *Watson 853* eingestanzt. Das ist ein starkes Schmerzmittel, das man vor allem aus der TV-Serie mit dem schroffen und schonungslosen *Dr. House* kennt.

4,16 PROMILLE – DAS ENDE EINES VIEL ZU KURZEN LEBENS

An einer Alkoholvergiftung mit 4,16 Promille Alkohol im Blut stirbt am 23. Juli 2011 eine phänomenale Soul-Interpretin: Amy Winehouse. Ein Leibwächter entdeckt den leblosen Körper. In ihrem Schlafzimmer im Londoner Stadtteil Camden werden als Beweismittel drei Wodka-Flaschen sichergestellt. Sie sind leer. Die Sängerin mit den geheimnisvollen Katzenaugen schreibt Musikgeschichte: Durch öffentliche Exzesse, Drogeneskapaden und maßlose Alkoholgelage, meist in Feinripp-Leiberln, wird sie früh zu einer trostlosen Figur. Winehouse versucht immer wieder, vom Alkohol loszukommen. Ohne Erfolg.

Ihr letzter Live-Auftritt vor 20 000 Fans in Belgrad, fünf Wochen vor ihrem Tod, wird zu einem Desaster – die geplante Europa-Tournee muss abgesagt werden. Sie ist eine selbstzerstörerische Gigantin der Musik, die wie kaum jemand anderer Liebeskummer in Melodien und Worten ausdrückt. Eine traurige Figur mit einem viel zu kurzen Leben, die sich selbst ruiniert hat. Eine fragile Frau, die schon während ihrer Kindheit Antidepressiva geschluckt und später gesagt hat: »Ich wollte schon mit dreizehn von zu Hause ausziehen, man kann nicht den ganzen Tag kiffen, wenn man noch bei der Mutter wohnt.«

Kaum jemand ist so sichtbar drogenabhängig wie der Geliebte von Amy Winehouse, der Skandal-Rocker Pete Doherty – eine der dunkelsten Figuren der Pop-Kultur. Gemeinsam ziehen sie durch Londons Nachtleben. Er konsumiert nach eigenen Aussagen »alles, was high macht«. Unvergessen bleibt sein Ausraster in einem Interview mit dem Fernsehsender MTV: Er bespritzt den Reporter und den Kameramann mit Blut aus einer gebrauchten Spritze. Ein Jahr nach Amys Tod versteigert Doherty ein Bild seiner Freundin, das sie für ihn mit ihrem eigenen Blut gemalt hat.

GENERATION X – LEIDENSCHAFTLICH AM RANDE DER GESELLSCHAFT

Siebzehn Jahre vor Amys Ende, am 5. April 1994, schießt sich der Sänger und Gitarrist der Kult-Band *Nirvana* Kurt Cobain in seiner Villa in Seattle unter dem Einfluss von Heroin mit einer Schrotflinte in den Kopf. Auch er ist erst 27 Jahre alt. Seine Drogensucht bringt ihn sogar dazu, Heroin in seiner Gitarre zu verstecken und überallhin mitzunehmen. Cobain ist die Symbolfigur einer desillusionierten Generation junger Menschen der 1980er-Jahre. Der kanadische Schriftsteller Douglas Coupland gibt ihnen mit seinem Roman *Generation X* den Namen, 1991, als Internet und Smartphones noch weit weg sind.

Das deutsche Magazin *Der Spiegel* schreibt damals davon, wie sich jene Generation als Subkultur gegen die Falschheit von »Madonna, MTV und Versace« stemmt. Mit zerrissenen Jeans, fettigen langen Haaren – und auch Drogen – seien sie »eine Bewegung aus Aussteigern und Karriereverweigerern, die zynisch und leidenschaftlich am Rande der Gesellschaft nach wirklichen Werten suchen«.

Der Tod eines anderen Megastars der 1980er-Jahre, Whitney Houston, wird auch auf ihren jahrelangen Drogenkonsum zurückgeführt. Lange Zeit gilt sie als skandalfreie Sauberfrau. Doch Gewichtsprobleme nach der Geburt ihrer einzigen Tochter und eine fatale, zutiefst unglückliche Ehe mit dem Rapper Bobby Brown lassen die Sängerin mit ihrer einmaligen Stimme, die über drei Oktaven reicht, in eine tragische Spirale von Medikamentenabhängigkeit, Entziehungskuren und permanenten Rückfällen schlittern. Im Februar 2012 ertrinkt *The Voice* Whitney Houston in der Badewanne eines Luxus-Hotelzimmers in Beverly Hills.

Mit wienerischer Lässigkeit wird ein provokanter Pop-Poet zum Weltstar. Mit verkokster Exaltiertheit und grenzenlosem Größenwahn erobert er Platz 1 der US-Charts. Seine selbsterfundene Kunstfigur Falco vereinnahmt Hans Hölzel und treibt ihn in einen Konflikt zweier Identitäten: Falco erobert den privat sensiblen, schüchternen Hans und treibt ihn in Alkohol- und Drogenexzesse. Am 6. Februar 1998 wird Hans Hölzels Auto in der Dominikanischen Republik beim Verlassen eines Disco-Parkplatzes mit voller Wucht von einem Bus zerquetscht. Der Vierzigjährige ist sofort tot. Er hat 1,5 Promille Alkohol und große Mengen von Drogen im Blut.

Ein großer deutscher Rocker und Entertainer gesteht in einem Interview, es habe Phasen in seinem Leben gegeben, da habe er »nur noch Restblut im Alkohol gehabt«: Udo Lindenberg. Mit Anfang vierzig hat er einen Herzinfarkt, ab seinem fünfzigsten Lebensjahr wird er immer wieder im Delirium ins Krankenhaus eingeliefert – viermal mit 4,7 Promille Alkohol im Blut. Heute weiß er: »Drogen und Saufen bringen nichts.« 76-jährig betrinke er sich nicht mehr – ein bisschen Eierlikör, das müsse reichen. Der härteste Entzug sei für ihn – wegen Corona – die Bühnenabstinenz.

MÜDE, LEER UND VERLETZT WIE EIN TIER IM WALD

Die Lyrikerin Ingeborg Bachmann: Im Alter von nur 47 Jahren ist ihr Leben als Folge ihrer Entzugserscheinungen zu Ende. Sie bekennt resigniert: »Meine Trunkenheit kann ich nicht abschütteln.«

Die spät gefeierte Literatin ist eine rätselhafte Intellektuelle, eine zerrissene Frau auf ständiger Suche nach Liebe. Mit dem Komponisten Hans Werner Henze durchlebt sie eine exzentrische Künstlerfreundschaft und flüchtet nach einem halben Jahr Zusammenlebens überstürzt – »müde, leer und verletzt wie ein Tier im Wald«.

Der Versuch eines gemeinsamen Lebens in Paris mit Paul Celan, dem Autor der *Todesfuge*, der sich später in der Seine ertränken wird, wird »strindbergisch« und auch nach wenigen Monaten abgebrochen.

Man habe sich »gegenseitig die Luft genommen«, berichtet die sprachgewaltige Poetin ihrem früheren Geliebten Hans Weigel nach Wien.

Das Gefühl der Enge empfindet sie auch später in ihrer Beziehung mit Max Frisch, der wohl größten Liebe ihres Lebens. In ihrem postum – mehr als ein Vierteljahrhundert nach ihrem Tod 1973 – veröffentlichten Gedicht *Alkohol* heißt es: »ich trinke hinein soviel Schilling / ich trinke meine Arbeit in mich hinein trinke … ich sags nicht weil keiner es sagt / warum es trinkt, sich zu Tod säuft.« Im Vorwort liest man »Die schönen Worte haben dem Entsetzen Platz gemacht«, die Texte beschreiben das »Leiden der Kreatur«.

Entmutigt flieht sie tranceartig in Alkohol und Tablettensucht: »Der Mülleimer ging über von leeren Schachteln. Sie war am ganzen Körper voller Flecken … Als ich sah, wie ihr die *Gauloise* aus der Hand auf den Arm glitt, wusste ich, es waren Brandwunden von herabfallenden Zigaretten, die vielen Tabletten hatten ihren Körper schmerzunempfindlich gemacht«, zeigt sich Alfred Grisel, ein Freund der letzten Jahre, fassungslos.

BONJOUR TRISTESSE

Eine andere zutiefst unglückliche Schriftstellerin lebt in Paris, Françoise Sagan. Im Alter von achzehn Jahren veröffentlicht sie einen in nur wenigen Wochen geschriebenen autobiografischen Skandalroman, der sofort weltweit zum Bestseller wird. Innerhalb weniger Jahre werden mehr als vier Millionen Exemplare, in 22 Sprachen übersetzt, verkauft. Eine Art *Feuchtgebiete* des Jahres 1954 macht die junge Autorin sagenhaft reich: *Bonjour tristesse*. Dennoch bleibt der Buchtitel das Motto ihres Lebens.

Der Spielsucht, ihren Alkohol- und Drogenexzessen versucht sie in rasenden Fahrten mit ihren exklusiven Autos zu entkommen. Mit einem Jaguar XK 140, den sie von ihrem ersten Honorar dem Rennfahrer Roger Loyer abkauft, oder mit einem Aston Martin DB 2/4 Mark 2 – bekannt aus dem Hitchcock-Filmklassiker *Die Vögel*.

Öffentlich bekennt Sagan, Kokain zu konsumieren, wegen Drogenbesitzes und »Überlassung von Kokain an andere Personen« wird sie zu einem Jahr Gefängnis auf Bewährung verurteilt.

Françoise Sagan sucht das freie Leben, lebt es den Französinnen lange vor dem Feminismus vor, doch sie verliert unter Alkohol- und Drogeneinfluss immer mehr den Boden unter den Füßen. Sie jagt erfolglos der Liebe nach, verspielt ihr Vermögen, überschlägt sich in ihrem stahlblauen Aston Martin Cabrio an einem Apriltag des Jahres 1957 bei einer Geschwindigkeit von knapp 200 Stundenkilometern.

Während eines dreimonatigen Spitalsaufenthalts wird die lebensgefährlich Verletzte morphiumsüchtig: Das neu zugelassene *Palfium 875* ist dreimal so stark wie Morphium und macht extrem schnell süchtig. Im Roman *Toxique* – das Buch erscheint auf Deutsch unter dem Titel *Gift* – schildert sie die Qualen, die sie während einer Entziehungskur mit dem Morphium ähnlichen Suchtmittel durchlebt: »Ich hatte schon lange nicht mehr mit mir selbst gelebt. Das wirkt sich seltsam aus.«

Sagan gibt sich als Rebellin, doch sie liebt die mondäne Welt, ist auf Yachten und Cocktails der Pariser Hautevolee gern gesehener Gast, bei Pferderennen verliert sie Unmengen von Geld und erfindet St. Tropez als Jetset-Treffpunkt der 1960er-Jahre. Ein Leben lang kann die unglückliche Erfolgsautorin ihre Herkunft aus einer reichen Industriellenfamilie nicht abschütteln.

SORGEN SIND GUTE SCHWIMMER

Thomas Bernhard, der zynische, geliebte Nestbeschmutzer Österreichs, schildert in seinem Debütroman *Frost* 1963 schaurig-böse die Menschen im Salzburger Pongau: »Man steckt den Säuglingen *Schnapsfetzen* in den Mund, damit sie nicht schreien ... Der Alkohol hat die Milch verdrängt. Alle haben sie hohe heisere Stimmen. Den meisten ist eine Verkrüppelung angeboren. Alle im Rausch gezeugt. Größtenteils kriminelle Naturen.«

»Machen sie sich frei, sagt das Leben. Ganz, fragt der Mensch? Ganz, sagt das Leben«. Als das Leben des Bühnen-Berserkers Werner Schwab im Alter von 35 Jahren endet, ist er der meistgespielte zeitgenössische, deutschsprachige Autor. Der provokante Popstar des Theaters mit fantasievollen Stücktiteln wie *Mesalliance. Aber wir ficken uns prächtig* und *Volksvernichtung oder Meine Leber ist sinnlos* säuft sich zu Tode.

Am Ende seines kurzen Lebens werden die depressiven Schübe immer häufiger. Nach einer exzessiven Silvesternacht, in der er ziellos durch Graz irrt, wacht Werner Schwab am Neujahrsmorgen des Jahres 1994 nicht mehr auf. Er hat 4,1 Promille Alkohol im Blut.

Fast hundert Jahre zuvor meint Robert Musil, ein Dichter, dessen monumentaler Roman *Der Mann ohne Eigenschaften* mit Werken von James Joyce und Marcel Proust verglichen wird: »Es hat keinen Sinn, Sorgen in Alkohol ertränken zu wollen, denn Sorgen sind gute Schwimmer.«

Musil leidet auch unter seinem unmäßigen Nikotin-Konsum. Um sein Rauchverhalten zu disziplinieren, notiert er während seiner letzten beiden Lebensjahre gewissenhaft die Uhrzeit jeder einzelnen gerauchten Zigarette. Es entstehen lange Listen, die die vergeblichen Versuche der Selbstkontrolle dokumentieren.

In einem parallel zum *Zigarettenheftchen* geführten Tagebuchheft stellt der Nikotin-Süchtige einen Zusammenhang zwischen Schreiben und Rauchen her: »Man kann sich aus der Langeweile, ebenso aus nervöser Überausgeruhtheit in die Arbeit stürzen, und zwar mit ganz unbelasteten Nerven. Die Ersatzhandlung ist das Rauchen. [...] Vorschlag zur Güte: Meide das Rauchen als eine alberne Form des Müßiggangs!«

KOKAIN – DAS ELIXIER DER AVANTGARDE UND BOHÈME

Das sündige Berlin während der 1920er- und am Beginn der 1930er-Jahre: Leichtsinn und Lebensgier. Exzess und Extravaganz. Stil und

Schamlosigkeit. Mit dem Treibstoff Kokain, dem Elixier der Avantgarde und Bohème. Das Leben ist unberechenbar in jener Stadt, die jeden Moment über ihre zu hohen Stöckelschuhe stolpern könnte. Das sündige Leben soll Armut, Arbeitslosigkeit und soziale Konflikte überschatten.

Emanzipation greift um sich. Die *neue Frau* erregt Aufsehen. Weil sie freche, kurze Haare hat, Auto fährt und in der Öffentlichkeit raucht. Weil sie gleichberechtigt sein will, auch in der Liebe und der Sexualität. In Tanzpalästen wird Frivolität zelebriert. Die *Ausdruckstänzerin* Anita Berber – sie ist Morphium- und Kokain-süchtig, trinkt pro Tag eine Flasche Cognac – will »das wilde Flackern und Brennen ihrer Generation« verkörpern. In ihrem blutroten Kleid ist sie die Königin des ekstatischen Berliner Nachtlebens.

Mittendrin im Berlin vor hundert Jahren, einem modernen *Sodom und Gomorrha*, der nervösen Metropole zwischen Glanz und Elend, Dr. med. Gottfried Benn: »Den Ich-Zerfall, den süßen, tiefersehnten, den gibst Du mir«, schreibt er über Kokain. Ein Arzt mit geistiger Nähe zum Nationalsozialismus. Untertags behandelt er Haut- und Geschlechtskrankheiten, nachts trinkt er Unmengen von Kaffee, schläft zwei, drei Tage nicht, fühlt sich »ausgeschöpft«, »leer« und wird immer mehr vom Kokain abhängig.

Der süchtige Dichter im Arztkittel ist ein Freund der Frauen: In einem Brief an eine Angebetete winselt er: »Ich lege mich Ihnen zu Füßen als Ihr treuer Bernhardiner G. B.« Fast zehn Jahre lang bittet er seine ewige Geliebte Elinor Bühler, »Kindchen, lass uns nicht heiraten«, denn die Ehe sei doch nur »eine Institution zur Lähmung des Geschlechtstriebs«.

RÄTSEL DES RAUSCHGLÜCKS

Walter Benjamin, der Bert-Brecht-Freund, Philosoph der Frankfurter Schule und Übersetzer der Werke von Balzac, Baudelaire und

Proust, ist überzeugt: »Im Haschisch sind wir genießende Prosawesen höchster Potenz.« Und er versucht den »Rätseln des Rauschglücks« näherzukommen. In seiner Berliner Wohnung in der Kurfürstenstraße: Seine Haschischexperimente, die er von 1927 bis 1934 gemeinsam mit Freunden, darunter der Philosoph Ernst Bloch, nach strengen Ritualen und meistens unter ärztlicher Aufsicht veranstaltet, beschreibt er in seinem Buch *Über Haschisch*. Benjamin berichtet einseitig fast ausschließlich von der angenehmen Seite des Kiffens, vom Lachen und der Gemütlichkeit.

»Damit es Kunst gibt, damit es irgendein ästhetisches Tun und Schauen gibt«, schreibt Friedrich Nietzsche Jahrzehnte zuvor, »dazu ist eine physiologische Vorbedingung unumgänglich: der Rausch. Der Rausch muss erst die Erregbarkeit der ganzen Maschine gesteigert haben, eher kommt es zu keiner Kunst.« Doch es bedarf, so Nietzsche weiter, einer »strengen apollinischen Disziplin, um den dionysischen Taumel individuell zu formen«.

Winselnd vor süchtigem Verlangen stirbt 1939 im Pariser Armenspital ein Greis von 44 Jahren, Joseph Roth. Ein ewig Gehetzter, ein Dichter, der immer am Abgrund balanciert, ein Alkoholiker, zu jenem »langsamen Untergang entschlossen, zu dem Trinker immer bereit sind. Nüchterne werden das nie erfahren … man ist durch ein Feuer gegangen und bleibt gezeichnet für den Rest des Lebens.« Roth ist einsam und schutzbedürftig wie seine Romanfiguren. Sein letztes Prosastück beschreibt sein eigenes Ende: *Die Legende vom heiligen Trinker*.

Manischer Arbeitseifer und permanente Sexabenteuer können den König der Kolportage, einen Wiener Bestsellerautor, der mehr als 73 Millionen Bücher verkauft hat, lange nicht von seiner Alkoholsucht heilen: Johannes Mario Simmel. Erst nach einer ausgedehnten Schlafkur und intensiver Psychotherapie kommt er vom Alkohol los.

Zuvor versucht der *Schundlieferant*, der erst spät von der Kritik gefeiert wird, immer wieder, sich das Leben zu nehmen. Ohne Erfolg. Seine Schilderung könnte aus einem seiner Bücher stammen: »Einmal bin ich nachts zu Fuß auf der Autobahn München – Salzburg im Nebel gegangen, um mich totfahren zu lassen. Aber es kam kein Auto.«

Schon immer ist Alkohol im Spiel: Heinrich Heines Champagner-Konsum ist gewaltig, von Friedrich Schiller ist bekannt, dass sein Weinkeller in seiner Todesstunde gut gefüllt ist: 22 Flaschen Champagner, 35 Flaschen Burgunder, 61 Flaschen Malagawein und reichlich schwerer Rotwein. Johann Wolfgang von Goethe soll täglich mindestens drei Flaschen fränkischen Wein getrunken haben, er sagt seinem Vertrauten Eckermann: »Es liegen im Wein produktivmachende Kräfte.«

Wenn man Horaz glaubt, sind Wassertrinker schlechte Dichter. Literaturnobelpreisträger Ernest Hemingway ist ein guter. Er trinkt so viel, dass er massive Leberschäden hat und in schwere Depressionen schlittert. 1961 stellt er den Kolben seiner *glatten, braunen Geliebten* – eines Jagdgewehrs – auf den Boden und presst seine Stirn auf den Doppellauf. Sein Kopf wird zerschmettert.

Zuvor brüstet er sich ein Leben lang mit seinem Mut und seiner Männlichkeit. In seiner Badewanne sammelt er deutsche Handgranaten. Literatur-Papst Marcel Reich-Ranicki sieht in dem Alkoholiker Hemingway den »Thomas Mann der kleinen Leute und den Karl May der großen Snobs«. Er sucht immer wieder Boxkämpfe, Großwildjagden und Kriegsschauplätze auf – um dann am Tresen, wie in seiner Lieblingsbar *El Floridita* in Havanna, ausschweifend davon zu erzählen und sich volllaufen zu lassen.

Ernest Hemingway gilt als einer der exzessivsten Trinker unter den alkoholisierten Literaten. Er diszipliniert sich aber angeblich so weit, während des Schreibens am Morgen nicht zu trinken: »Ich war eintausendfünfhundert und siebenundvierzig Mal in meinem Leben betrunken, aber nie am Morgen.«

Seinem engen Vertrauten F. Scott Fitzgerald – der über sich selbst sagt, »Ich hatte zwei Schalen Champagner getrunken, und alles, was sich vor meinen Augen abspielte, erschien mir tief bedeutsam und wesenhaft« – schildert Hemingway in Briefen immer wieder seinen arg verkaterten Zustand und entschuldigt sich für Äußerungen, die er im alkoholisierten Zustand von sich gegeben hat. Dennoch gilt für beide Herren: »A man does not exist until he drinks.« – »Ein Mann existiert nicht, bis er trinkt.«

GIN, DER BIS ZU DEN LIDERN HOCHSTEIGT UND ÜBERLÄUFT

Der nachlassende Erfolg als Schriftsteller und die sich häufenden Aufenthalte seiner psychisch kranken Frau Zelda – »all meiner Dinge Anfang und Ende … mein einziger Gott« – in der Nervenklinik verstärken den Alkoholkonsum des Romanciers des *Jazz-Zeitalters* F. Scott Fitzgerald immer mehr. Die schizophrenen Schübe seiner geliebten Frau sind nüchtern nicht zu ertragen.

»Neuerdings«, schreibt der *Der große Gatsby*-Autor an seinen Freund Hemingway von der Riviera, »neige ich dazu, gegen elf Uhr zu kollabieren, wobei mir Tränen aus den Augen strömen oder mir der Gin bis zu den Lidern hochsteigt und überläuft.« Und als ihn das renommierte Magazin *New Yorker* bittet, einen kurzen autobiografischen Text zu verfassen, schickt er die Liste aller alkoholischen Getränke der letzten Jahre. 1934 telegrafiert Hemingway an Fitzgerald: »Du bist ein noch größerer Säufer als Joyce.«

James Joyce, der Schöpfer des *Ulysses*-Kolossalwerks mit fast tausend Seiten, betreibt viele Jahre lang exzessiven Alkoholmissbrauch. Wie sein Kollege Flann O'Brien, der sich laut seinem Übersetzer Harry Rowohlt »planvoll zu Tode säuft«. Oder Brendan Behan, der bereits im Alter von acht Jahren über Erfahrungen mit Alkohol verfügt und über sich selbst sagt, er sei ein »Trinker mit einem Schreibproblem«. Behan ist überzeugt davon, dass »der liebe Gott den Alkohol nur erschaffen hat, um die Iren davon abzuhalten, die Welt zu beherrschen«.

Detaillierte Schilderungen von Alkoholproblemen vieler Hollywood-Stars von früher würden den Rahmen dieses *Sucht*-Kapitels sprengen: Marilyn Monroe, Tony Curtis, Richard Burton und Elizabeth Taylor, die bekennt: »Ich war so dumm und arrogant zu glauben, ich wäre ein harmloser Gelegenheitstrinker und hätte meinen Alkoholkonsum jederzeit im Griff. Das ist Selbstbetrug, den sich jeder Alkoholiker vorgaukelt.«

Die Liste der Stars, die ihr maßloses Trinken öffentlich bekennen, ist lang: Robert Mitchum, Frank Sinatra und Dean Martin, Johnny Cash, Joe Cocker und Eric Clapton. Liza Minelli diktiert dem US-Magazin *People* im November 1984 fünf Heftseiten über ihren Kampf gegen Alkohol und Drogen.

Und auch die Ehefrau des amerikanischen Präsidenten Gerald Ford spricht über ihre Alkoholprobleme. Nach einer Brustamputation und der Wahlniederlage ihres Mannes 1976 sucht sie Trost in Gin und Whisky und Beruhigung durch Valium und Schlaftabletten. Die vielleicht berühmteste Suchtklinik der Welt ist nach ihr benannt: Das *Betty Ford Center* in Kalifornien, wo sich Helden aus Hollywood und Theatergrößen, aber auch Sportstars und Politiker zur Entwöhnung einfinden.

CELEBRITIES & DER GIGANT AUS GUMPENDORF

Auch gefeierte Stars von heute durchleben – zumindest zeitweise – Alkohol- und Drogenabstürze: Popstars wie Pink und Britney Spears, Justin Bieber, Robbie Williams oder Lady Gaga, die zugibt, früher bei jedem Auftritt Drogen genommen zu haben: »Ich nahm beutelweise Koks. Ich wollte leben wie die Künstler, die ich so verehrte – Mick Jagger und Andy Warhol«, bekennt sie in ihrer Biografie.

Oder Filmikonen wie Angelina Jolie und Lindsay Lohan, Ben Affleck und Johnny Depp, Oscar-Gewinner Philip Seymour Hoffman oder *Harry Potter* Daniel Radcliffe, der 2020 bekennt: »Der Druck, zehn Jahre lang einen *Harry Potter*-Film nach dem anderen zu liefern, war wirklich immens hoch. Das hat mich letztlich zum Alkoholiker gemacht.«

Die Tragik, dem Ruhm ständig hinterherlaufen zu müssen, scheinen auch einen Giganten aus Gumpendorf zu erdrücken: Der Theaterstar Oskar Werner feiert in Hollywood Triumphe. Mit Anmut,

Feuer, Pathos und dem Timbre eines Verführers, der mit jedem Wort die feinsten Regungen der Seele zum Schwingen bringt. Bereits im Alter von achtzehn darf er im Burgtheater »am Tisch der Götter sitzen«. Doch die magische Bühnenpräsenz des tieftraurigen Theatergiganten ist früh Vergangenheit. Vereinsamt stirbt er in einem deutschen Hotelzimmer als ein dem Alkohol verfallener 61-jähriger Greis.

Bei Romy Schneider, einem anderen Weltstar aus Österreich, dominieren Alkohol, Depressionsschübe und Medikamentenmissbrauch das Leben der in ihren Gefühlen Gefangenen. Das Kaiserin-Kitsch-Klischee erdrückt sie fast. In Frankreich wird Romy Schneider später als größte Schauspielerin des 20. Jahrhunderts gefeiert. Schicksalsschläge wie der Tod ihres Sohnes dominieren ihr Privatleben. Am frühen Morgen des 29. Mai 1982 findet sie ihr letzter Lebensgefährte Laurent Pétin am Schreibtisch der Pariser Wohnung. Neben leeren Rotweinflaschen und einem übervollen Aschenbecher zusammengesunken. Herzversagen. Kurz danach weiß die Welt: Romy Schneider ist am Leben zerbrochen. Durch den Tod im Alter von 42 Jahren wird sie zur Legende.

Jahrelang ist von Selbstmord die Rede. Die genaue Todesursache bleibt weiterhin ungeklärt. Denn Staatsanwalt Laurent Davenas entscheidet damals, Romy solle »ihre letzte Reise nicht in ein gerichtsmedizinisches Institut antreten«.

EIN AUSNAHMETALENT, DESSEN WHISKYGLAS NIE LEER IST

Nach all diesen fatalen Lebens- und Suchtgeschichten bekannter Persönlichkeiten zum Abschluss noch eine versöhnliche Suchtlebensgeschichte über ein Ausnahmetalent des 20. Jahrhunderts.

Seine große Stunde schlägt im Sommer 1940, als Adolf Hitlers Sieg unvermeidbar scheint. Er stellt sich mit Elan und Weitblick dem Diktator und Massenmörder entgegen und verhindert einen Triumph Nazideutschlands: Premier Winston Churchill, den Hitler als *Schwätzer und Trunkenbold* bezeichnet, ist jener Mensch, dem wir verdanken, dass die Schreckensherrschaft der Nationalsozialisten nicht in das *Tausendjährige Reich* führt.

Auch an seinen Händen klebt Blut im Verlauf zweier Weltkriege, aber er ist der Fels in der Brandung der freien westlichen Welt. Winston Churchill warnt bereits 1946 vor dem *Iron Curtain*, dem *Eisernen Vorhang* der Sowjetunion.

Als Journalist ist er von allen Seiten anerkannt, als Schriftsteller erhält er den Nobelpreis für Literatur, er reitet und spielt Polo während seiner Jugend – obwohl er in späteren Jahren mit *No Sports* immer wieder falsch zitiert wird.

Und er ist ein begeisterter Hobbykünstler. Mehr als 500 Bilder soll er gemalt haben. Im März 2022 wird sein Gemälde *Tower of the Koutoubia Mosque* bei einer Auktion in London versteigert. Und erzielt den höchsten Preis, den je ein Churchill-Werk erreicht hat: 9,5 Millionen Euro. Dies dürfte auch an der prominenten Vorbesitzerin liegen – Hollywood-Star Angelina Jolie. Churchill nimmt im Jänner 1943 an einem geheimen Treffen der Anti-Hitler-Koalition, an der Casablanca-Konferenz, in Marokko teil. Das Bild malt er in Marrakesch zur Entspannung zwischen den brisanten Verhandlungen.

Mit hoher Wahrscheinlichkeit leidet Churchill an einer leichteren Form einer bipolaren Erkrankung, mit etwas stärkeren depressiven Phasen – die er als *schwarzen Hund* bezeichnet – und leicht manischen Zuständen, allerdings ohne jeden Realitätsverlust. Und er ist ein suchtkranker Mensch, ein leidenschaftlicher Zigarrenraucher. Über viele Jahre gibt es kaum ein Foto ohne Zigarre von ihm.

Auch Alkohol ist Churchills treuer Begleiter: »Ich hatte mehr vom Alkohol als er von mir«, lautet eines seiner vielen Bonmots. Den ersten Whisky trinkt er morgens im Bett. Untertags geht es weiter: Champagner zum Lunch und Dinner, dazwischen Brandy, Sherry und immer wieder Whisky. Als er 1932, während der Zeit der Prohibition, durch die USA reist, führt er ein ärztliches Attest bei sich: Es erlaubt ihm den unbegrenzten Konsum von großen Mengen Alkohols als medizinisch notwendige Maßnahme.

Die Süchte, zu trinken und zu rauchen, begleiten Churchills Leben. Immerhin wird er fast 91 Jahre alt – ein Alter, das extreme

Raucher selten erreichen, wirklich schwere Alkoholiker praktisch nie. Vermutlich findet er in der zweiten Hälfte seines langen Lebens einen gemäßigten Umgang mit seinen Süchten.

Der Politiker leidet an einer anatomisch deutlich zu großen Zunge, die auch im nüchternen Zustand ein Sprachhindernis ist. Doch er hält die brillantesten, mitreißendsten Reden seiner Zeit. Am 13. Mai 1940 beeindruckt Winston Churchill – erst drei Tage als Kriegspremier im Amt – vor dem britischen Unterhaus mit seiner legendär gewordenen *Blood, Sweat, Tears*-Antrittsrede: »Vor uns liegen sehr, sehr viele und lange Monate des Kampfes und des Leidens. Sie fragen, was ist unsere Politik? Ich sage es ihnen: Es ist das Wagnis des Krieges, auf der See, am Land, in der Luft, mit all unserer Kraft und mit all der Stärke, die Gott uns geben kann. Der Krieg gegen eine monströse Tyrannei, wie sie nie übertroffen worden ist im finsteren Katalog der Verbrechen der Menschheit … Sie fragen, was ist unser Ziel? Ich kann es mit einem Wort beantworten: Sieg. Sieg um jeden Preis. Trotz all dem Terror. Sieg, wie lang und hart der Weg auch immer sein mag. Denn ohne diesen Sieg gibt es kein Überleben …«

Jemand, der solche Reden schreibt und hält, kapituliert nicht vor einer Sucht. Er lernt mit ihr zu leben. Und überlebt sie.

VORWORT

MICHAEL MUSALEK

SUCHT IST NUR DIE SPITZE EINES EISBERGES

Noch immer gibt es leider Menschen, die meinen, Suchtentwicklungen als schwere Krankheiten negieren zu können. Stattdessen glauben sie, dass Sucht nichts anderes als selbstverschuldete Verhaltensauffälligkeit beziehungsweise überhaupt nur Ausdruck einer *Willensschwäche* sei. Dass man dabei zumindest ein halbes, wenn nicht sogar ganzes Jahrhundert hinter dem weltweit anerkannten Fachwissen hinterherhinkt, ist vielen nicht bewusst. Es sind aber nicht Willensschwäche oder ein schwacher Charakter, weshalb Suchtmittel im Übermaß eingenommen werden, sie werden vielmehr in der Regel im Sinne einer Selbstmedikation gegen psychische Belastungen wie Stress, Ängste oder depressive Verstimmungen eingesetzt. Alkohol, das neben Nikotin wohl am häufigsten verwendete Suchtmittel, wirkt tatsächlich kurzfristig angstlindernd, hilft abzuschalten, zu vergessen und sorgt zumindest in niedriger Dosierung für eine bessere Stimmung. Alkohol wird dann nicht mehr als Genussmittel, sondern gleichsam als Heilmittel eingesetzt. Eine sich rasch entwickelnde Toleranz führt dazu, dass man immer mehr vom Suchtmittel braucht, um die gleiche Wirkung zu erzielen, womit schon Tür und Tor für das Entstehen einer Suchterkrankung geöffnet wird. Sucht ist demnach nur die Spitze eines Eisberges, darunter liegen fast immer psychische Probleme, die es rechtzeitig zu behandeln gilt.

Suchterkrankungen sind chronische Erkrankungen, vergleichbar am ehesten mit dem Diabetes mellitus Typ II, der sogenannten erworbenen Zuckerkrankheit. Diese im späteren Lebensalter auftretende Form von Zuckerkrankheit ist vor allem auf falsche Ernährung zurückzuführen, zum einen auf ein Zuviel insgesamt und zum anderen vor allem auf ein Zuviel an Zucker und Zuckerabkömmlingen. Darin ähnelt der Diabetes mellitus Typ II der Suchterkrankung – auch hier führt nämlich ein Zuviel ins Krankheitsgeschehen. Niemand isst deswegen zu viel, um später an Diabetes zu erkranken, ebenso wenig wie wohl niemand deshalb zu viele Suchtmittel zu sich nimmt, um dann suchtkrank zu werden. Beiden *passiert* die Erkrankung, sie ist unerwünschter Nebeneffekt ihres unbedachten Handelns. Beide haben doch einiges zu ihrem Auftreten beigetragen und es nicht für möglich gehalten, dass es gerade ihnen passiert, aufgrund der eigenen Verhaltensweisen zu erkranken. Und doch besteht ein großer Unterschied in der öffentlichen Wahrnehmung der beiden Erkrankungen: Während den von einer Suchterkrankung Betroffenen Selbstverschulden vorgeworfen wird, geschieht dies bei an Diabetes mellitus Typ II Leidenden nur sehr selten – hier wird die offensichtliche Mitverursachung durch den Patienten meist negiert.

Chronische Erkrankung heißt, dass, wenn man eine solche Erkrankung einmal akquiriert hat, man sie auch weiterhin – meist ein Leben lang – hat, was aber nicht mit dauerndem Kranksein gleichzusetzen ist. Es empfiehlt sich daher, in der Medizin zwischen *eine Krankheit haben* und *krank sein* zu unterscheiden. Jeder, der krank ist, hat auch eine Krankheit, aber nicht jeder, der eine Krankheit hat, ist deshalb auch immer krank. Denken wir nur an eine Allergie. Man hat sie in der Regel ein Leben lang, und doch ist man ganz gesund, wenn man nicht mit dem Allergen in Kontakt kommt. Gleiches gilt auch für bipolare affektive Psychosen (früher manisch-depressive Erkrankungen genannt). Auch hier wechseln Krankheitsphasen mit sogenannten freien Intervallen, in denen die Patienten an keinerlei Symptomen leiden, aber dennoch weiterhin die Krankheit haben und dementsprechend auch Medikamente nehmen müssen, um nicht wieder in eine Phase des Krankseins, sei es nun eine Manie oder aber eine Depression, zu geraten. Auch Diabetes mellitus Typ II und Suchtkrankheiten sind solch chronische Erkrankungen, die bei entsprechender Behandlung beziehungsweise Einhaltung von Diätvorschriften über lange Zeitstrecken hinweg völlig symptomlos verlaufen können. Man hat eine Suchtkrankheit ein Leben lang, wenn man aber keinen Kontakt zum Suchtmittel hat, kann man trotzdem auch ein völlig psychisch gesundes Leben führen.

Im Vergleich mit allen anderen chronischen Erkrankungen weist die Suchterkrankung – ganz im Gegensatz zu Vorurteilen, sie sei schlecht behandelbar – eine besonders gute Prognose auf. Diesbezügliche wissenschaftliche Studien zeigten, dass bei dreißig bis sechzig Prozent aller untersuchten Suchtkranken eine jahrelang dauernde Symptomfreiheit erreicht werden kann. Entscheidend für die Prognose der Erkrankung ist die Regelmäßigkeit der Behandlung. Gelingt es, eine große Anzahl von Patienten zu einer langfristigen Behandlung zu motivieren, dann verbessert das die Gesamtprognose signifikant. Wie wir auch in eigenen Untersuchungen nachweisen konnten, sind dann sogar Maximalwerte bis über achtzig Prozent Behandlungserfolg erreichbar. Gelingt es hingegen nicht, Patienten zu einer längerfristigen professionellen Behandlung zu motivieren, kann die Chance, symptomfrei zu werden und zu bleiben, für den einzelnen Suchtkranken auf bis zu zehn Prozent absinken. Das erklärt auch die relativ hohe Streubreite von Untersuchungsergebnissen zur Prognose von Suchtkrankheiten im Allgemeinen. Je nachdem, wie viele Patienten therapeutisch erreicht werden, variiert der Durchschnittswert: Sind es eher wenige, dann kommt man auf den genannten Durchschnittswert von dreißig Prozent, kann man einen großen Teil von Patienten dazu motivieren, dann erzielt man Durchschnittswerte um die sechzig Prozent.

Der alles entscheidende Prognosefaktor ist somit der Umstand, ob suchtkranke Patienten zu einer längerfristigen regelmäßigen Behandlung bereit sind. Damit stellt sich die Frage, wie und mit welchen Mitteln beziehungsweise Methoden eine hohe Behandlungsmotivation erreicht werden kann. Antworten auf diese Frage finden wir in den Ergebnissen der psychologischen Motivationsforschung. Ohne hier auf einzelne, durchaus interessante Forschungsdetails eingehen zu können, kann zusammenfassend gesagt werden, dass neben anderen mehr oder minder effektiven Motivationsfaktoren sich zwei als besonders stark wirksam erweisen: Zum einen ist es das Schöne beziehungsweise das Attraktive, und zum anderen ist es das Mögliche. Haben wir ein für uns schönes Ziel vor Augen, dann sind wir wesentlich eher bereit, auch ausreichend viel dafür zu tun, als wenn es sich um ein im Letzten doch unattraktives Ziel handelt.

Wir alle haben Sehnsucht nach etwas Schönem, gleichzeitig versuchen wir, das Unschöne eher zu meiden. Nun liegt auf der Hand, was zu tun ist, um eine hohe Behandlungsmotivation zu erreichen: Es braucht neben einem hohen Maß an Wissen um die Bedingungskonstellationen von Suchtkrankheiten und ihre Behandlungsmöglichkeiten vor allem auch unmittelbar schöne und damit anstrebenswerte Behandlungsziele, und es braucht darüber hinaus auch hochattraktive Behandlungsmethoden, um damit all den noch immer kursierenden Vorurteilen und den daraus resultierenden, damit in Zusammenhang stehenden Stigmatisierungen von Suchtkranken wirkungsvoll entgegentreten zu können.

Viele Suchtkranke leiden nicht nur an den Symptomen und Folgen der Suchtkrankheit selbst, sondern viel mehr noch an der negativen Bedeutung, die der Suchtkrankheit und damit auch ihrer Person im Rahmen der entwertenden Stigmatisierung nachgesagt wird. In diesem Zusammenhang ist den beiden Autoren dieses Buches ganz besonders dafür zu danken, dass sie mit ihren fachlich fundierten Ausführungen das Thema *Sucht* und *Suchtbehandlung* einer breiten Leserschaft in äußerst verständlicher Weise nahebringen und damit höchst wirkungsvoll dazu beitragen, die Leiden von Suchtkranken nachhaltig zu lindern.

Professor Dr. Michael Musalek ist Psychiater und Psychotherapeut, Ordinarius für Psychiatrie an der Medizinischen Fakultät der Sigmund Freud Privatuniversität Wien, Vorstand des Instituts für Sozialästhetik und psychische Gesundheit an der Sigmund Freud Privatuniversität Wien und Berlin sowie Vorstandsmitglied zahlreicher internationaler Psychiatriegesellschaften. Er ist der Leiter des psychosozialen Beraterstabes des Gesundheitsministers und Träger des goldenen Ehrenzeichens der Republik Österreich.

TEIL 2

SUCHT

GEORG PSOTA

PROLOG

GEORG PSOTA

SUCHEN, OHNE ZU FINDEN

Die Idee zu diesem Buch kam mir, nachdem ich wenige Monate zuvor aus meiner eigenen Sucht ausgestiegen war. Ende 2018 hatte ich aufgrund spezifischer Beschwerden eine Untersuchung, die den Beginn einer Erkrankung der Herzkranzgefäße ergab. Leider in einer Variante, bei der sich dieses Problem nicht ganz einfach wegoperieren lässt, was jedem Patienten – so auch mir – üblicherweise am liebsten ist.

Sofort mit dem Rauchen aufzuhören, war daher ein notwendiger Schritt. Da ich gerne lebe, war diese Entscheidung nicht schwierig. Sie wurde noch dadurch vereinfacht, dass ich ganz unmittelbar beim Zigarettenrauchen deutliche Herzbeschwerden bekam. Folglich habe ich meinen fast vierzig Jahre ohne nennenswerte Unterbrechungen andauernden Nikotin-Konsum beendet und seitdem nicht mehr wieder begonnen (bis auf fünf Züge von einem Zigarillo vor acht Monaten, um ganz ehrlich zu sein).

Ich brauche mir darauf nichts einzubilden, denn die Beschwerden ließen mir kaum eine andere Möglichkeit, als mit dem Rauchen aufzuhören, und ohne diese jeweils unmittelbar beim Rauchen auftretenden Symptome hätte ich es vermutlich auch nicht getan.

Meine körperlichen Entzugssymptome waren genau null, was ein glücklicher Zufall und nicht mein Verdienst war. Im Nikotin-Abhängigkeitstest nach *Fagerström* (siehe Seite 108) komme ich auf gerade einmal drei Punkte – was einem geringen Abhängigkeitsgrad entspricht. Auch die psychischen Entzugssymptome hielten sich in Grenzen. Aber sie kamen und kommen vor, dafür sind die Schmerzen weg, und zusätzlich habe ich ein Gefühl der Befreiung. Erst im Rückblick des Nikotin-Abstinenten wurde mir richtig bewusst, wie diese Suchtentwicklung bei mir verlaufen war.

Sucht und Abhängigkeit verlaufen nach prinzipiellen Mustern, die sich von Sucht zu Sucht nicht allzu sehr unterscheiden. Das ist auch nicht weiter verwunderlich, denn es handelt sich in jedem Fall um süchtiges Verhalten. Das Werkzeug für dieses Verhaltensmuster ist bei unterschiedlichen Süchten jeweils ein anderes, und selbstverständlich haben unterschiedliche Süchte auch unterschiedliche Folgen. Schädliche Folgen sind es bei allen.

Bei der Vorbereitung zu diesem Buch habe ich mich an viele Patienten erinnert, die von Suchterkrankungen betroffen waren und die ich im Laufe der vergangenen 37 Jahre behandelt habe, an viele alkoholabhängige Patienten, die ich teils in Gruppentherapien und überwiegend in Einzelsettings behandelt habe. Und an einige, die nach Medikamenten süchtig geworden sind – sowohl nach Beruhigungsmittel als auch nach aufputschende Substanzen –, an andere, die Heroin- oder Kokain-süchtig waren, und an ganz wenige, die ich wegen ihrer Nikotin-Sucht behandelt habe. Dies meist mit gemischten Gefühlen, denn als Nikotin-süchtiger Arzt Nikotin-Süchtige zu behandeln, ist schon recht speziell. Über die Jahre sind auch Patienten mit einer Spielsucht sowie mit dem Essen süchtig umgehende Menschen bei mir in Behandlung gewesen. Nur ganz vereinzelt habe ich als Behandler, eher Behandlungsvermittler, mit Menschen zu tun gehabt, die nach Internetspielen oder elektronischen Medien süchtig waren. Zumeist hat es da auch andere gravierende psychische Probleme gegeben.

Sehr oft geht es um mehrere Abhängigkeiten, wobei auch eine in die andere übergehen kann. Ein erheblicher Teil meines psychiatrischen Tuns ist den Angehörigen von Suchtkranken gewidmet, die immer mitbetroffen sind.

Dieses Buch ist vor allem für Menschen geschrieben, die Ahnung oder Sorge haben, dass sie bereits auf dem Weg in eine Abhängigkeitserkrankung sind, für definitiv von Suchterkrankungen betroffene Menschen, die sich über das Wesen ihrer Erkrankung informieren und etwas für sich verändern wollen, und auch für Angehörige von Menschen, die suchterkrankt sind. Es ist jedoch auch für interessierte Leserinnen und Leser geschrieben, die eines der großen und relevanten Gesundheitsthemen unserer Zeit reflektieren möchten. Und natürlich auch für Entscheidungsträger in Positionen, die mit dem Thema *Sucht* zu tun haben.

Es ist kein Lehrbuch, aber es basiert auf seriösen wissenschaftlichen Quellen. An einigen Stellen kommen auch hochspezialisierte Experten zu Wort, die sich vorwiegend mit ganz spezifischen Suchterkrankungen beschäftigen. Dort, wo es in der Expertenwelt sehr unterschiedliche Meinungen gibt, versuche ich, beide oder auch mehrere Seiten zu beleuchten.

Letztendlich ist aber mein großes Anliegen die präventive oder nachträgliche Befreiung von Süchten und – so das nicht gelingt – wenigstens die Schadensreduktion.

WAS IST SUCHT?

Es wäre naheliegend zu vermuten, dass *Sucht* von *suchen* kommt. Suchen, ohne jemals zu finden, weil immer mehr und immer öfter gesucht werden muss und immer mehr gebraucht wird, um das Gefühl zu haben, das, was man gesucht hat, auch gefunden zu haben. Die Befriedigung ist eine sehr kurzfristige, wie man aus Erfahrung weiß.

Sucht ist ein Wort, das es in dieser Form als Synonym für Abhängigkeit nur in der deutschen Sprache gibt. Im Englischen, ähnlich auch im Französischen und Italienischen, heißt es *addiction*,

Abhängigkeit. Die tatsächliche Sprachwurzel von Sucht kommt nicht von der – vergeblichen – Suche, sondern vom alten, mittelhochdeutschen Wort *siechen* beziehungsweise von *Siecht,* das noch heute in dem Wort *Siechtum* erhalten ist.

Das Siechtum als drohendes Risiko von Abhängigkeitserkrankungen möchte ich hier, auf Fakten bezogen und möglichst unaufgeregt, darstellen und abwägen. Auch anhand von tatsächlichen Behandlungsgeschichten. Die Namen der einzelnen Personen wurden selbstverständlich verändert. Sie dienen als Beispiele für suchtkranke Menschen und den prototypischen Verlauf ihrer Erkrankung. Eines wiederholt sich in all diesen Lebensgeschichten: die ergebnislose Suche nach etwas, das auf diesem Wege nicht zu finden ist …

Einerseits geht es darum, prinzipielles Verstehen zu vermitteln, was Sucht grundsätzlich ausmacht. Die Bedingungen und Mechanismen der Abhängigkeit ebenso wie das, was man mit oder auch gegen diese vielleicht sogar mehreren Abhängigkeiten tun kann, bilden den anderen inhaltlichen Kern dieses Buches. Selbstverständlich werden auch einzelne Erkrankungen und ebenso verschiedene überschneidende Probleme beschrieben. Auch das, was förderlich ist, um möglichst erst gar nicht abhängig zu werden oder bei bestehenden Süchten den Ausstieg daraus oder zumindest eine Begrenzung des Leidens zu bewirken, wird Thema sein.

Viele Suchterkrankungen sind Reaktionen auf andere psychische Probleme beziehungsweise Konstitutionen und sind folgerichtig ein Teilgebiet der Psychiatrie. Süchte können sich auch als Folge unterschiedlicher psychischer Grunderkrankungen entwickeln. Auch diesem Aspekt wird daher ein kurzes Kapitel gewidmet.

Über diese individuellen Gründe hinaus gilt es, gesellschaftliche, politische und gesundheitspolitische Faktoren zu erwähnen, die auch abseits von Therapie- und Behandlungsmöglichkeiten von Bedeutung sind. Süchte und der Umgang damit haben immer auch einen kulturellen, gesellschaftlichen und politischen Kontext. Ja, sie haben sogar einen wirtschaftlichen Aspekt, denn in der Regel tragen Süchte ganz wesentlich zu Umsatzsteigerungen bei. Allerdings auch zu Kosten und Ausfällen, diese aber in einem anderen Bereich als jenem, wo Profit gemacht wird.

Grundsätzlich wandert Geld immer von den Süchtigen zu jenen, die sie mit Suchtmitteln versorgen. Das ist nicht nur bei den *prototypischen* Drogendealern der Fall. Wo wäre die Zigarettenindustrie, generell die Tabakindustrie und auch die *Vaping-(E-Zigaretten)-Industrie* ohne Nikotin-Süchtige? Gäbe es nicht ausreichend Alkoholsüchtige oder zumindest solche, die einen gesundheitsgefährdenden Umgang mit Alkohol haben, würde die Alkoholindustrie in finanzielle Schwierigkeiten geraten. Cannabis-Aktien sind neuerdings ein gigantisches Geschäft, und die Mafia wäre einst ohne das dank der Prohibition so einträgliche Alkohol-Business – und später auch den Drogenhandel – nie auch nur annähernd so mächtig geworden.

Nicht vergessen sollte man auch, dass zwei Generationen von Menschen, die nach *Likes* süchtig sind, den Höhenflug von Facebook erst ermöglicht haben. Auch das Überangebot an Nahrung und Neuigkeiten (beides oft in schlechter, industriell verdorbener Qualität) braucht Abnehmer, sprich Konsumenten. Man könnte diese Liste deutlich erweitern, aber zusammengefasst steht fest: In vielen Wirtschaftsbereichen wird dieses leicht bis schwer süchtige Viertel der Menschheit, das drei Viertel des jeweiligen Suchtmittels konsumiert, dringend zur Steigerung des Umsatzes gebraucht. Für die betroffenen Suchtkranken bedeutet diese jedoch häufig den Verlust ihrer körperlichen und psychischen Gesundheit. Damit verbunden sind Einschränkungen oder gar Verluste ihrer sozialen Existenz. Darüber hinaus gibt es auch rechnerische Annahmen, die zu dem Schluss kommen, dass eine weniger süchtige Gesellschaft sowohl einen gesundheitlichen als auch einen finanziellen Profit hätte.

Suchterkrankungen haben ganz ähnliche Dimensionen wie alle anderen Krankheiten: Sie können im Schweregrad leicht, mittel oder stark ausgeprägt und im Verlauf akut, chronisch anhaltend oder immer wiederkehrend sein. Dieses Wiederkehren oder Wiederauftreten einer Krankheit nennen wir Mediziner *rezidivierend.*

Und wie alle anderen Krankheiten – und das ist die gute Nachricht – können Suchterkrankungen auch ausheilen.

DIE SUCHT

Wann spricht man von Sucht?
Wenn der Schwanz mit dem Hund wedelt.
STEPHAN RUDAS

Der zu früh verstorbene Professor Dr. Stephan Rudas sprach im Rahmen eines Vortrags zum Thema *Suchtfaktor Internet* – bei allem Respekt vor den Betroffenen und bei aller Ernsthaftigkeit – auf humorvolle Art sehr eindrucksvoll über dieses Thema. In diesem Vortrag, der auf YouTube zu sehen ist, lautet die beste und auch plakativste Formulierung: »Die Abhängigkeit, die Sucht ist erreicht, wenn nicht mehr wedelt Hund mit Schwanz, sondern wedelt Schwanz mit Hund.« Und genau das ist es auch: Man hat die Kontrolle über die eigenen Handlungen zumindest teilweise verloren.

Stephan Rudas erklärt das Entscheidende zu diesem Thema: »Sucht ist eine Variante des Verhaltens!« Damit stellt er klar, dass es nicht so sehr auf das Suchtmittel ankommt (selbstverständlich gibt es »besonders ungünstige« und »weniger ungünstige« Suchtmittel), sondern auf süchtiges Verhalten. Es bedarf also keines stofflichen Suchtmittels, obwohl dies sehr häufig der Fall ist, sondern man kann genauso gut von Handlungsformen abhängig – danach süchtig – sein. Im Englischen wird der alkoholkranke Mensch unter anderem auch als *alcoholic* bezeichnet, und es ist kein Zufall, dass es auch den Begriff *workaholic* gibt.

Aber bevor wir zur Arbeitssucht kommen – einem Verhalten, bei dem der Betroffene gar nicht anders kann, als sich immer mehr Arbeit aufzubürden, und es keine wirklichen äußeren Notwendigkeiten wie beispielsweise einen existenziellen Bedarf dafür gibt – und Zusammenhänge zwischen Verhaltenssüchten und stofflichen Suchtmitteln analysieren, etwa die Wechselwirkung von Gewinnsucht und Kokain, hier einige grundsätzliche Informationen. Jedes süchtige Verhalten mit und ohne stoffliche Suchtmittel ist von einigen Aspekten gekennzeichnet:

- einem starken Wunsch oder einer Art Zwang, sich so zu verhalten;
- einer verminderten Kontrolle über den Beginn, die Beendigung und die Dosis dieses Tuns;
- psychischen und/oder körperlichen Entzugssymptomen bei Reduktion oder Beendigung;
- ferner wird immer mehr davon vertragen und andere Interessen treten gegenüber diesem Verhalten in den Hintergrund;
- außerdem wird das Verhalten aufrechterhalten, obwohl schädliche Folgen eindeutig erkennbar sind – was dem suchtkranken Menschen häufig auch bewusst ist.

Der Hund hat also die Kontrolle verloren, er sieht quasi zu, wie ihn der Schwanz durch die Gegend wirbelt, ist aber nicht in der Lage, den Schwanz zu stoppen. Dazu kommt: Über kurz oder lang hält er dies für einen normalen Zustand.

JEDER ZEIT IHRE SUCHT

Jede Zeit hat sowohl in Form von Substanzen als auch Verhaltensweisen ihre eigenen Süchte. Internetsucht war im Mittelalter nicht möglich, und Kokainsucht ohne Kokain gab es auch nicht. Die weite Verbreitung der Alkoholsucht kam erst, als Branntwein in großen Mengen und zu kleinen Preisen für die breite Bevölkerung erhältlich war. Und so wie jede Zeit ihre Sucht oder Süchte hat, sind auch die regionalen Unterschiede sehr groß. Ein typisches Suchtmittelprofil und auch spezifische Profile des Suchtverhaltens gibt es jedoch überall. Beispielsweise hat Wodka nicht dasselbe Profil wie Bier oder Wein, aber bei allen dreien geht es um die Substanz Alkohol. Und genauso unterschiedlich ist das Suchtverhaltensschema im Nordosten Russlands im Vergleich zu Bayern oder Süditalien. Ebenso hat Marihuana, im Besonderen »Gras« mit wenig THC, ein anderes Profil als Haschisch mit mittelhohem THC-Gehalt oder Spice als THC-Bombe – aber alle drei sind Cannabis-Produkte.

Genauso unterschiedlich ist das durchschnittliche Suchtverhalten mit Cannabis in Mitteleuropa im Vergleich zu Großbritannien, wo es in den letzten Jahren zu einer Spice-Epidemie bei Obdachlosen gekommen ist. Ebenso ist ein wohlhabender Bezirk in Zürich – eine der Städte mit dem höchsten Kokainkonsum –, in dem Koks von sauberen Glasflächen in geraden Linien geschnupft wird, eine andere Sache, als wenn in Armenvierteln in einer finsteren Ecke Crack geraucht wird. Die einen wollen noch mehr hedonistisches Lebensgefühl, und die anderen wollen/müssen einen Kick inhalieren, um das Elend ihres Lebens auszublenden und nicht vollends in die Depression abzustürzen. Dennoch ist es in beiden Fällen Kokain.

In unseren Breiten ist die Substanz Alkohol in verschiedenen Formen (Bier, Wein, Liköre, Schnaps) noch immer die bei Weitem häufigste Suchtdroge. Das bedeutet nicht, dass jeder Mensch, der Alkohol trinkt, suchtkrank wäre. Aber etwa fünf Prozent der Alkoholkonsumenten in unserem Land sind definitiv alkoholsüchtig, zirka zehn Prozent hochgradig gefährdet, und weitere zehn Prozent haben ein Gebrauchsverhalten, das der körperlichen Gesundheit nicht förderlich ist.

Außerdem sind viele Alkoholsuchtkranke und Gefährdete gleichzeitig auch von anderen Süchten betroffen, da durch den akzentuierten Gebrauch von Alkohol jedes andere süchtige Verhalten gefördert wird. Das gilt für Spielsucht, Internetsucht, aber auch Tablettensucht und ebenfalls für die Kombination von Alkohol und illegalen

Substanzen. Die Alkoholisierung ist sozusagen der Türöffner für andere Suchtmittel und anderes Suchtverhalten. Jeder Mensch weiß, dass an einem Abend, an dem mehr getrunken wird, zum Beispiel bei Rauchern – und jetzt meine ich die Nikotin-Abhängigen – auch mehr geraucht wird.

GESCHÄFTE MIT DER GESUNDHEIT

Die Droge Alkohol ist es auch, die in Mitteleuropa die größte gesundheitspolitische Bedeutung hat. Dabei gibt es einen Unterschied der Geschlechter im Konsum zu beobachten. Bei den Männern liegt Alkohol derzeit laut WHO als Krankheitslastverursacher in den Industriestaaten nach den Herz-Kreislauf-Erkrankungen an Stelle zwei, und man geht davon aus, dass Alkohol im Jahr 2030 an erster Stelle stehen wird. Bei den Frauen wiederum steht die Depression unangefochten an Stelle eins aller Krankheitslast verursachenden Erkrankungen. Zwar ist gerade bei den Frauen eine Art Aufholjagd betreffend Alkohol gegenüber den Männern als krankmachender Faktor im Gange, jedoch ist noch keine Rede davon, dass Alkoholismus die Depression überholen wird, leider gibt es jedoch deutliche Hinweise darauf, dass der krankmachende Konsum von Alkohol auch bei den Frauen im Vormarsch ist.

Illegale Substanzen haben in Mitteleuropa wiederum die größte politische – innenpolitische wie außenpolitische – Bedeutung (bei einer in Relation zum Alkoholkonsum etwas geringeren gesundheitspolitischen Bedeutung, allerdings mit Aufholtendenz). Sie haben ein hohes Gewicht in der öffentlichen Meinung, sind ein Faktor für Wahlentscheidungen und durch ihre Illegalität eine unfassbar sprudelnde Erwerbsquelle für kriminelle Gruppierungen. Insofern haben sie auch eine hohe geopolitische Bedeutung.

Verhaltenssüchte wie die Kaufsucht, die Gewinnsucht – von der beispielsweise auch im Film *The Wolf of Wall Street* erzählt wird –, die Internet- und Handysucht, die legalen und illegalen Wetten und die Spielsüchte inklusive der stetig steigenden Online-Spielsucht haben wahrscheinlich die sozial- und finanzpolitisch größte Bedeutung.

Eine Kombination von zwei oder allen drei Suchtformen ist häufig. Sie finden heute kaum mehr einen suchtkranken Konsumenten illegaler Drogen, der nicht ebenso ein relevantes Problem mit der legalen Droge Alkohol hat. Spielsüchtige, aber auch Internetjunkies, die zusätzlich Alkohol und/oder amphetamin- oder kokainsüchtig sind, haben besonders schlechte Karten.

Die Suchtkranken selbst werden von diversen legalen und illegalen Lobbys dringend gebraucht, es sind ja ihre Kunden. Vor allem im illegalen Bereich sind Kombinationsangebote aus allen drei Geschäftsbereichen (zum Beispiel Spiel-, Alkohol- und Amphetaminsucht) daher sehr willkommen. Gleichzeitig werden Suchtkranke von der (noch) nicht süchtigen Bevölkerung verachtet, obwohl das eigene Verdienst daran, dass man selbst nicht süchtig geworden ist, sich in engen Grenzen hält.

Aktuell erleben wir eine unfassbar dynamische Entwicklung immer neuer illegaler Substanzen chemischer Natur, und die illegale Szene der Produktion verändert sich auch in ihrer geografischen Lage häufig. Bestimmte Regionen Europas (und auch anderer Erdteile) werden dann mit jeweils unterschiedlichen neuen Substanzen oder Varianten bekannter Substanzen regelrecht »überschwemmt«. Durch das Darknet sind auch zusätzliche Distributionsmöglichkeiten geschaffen worden. All das macht eine Kontrolle der Handelswege permanent schwieriger. Im Grunde ist der Vertrieb von Suchtmitteln ein eigener Industriezweig geworden, der noch dazu extrem profitabel ist. Immer mehr illegale Substanzen werden entwickelt und verwendet.

Auch die zunehmende Bedeutung von illegalen Drogen im Straßenverkehr soll nicht unerwähnt bleiben.

In diesen Zusammenhang muss natürlich auch die Esssucht genannt werden. Es ist unbestritten, dass vor allem immer mehr junge Menschen immer dicker werden – bei einer gleichzeitig, vor allem seit Pandemiebeginn, weiter steigenden Zahl von Magersüchtigen.

In sozial schwachen Gegenden ist zudem die enorme Zunahme von Wettlokalen zu beobachten. Das triggert Süchte, die unabhängig von entsprechenden Substanzen sind wie die Sucht nach Computerspielen, dem Internet oder dem Smartphone.

Dennoch – und das ist eindeutig: Alkohol ist die Droge Nummer eins in Österreich, in Mitteleuropa, in Europa und in der gesamten westlichen Welt. Es gibt einige Suchtmittel, die auch unter Politikerinnen und Politikern verbreitet sind, zumindest vereinzelt, aber Alkohol hat einen Verbreitungsgrad, der über das Vereinzelte weit hinausgeht. Es gibt auch alkoholabhängige Managerinnen und Manager, genauso wie alkoholabhängige Richterinnen und Richter, Ärztinnen und Ärzte, Polizistinnen und Polizisten, Lehrerinnen und Lehrer, Sportlerinnen und Sportler, Eltern und Kinder und so weiter.

Alkohol ist Teil unserer Kultur, unserer sozialen Rituale in fast jeder Form und in einem erstaunlichen Ausmaß Teil unseres Alltags, und das schon seit Hunderten von Jahren. Das ist auch der Grund, weshalb die Problematik der Alkoholabhängigkeit und ebenso die Beschreibung von Lösungsansätzen das größte Kapitel in diesem Buch einnimmt.

WISSENSCHAFT VERSUS WIRTSCHAFT

Vonseiten der Wissenschaft gibt es Daten, die im deutschen Sprachraum noch nicht so bekannt sind: Als vor einigen Jahren der damalige Drogenbeauftragte der britischen Regierung, der Psychiater und Neuropsychopharmakologe David Nutt vom Imperial College – einer hoch angesehenen britischen Universität – die *künstliche* Aufteilung von erlaubten und verbotenen Drogen kritisierte und meinte, dass die erlaubten Drogen Alkohol und Nikotin gefährlicher seien als die verbotenen Drogen LSD, Ecstasy oder Cannabis, musste er sofort zurücktreten. Offenbar hatte er damit ein Tabu verletzt, denn die Aufteilung der Gesamtheit der Drogen in leicht/schwer, harmlos/gefährlich, legal/illegal ist letztlich auch von kommerzieller, kultureller und vor allem politischer Bedeutung.

David Nutt ließ diesen Rauswurf nicht auf sich sitzen und gründete 2010 das *Independent Scientific Committee on Drugs*, das *Unabhängige wissenschaftliche Drogenkomitee*, mittlerweile heißt es *Drugscience*, dessen Vorsitzender er ist. Mit einer neuen Studie, die in der Zeitschrift *The Lancet*, einem der ältesten und renommiertesten medizinischen Wissenschaftsjournale, veröffentlicht wurde, versuchte der Drogenexperte noch einmal wissenschaftlich zu belegen, dass Alkohol die gefährlichste Droge sei.

Ob das die Skeptiker beeindruckt, ist fraglich. Jedenfalls ließ er sich – und lässt sich weiterhin – auf einen massiven Konflikt mit der Alkoholindustrie ein, besonders mit der Spirituosenindustrie in Großbritannien. Und die Gegner dieses Konflikts haben sehr unterschiedliche Standpunkte: Da stehen Milliarden Pfund einer unbeugsamen wissenschaftlichen Haltung gegenüber.

Für die Studie haben Nutt und andere Drogenexperten während eines Workshops eine Rangliste der Gefährlichkeit von zwanzig Drogen für die Konsumenten (neun Kriterien) und für deren Umfeld (sieben Kriterien) ausgearbeitet. Die Kriterien waren bereits im Jahr 2009 von einer Expertengruppe festgelegt worden. Zu den Gefahren für die Konsumenten addierten die Experten die von den Drogen verursachte erhöhte Sterblichkeit, die Krankheiten und körperlichen sowie psychischen Folgen, die Abhängigkeit und die sozialen sowie ökonomischen Folgen (Verlust von Freunden, Jobverlust, Gefängnisstrafen etc., das heißt das gesamte Schädigungspotenzial). Bei den Folgen für das Umfeld der Drogenkonsumenten wurden steigende direkte oder indirekte Verletzungs- oder Schädigungsgefahr (Gewalt, Autounfälle etc.), Kriminalität, ökonomische Kosten, Beeinträchtigung der Familien, internationale Folgen (Kriminalität, Entwaldung, Destabilisierung von Ländern), Umweltschäden und Folgen für das Wohnviertel berücksichtigt.

Zieht man nur die Folgen für den Konsumenten selbst in Betracht, sind Heroin, Crack und die Designerdroge Methamphetamin (Crystal, Crystal Speed, Ice) am gefährlichsten. Für die Mitmenschen hingegen ist der Konsum von Alkohol, Heroin und Crack am gefährlichsten. Fasst man beide Gefährdungen zusammen, so liegt Alkohol deutlich an der Spitze, gefolgt von Heroin und Crack. Tabak rangiert hinter Kokain, aber vor Marihuana. Khat, Steroide, Ecstasy, LSD, Buprenorphin und Pilze sind am wenigsten gefährlich, und das praktisch nur für den Konsumenten. Beim Alkohol schlagen vor allem die wirtschaftlichen Kosten, Gewalt und Verletzungen, negative Folgen für die Familie und Kriminalität durch.

Die Autoren räumen allerdings ein, dass sie nur die schädlichen Folgen für die Bewertung berücksichtigt haben. Drogen hätten aber auch, zumindest anfänglich, für den Konsumenten Vorteile. Für die Gesellschaft hätten Alkohol und Nikotin etwa Vorteile, weil mit ihnen Arbeitsplätze und Steuereinkommen verbunden sind. Die Gefährlichkeit hänge auch sehr stark von der Legalität oder Illegalität von Drogen ab. Je illegaler, desto gefährlicher, allein schon wegen des hochkriminellen Umfeldes.

SUCHTKRITERIEN

Sucht ist also keine einzelne Krankheit, sondern ein komplexes krankheitswertiges Verhalten, das durch ganz bestimmte Kriterien definiert wird. Dafür gibt es in der Medizin Diagnosesysteme, die international festgelegt werden. Das gibt es für alle Erkrankungen, auch für die psychischen. Im Wesentlichen werden für die psychischen Krankheiten weltweit zwei verschiedene Diagnosesysteme benutzt: Das eine weltweit verwendete Diagnosesystem ist das europäische, wovon seit 1. Jänner 2022 eine Neufassung im Bereich der psychischen Erkrankungen gültig ist. Es wird von der WHO herausgegeben und heißt ICD-11 (International Classification of Diseases).

Das andere Diagnosesystem ist das der angloamerikanischen Welt, das von der *Amerikanischen Psychiatriegesellschaft* entwickelt und herausgegeben wird. Es heißt DSM-5 (*Diagnostic and Statistical Manual of Mental Disorders*).

Die DSM-5-Kriterien für Sucht sind folgende:

- wiederholter Konsum, in einer Form, dass wichtige Verpflichtungen in der Arbeit, in der Schule oder zu Hause vernachlässigt werden;
- wiederholter Konsum in Situationen, in denen es aufgrund des Konsums zur körperlichen Gefährdung kommen kann;
- wiederholter Konsum trotz ständiger oder wiederholter sozialer oder zwischenmenschlicher Probleme;
- Toleranzentwicklung, damit verbunden große Steigerung oder verminderte Wirkung;
- Entzugssymptome oder Substanzkonsum, um Entzugssymptome zu vermeiden;
- längerer Konsum oder größerer Konsum als geplant (Kontrollverlust);
- anhaltender Wunsch, die Substanz zu konsumieren, oder erfolglose Versuche der Kontrolle;
- hoher Zeitaufwand, um die Substanz zu beschaffen, zu konsumieren oder sich von der Wirkung des Konsums zu erholen;
- Aufgabe oder Reduzierung von Aktivitäten zugunsten des Substanzkonsums;
- fortgesetzter Gebrauch, obwohl körperliche oder psychische Probleme bekannt sind;
- starkes Verlangen beziehungsweise der Drang, die Substanz zu konsumieren (*Craving* = Suchtdruck).

Eine sehr vernünftige Neuerung in diesem Diagnosesystem ist die Berücksichtigung des *Schweregrades der Suchtstörung* in der Klassifikation: Das Vorliegen von zwei bis drei Kriterien entspricht einer leichten Abhängigkeit, vier bis fünf Kriterien einer mittelgradigen Störung, und bei mehr als sechs Kriterien liegt eine schwere Suchterkrankung vor.

Wenn man im Kriterienkatalog *Substanzkonsum* durch *Verhaltensausübung* ersetzt, dann entspricht dies auch dem Kriterienkatalog für Verhaltenssüchte.

SUCHT AUS NEUROBIOLOGISCHER SICHT

Um die Wirkung von suchtpotenten Substanzen und auch das Ziel von so manchem süchtigen Verhalten besser zu verstehen, ist es notwendig, einige wichtige Bereiche des menschlichen Körpers und seiner Funktionen zu beschreiben.

YIN & YANG

Die optische Darstellung mit den beiden weiß-schwarzen und schwarz-weißen Strukturen innerhalb eines Kreises, die ineinander übergehen und einander gleichzeitig auch begrenzen, kennt man. Im philosophisch-religiösen Bedeutungskontext des Taoismus ist das Wechselspiel gegensätzlicher Kräfte gemeint: ein Gegensatzpaar als Schlüssel zum Gleichgewicht der Kräfte. »Alles auf der Welt hat einen notwendigen Gegenpol«: Das schwarze Yin als die Energie des weiblichen, für das Weiche, für die Dunkelheit, die Ruhe und das Annehmen. Das weiße Yang steht für die männliche Energie, für die Helligkeit, die Wärme und das Abgeben. Das Yin-Yoga ist eine Form der Konzentration auf die Ruhe und das Innehalten, das Yang-Yoga ist auf die Bewegung fokussiert. Hierbei geht es vor allem um die Erkenntnis, dass das eine ohne das andere nicht existieren kann. Es gibt keine Aktivität ohne Ruhe und genauso keine Gelassenheit ohne Bewegung.

In der modernen westlichen Medizin, auch im heutigen China, findet man dieses duale Prinzip im vegetativen Nervensystem wieder. Dieses *autonome Nervensystem*, ein willentlich nicht steuerbares Geflecht von Nervenzellen, ist allerdings nicht eine mystische

Interpretation des menschlichen Seins, sondern ein real anatomisch existierendes System. Die Dualität besteht in diesem Fall aus dem *Nervus Sympathikus* – er ist für das Jagen (auch das Jagen nach Erfolg), Kämpfen und ebenso das Flüchten, also für Aktivität zuständig – und umgekehrt aus dem *Nervus Parasympathikus* (auch *Vagus* genannt) für das Entspannen, Verarbeiten und Verdauen. Der Nervus Parasympathikus, der zehnte Hirnnerv, entspringt im Hirnstamm, einem relativ weit unten gelegenen Bereich des Gehirns, die Nervenstränge übertragen alle Signale mit dem Botenstoff Acetylcholin.

Der Ursprung des Nervus Sympathikus liegt im Rückenmark, in diesem Fall kommunizieren die Nervenzellen untereinander mit Acetylcholin und letztlich dann in ihren Zielzellen in den verschiedenen Organen mit Noradrenalin. Der Sympathikus ist der Antreiber, der den Organismus auf Touren bringt, körperliche und geistige Leistungen beschleunigen und stärken will. Er lässt das Herz schneller und kräftiger schlagen, erweitert die Atemwege und hemmt die Darmtätigkeit: alles Vorbereitungen auf Jagd, Kampf oder Flucht.

Der Nervus Parasympathikus stärkt die Regeneration, den Aufbau von Reserven und die Beruhigung der Körperfunktionen. Die Verdauung wird aktiviert, er kurbelt auch verschiedene Stoffwechselvorgänge an, und letztlich sorgt er auch für Entspannung.

Der Sympathikus erweitert die Pupillen, der Parasympathikus verengt sie, der Sympathikus macht den Mund trocken, der Parasympathikus fördert den Speichelfluss, am Herzen sorgt der Sympathikus für die Beschleunigung der Herzfrequenz, der Parasympathikus für Verlangsamung. An der Haut verengt der Sympathikus die Blutgefäße, erhöht die Schweißsekretion und verursacht das Aufstellen der Haare bei Gefahr, der Parasympathikus hingegen hat an der Haut keine Wirkung. Bei der männlichen Sexualität ist der Sympathikus für die Ejakulation verantwortlich, der Parasympathikus hingegen für die Erektion. All das verdeutlicht, wie notwendig das Zusammenspiel beider Teile des vegetativen Nervensystems ist.

Es liegt daher auf der Hand, dass alle Substanzen mit Suchtpotenz und auch die substanzunabhängigen Verhaltenssüchte einen Einfluss auf dieses System der Gegenspieler – auf Yin oder Yang – haben. Die meisten übrigens auf Yang.

Eine Stärkung des Sympathikus wird als *sympathikoton* bezeichnet und eine des Parasympathikus als *vagoton*. Aktivierende psychoaktive Substanzen beziehungsweise Drogen müssen eine sympathikotone Wirkung haben, sonst wären sie nicht aktivierend. Umgekehrt ist die Wirkung von entspannenden psychoaktiven Substanzen von einer vagotonen Komponente bestimmt. Davon ausgenommen sind massive Überdosierungen und damit Vergiftungen – hier ist das Muster uneinheitlich. Es kann auch sein, dass die Wirkung einer psychoaktiven Substanz in kleinen Mengen eher antreibend ist, in großen Mengen aber das Gegenteil bewirkt.

Wir leben in einer Zeit, in der aktivierende Substanzen und süchtige Verhaltensweisen, die vom Ausmaß an Zeit und Energie hochgradig aktivierend sind, wesentlich mehr gesucht werden. Es geht um immer mehr, schneller, höher, weiter, und zumindest bei den illegalen Substanzen hat man den Eindruck, dass es auch um immer heftiger und immer ärger geht. Es geht um immer mehr Aktivierung des *Sympathikus* … und das ist ziemlich un*sympathisch*.

AUF DIE SYNAPSE KOMMT ES AN …

Eine Synapse ist ein Ort der Begegnung zwischen dem Ende der einen Nervenzelle und dem Anfang der nächsten. Diese beiden Punkte berühren einander nicht, denn dazwischen ist ein Spalt von etwa zehn bis zwanzig Milliardstel Meter (Nanometer). Auch wenn dieser Raum zwischen den beiden Nervenzellen unglaublich klein ist, muss er doch überbrückt werden, um eine Signalübertragung von einer Zelle zur nächsten zu ermöglichen. Ich beschränke mich hier auf jene Form der Synapsen, von der wir etwa hundert Millionen in unserem Gehirn haben. Dieses extrem verzweigte Kommunikationssystem funktioniert über chemische Substanzen, über Botenstoffe, auch Neurotransmitter genannt. Die Übertragung eines Signals funktioniert bei den chemischen Synapsen nur in eine Richtung – von der

Nervenzelle vor der Synapse, durch den Spalt hindurchschwimmend zur nachgeordneten Nervenzelle.

Es gibt noch einen erklärungsbedürftigen Ablauf beim *Hinüberschwimmen* der Botenstoffe von einer Nervenzelle zur nächsten: In der den Botenstoff schickenden Nervenzelle werden kleine Bläschen gebildet, die an den Rand des Nervenzellfortsatzes driften, sich in den synaptischen Spalt entleeren und so bei der nachgeordneten Nervenzelle ankommen. Und es gibt kleine Pumpen an der Membran der schickenden Nervenzelle, über die ein Teil der Neurotransmitter wieder zurückgeschaufelt wird. Das bremst die *Vorwärtsübertragung* ein wenig. Dennoch kommt es ab einer gewissen Menge an Botenstoff im synaptischen Spalt zu einer Art elektrischen Reizung der nächstfolgenden Nervenzelle, die dann durch diese Nervenzelle hindurchläuft und wieder zur nächsten Verbindungsstelle kommt.

Wie funktioniert nun die Wirkung von psychoaktiven Substanzen? Entweder bremsen sie diese Rücktransportpumpe und erhöhen damit die Botenstoffmenge im synaptischen Spalt, oder sie führen sofort zu einer erhöhten Ausschüttung von solchen Botenstoffen durch Reizung der vorsynaptischen Nervenzelle. Den ersten Mechanismus nennt man Wiederaufnahmehemmung. Dadurch kommt es zur Erhöhung der Botenstoffe im synaptischen Spalt, die ein bisschen Zeit brauchen und erst dann an der nächsten Nervenzelle nach der Synapse eine Antwort auslösen.

Es erscheint mir wichtig zu wissen, dass eine Substanz, die sofort wirkt, sei es beruhigend, dämpfend, aufregend, aktivierend oder auch entspannend, diese Wirkung nur dann so rasch haben kann, wenn sie zu einer sofortigen erhöhten Ausschüttung von einem Botenstoff durch die vorsynaptische Zelle führt. Wenn dieses Geschehen oft wiederholt wird, dann ist auch nachvollziehbar, dass die Reserven und Lager für die Produktion von Botenstoffen ziemlich entleert werden können. Dieser Mechanismus ist ein starkes Momentum bei Suchtentwicklungen und auch bei Entzugserscheinungen. Leere Lager sind leer. Sie sind ausgebrannt, *burned out*.

Natürlich sind Sucht und auch Burn-out ein psychisches Geschehen, aber es ist keines im luftleeren Raum. Es ist ein von neurobiologischen Botenstoffen gesteuerter Vorgang, der im menschlichen Gehirn zu biochemischen Abläufen an Nervenzellen führt. Es findet in diesem Sinne auch etwas *Körperliches* in unserem kompliziertesten Organ, dem Gehirn, statt. Und das, was im Gehirn stattfindet, beeinflusst auch massiv alle möglichen körperlichen Funktionen. Das hat alles noch gar nichts mit Psychosomatik zu tun. Weshalb sollten Gehirn und Körper auch voneinander zu trennen sein? Fraglos sind beide Teil der körperlichen Gesamtheit des Menschen.

Daher sind Menschen, bei denen diese Abläufe aus dem Gleichgewicht gekommen sind oder vielleicht sogar von der Veranlagung her nie ganz im Gleichgewicht waren, weder charakterlich schwach noch moralisch verwerflich, sondern sie sind – zumindest bei ausgeprägter Funktionsstörung – krank. So wie der Diabetiker, bei dem die Wirkung des Insulins im Körper oder auch die Ausschüttung des Insulins aus der Bauchspeicheldrüse nicht funktioniert, eine Krankheit hat, hat sie der Suchtkranke auch.

EIN EWIGER KREISLAUF

Es ist inzwischen bekannt, dass Dopamin eine Art *Hipp-hipp-hurra*-Botenstoff im Gehirn sein kann. Die Ausschüttung von Dopamin kann unter anderem auch durch Suchtmittel herbeigeführt werden: Zwei tiefe Lungenzüge an der Zigarette oder am Joint, ein paar rasche Schlucke Alkohol – und ein mehr oder weniger großer Dopamin-Kick im Gehirn ist die Folge. Damit beginnt ein Kreislauf: Denn nun hat man gelernt, dass der gewünschte Kick über diesen Weg der Dopamin-Ausschüttung zu erreichen ist.

Aber ganz so einfach ist die Sache nicht. Im Gegenteil. Unser Gehirn ist reich an Nervenzellen, und diese sind in längs verlaufenden Bahnen oder in Zellhaufen, auch Kerne genannt, organisiert. Innerhalb einer solchen Nervenzellbahn, aber auch innerhalb der Kerne wie zum Beispiel den Mandelkernen haben bestimmte Überträgerstoffe das Sagen. In einem Geflecht von über sechs Billionen Nervenzellen schaffen Überträgerstoffe die Verbindung von einer Nervenzelle zur nächsten. Und innerhalb einer Nervenzellenbahn ist es ein bestimmter Botenstoff, der hier das Regiment führt.

So wirkt beispielsweise in einer Serotonin-Nervenbahn ausschließlich Serotonin. Ebenso gibt es auch andere Botenstoffe, Transmitter genannt, die in der jeweiligen Nervenbahn wirksam sind – Serotonin-Regelkreise,Dopamin-Regelkreise, Gamma-Amino-Buttersäure (GABA)-Regelkreise, Noradrenalin-Regelkreise, Adrenalin-Regelkreise und auch Interaktionen mit dem sogenannten Endomorphin sowie dem Endocannabinoid-System. In sehr komplexen Interaktionen handeln diese verschiedenen Systeme, die auch den Hauptstützpunkt in verschiedenen Hirnarealen haben, wechselseitig miteinander. Das Gehirn ist also ein extrem vernetztes System, das auch anfällig für Irrtümer, für ungünstige Feedback-Mechanismen und auch für heikle Regelkreise im Sinne der Suchtentwicklung ist.

Einige dieser für Sucht und Belohnungssysteme relevanten Zentren im menschlichen Gehirn stellen entwicklungsgeschichtlich ältere Hirnanteile dar. Diese haben die Eigenheit, nicht immer von unserem Willen, sondern sehr oft von unserem Bauch gesteuert zu sein. Und sie stehen in intensiver Verbindung mit einem Teil unseres Stirnhirns, der dafür zuständig ist, uns zu bremsen – im Sinne von noch einmal darüber nachzudenken, sich zu fragen, ob es dieses Risiko wert ist, etc.

Es gibt kein Zentrum für menschliche Vernunft im Gehirn, aber dieses Areal im Stirnhirn hat ein bisschen etwas davon. Ein Teil dieser Strukturen im Mittelhirn funktioniert über Dopamin, so wie oben beschrieben – also Reiz/Dopamin-Ausstoß –, das Dopamin erreicht die entsprechenden Regelkreise des Vorderhirns.

Aber mindestens genauso wesentlich, wenn nicht sogar noch wesentlicher sind Strukturen, die sehr stark über GABA funktionieren. GABA ist ein Botenstoff, der unsere Aufregung und Unruhe blockiert, also beruhigt. Und ebenso geht es um die Verbindung mit anderen Botenstoffen wie zum Beispiel Serotonin, das uns vor allem Freude bereitet.

Das dritte beteiligte System ist das der Endocannabinoide, das auch in dieser Mittelhirngegend zu Hause ist. Auch dieses hat relaxenden Einfluss und wirkt auf die verschiedenen anderen Hirnbereiche.

Nun hat der Mensch immer den Wunsch, sich wohlzufühlen, zudem hat er auch eine gewisse Neigung zum Wiederholungszwang. Erfreuliche Prozesse, die Lust bereiten, die in der Verdichtung der Lust dann zur Gier werden und mit einem heftigen Drang oder Zwang verbunden sind, nennt man *Craving*.

Das Verlangen nach Belohnung wird im Englischen *reward craving* genannt und hat seine Quelle im dopamin-/opiatgesteuerten System. *Relief craving* bedeutet hingegen Erleichterung innerer Angstgefühle, Entspannung, Wohlgefühl und wird im Wesentlichen über GABA und das Glutamat-System gesteuert. Eine zwanghafte Form der Gier heißt schließlich *obsessive craving* – das ist ein seelischer Prozess, der sehr stark über Serotonin gesteuert wird. Liegt eine dieser drei Formen des Suchtdruckes vor, entspricht das einer Fehlregulation in den genannten Systemen.

Menschliche Individuen haben individuelle Suchttypologien und verschiedene Suchtformen, deren Schwerpunkt in dem einen oder anderen Systemkreislauf liegt. *Craving* – welche der drei Formen auch immer – kann durch verschiedene Medikamente, die zu einer Reduktion des Suchtdruckes führen, günstig beeinflusst werden. Wichtige Voraussetzung ist auch hier das Wissen der behandelnden Ärztinnen und Ärzte. Nur so ist es möglich, aus verschiedenen relevanten und realistischen Überlegungen eine der möglichen Therapieformen anzubieten.

DAS SUCHTGEDÄCHTNIS

Dafür muss man zwei wesentliche Prozesse des menschlichen Seelenlebens erklären: Es ist ein bekanntes Phänomen, dass bei suchtkranken Menschen bereits bei der Vorstellung ihrer süchtigen Aktivität bestimmte Zentren im Gehirn aktiviert werden, was wiederum ein Gefühl der freudigen Erwartung auslöst. Grundsätzlich ist Vorfreude ein zutiefst menschliches Gefühl und nichts Negatives, aber im Suchtkontext ist es hochproblematisch.

In der Suchtpsychologie wird jene Aktivierung als *Wanting* – sich etwas wünschen, etwas begehren, ersehnen – bezeichnet. Im Gegensatz dazu steht das *Liking*, das erfreuliche Hochgefühl bei der realen Ausübung des süchtigen Tuns. Dieses Gefühl findet nicht an der gleichen Hirnlokalisation statt wie das *Wanting*, es sind andere Systeme aktiviert, die zwar eine gewisse Nahbeziehung haben, aber nichtsdestotrotz zwei Pole eines Geschehens darstellen.

Wir alle wissen, dass eine bestimmte ersehnte Handlung in der Fantasie gelegentlich mehr Gefühl auslösen kann als in der realen Ausübung. Beispielsweise ist die Vorfreude auf einen Urlaub oft das Schönste am Urlaub.

Liking ist eine Aktion, die sehr stark vom Dopamin getrieben ist. *Wanting* ist um einiges komplexer und wird vermutlich über das Opioid- und GABA-System ausgelöst. Suchtkranke haben das große Problem, dass ihnen die tatsächliche Ausübung mit der Dauer der Sucht immer weniger Dopamin beschert, das *Wanting* jedoch nicht kleiner, sondern sogar größer wird. Die Folge davon ist eine verstärkte Dosis, um doch ein *Liking* zu verspüren.

Das Suchtgedächtnis ist wesentlich im Wechselspiel von Vorderhirn und den sogenannten Mandelkernen, der Zentrale des gefühlsmäßigen Erinnerns, gespeichert. Es ist die Erinnerung an einen besonderen Reiz.

DER STOFF

Die meisten Menschen geben ihre Laster erst dann zu,
wenn sie ihnen Beschwerden bereiten.
William Somerset Maugham

Am Anfang ein kurzer Selbsttest – der ***CAGE**-Questionnaire*:

- *Haben Sie jemals das Gefühl gehabt, Sie müssten Ihren Alkoholkonsum vermindern? (»**C**ut down«)*
- *Haben andere Personen Sie dadurch geärgert, dass diese Ihr Trinkverhalten kritisiert haben? (»**A**nnoyed«)*
- *Haben Sie sich jemals schlecht oder schuldig wegen Ihres Trinkens gefühlt? (»**G**uilt feelings«)*
- *Brauchen Sie morgens Alkohol, um erst richtig leistungsfähig zu werden? (»**E**ye opener«)*

Bei einer positiven Antwort liegt Alkoholmissbrauch vor, bei zwei positiven Antworten handelt es sich um Alkoholabhängigkeit.

Dieser Test kann für (fast) jede Sucht verwendet werden.

ALKOHOL

Ich war so dumm und arrogant zu glauben,
ich wäre eine harmlose Gelegenheitstrinkerin
und hätte meinen Alkoholkonsum jederzeit im Griff.
Das ist Selbstbetrug, den sich jeder Alkoholiker vorgaukelt.
ELIZABETH TAYLOR

Alkohol. Die mächtigste Droge der Welt heißt das Buch des Journalisten und Winzers Wolfgang P. Schwelle, der sich intensiv mit der Geschichte des Alkoholkonsums beschäftigt hat. Es ist nicht zufällig, dass die Alkoholsucht in den westlichen Industrieländern bei allen WHO-Untersuchungen beim Thema *Krankheitslast* unter den Top Five liegt. Mit steigender Tendenz. Für 2030 wird erwartet, dass Alkoholismus bei Männern an erster Stelle liegt, deutlich vor Diabetes, Tumorerkrankungen und Herz-Kreislauf-Erkrankungen.

Europa liegt im internationalen Alkoholverbrauch und auch in der Herstellung der entsprechenden Alkoholprodukte weltweit an der Spitze. Hier gibt es auch eine lange Tradition in der Geschichte des Alkohols und auch von *Alkoholgeschichten*. Allerdings haben sich durch diverse Einflussfaktoren unterschiedliche Umgangsformen mit Alkohol entwickelt. Oft hat das individuelle Trinkverhalten auch eine starke *geografische* Prägung, die von der jeweiligen Soziokultur bestimmt wird.

Das nordeuropäische Trinkverhalten wird bestimmt von hochprozentigem Alkohol, nur gelegentlich konsumiert, aber dann bis zur völligen Berauschung, wobei der Rausch gesellschaftlich toleriert bis erwünscht wird. Die Trinkepisoden sind kurz, aber extrem heftig. Das Risiko der akut lebensgefährlichen Berauschung ist allerdings bei diesem Trinktypus am höchsten.

Ähnliches sagt die Statistik über den osteuropäischen Trinktypus, dessen Trinkverhalten vielleicht etwas weniger heftig ist als jenes des Nordeuropäers. Dafür sind die Episoden des Trinkens länger. Je weiter im Nordosten, desto ähnlicher ist das Verhalten jenem im Norden.

Den südländischen Trinktypus hingegen kennzeichnet der häufige, oft tägliche Alkoholgebrauch, vor allem abends, allerdings in kleinen Mengen. Alkohol dient hier mehr der Begleitung beim Essen in Gemeinschaft. Getrunken wird Wein und kaum Hochprozentiges. Der Rauschzustand ist gesellschaftlich ganz und gar nicht erwünscht und gilt als peinlich.

In Mitteleuropa, auch in Österreich und Deutschland, kommt es bis zu einem gewissen Grad zur Verschmelzung beider Formen, um die Substanz Bier erweitert. Das kann eine besonders ungünstige Variante ergeben – mit relativ hohen, täglichen Alkoholmengen in Verbindung mit Hochprozentigem. Noch dazu ist der Rauschzustand gesellschaftlich toleriert, wenn nicht sogar zeitweilig erwünscht. Es ist logisch, dass die Gesamtmenge an Alkohol und damit auch der Gesamtschaden bei dieser Variante mit der Zeit ein besonders hohes Ausmaß erreichen kann.

In Europa wird seit Jahrtausenden Alkohol erzeugt und konsumiert. Zum Teil auch, da in dem bereits vor Jahrhunderten relativ dicht besiedelten Europa das Wasser für die meisten Menschen bakteriell verschmutzt und gefährlich war, der nach Reinheitsgebot vergorene Gerstensaft, der vergorene Obst- und Weintraubensaft hingegen nicht. Verschiedene Formen von Alkohol wurden produziert, gehandelt, besungen, idealisiert und vor allem in Mengen getrunken. Allein die Zahl der Trinklieder zeugt davon.

Das alles hat zu einer Anpassung unserer Enzymausstattung in den Verdauungsorganen geführt. Seien es die Lebertransaminasen (viele Alkoholkranke schauen auf ihre Transaminasen-Werte, vor allem die GGT, wie Diabetiker auf ihren Zuckerwert) oder die den Alkohol abbauenden Verdauungsenzyme in der Leber und im Magen. Der Körper hat sich auf Alkohol eingestellt. Der Europäer ist daher diesbezüglich anders ausgestattet als beispielsweise die Asiaten oder gar die indigenen Völker, die Alkohol fast schutzlos ausgeliefert sind.

Vielleicht gibt es sogar im Bereich unserer Blut-Hirn-Schranke und ihrer Permeabilität, also Durchlässigkeit, für Alkohol signifikante Unterschiede. Letztlich sind diese Entwicklungen auch via Soziokultur, Genetik und Epigenetik in uns gespeichert – daher auch die hohe genetische Beteiligung bei der Alkoholsucht und ebenso das unterschiedliche Verhalten im Umgang damit. In Europa sind die Unterschiede im Alkoholkonsumverhalten (und auch in der Trinkmenge) jedenfalls eklatant, was auch unterschiedliche Strategien im Umgang damit notwendig macht.

Österreich ist ein Land mit hohem Alkoholverbrauch – mit hohem Alkoholspiegel. Mit rund zwölf Litern reinem Alkohol pro Kopf und Jahr liegt es laut aktueller OECD-Statistik noch hinter Deutschland, aber jedenfalls unter den ersten zehn. Einschränkend muss allerdings festgestellt werden, dass nicht alle Länder miteinander zu vergleichen sind. Wenn beispielsweise in Russland jede Menge gepanschter Billigwodka im Umlauf ist, dann scheint er in keiner Statistik auf. Ähnliches dürfte für andere Oststaaten gelten. In Österreich gibt es seit vielen Jahren einen kontinuierlichen leichten Rückgang beim Alkoholkonsum, in vielen anderen Ländern allerdings einen stärkeren.

Das alles bedeutet nicht, dass jeder Mensch, der Alkohol trinkt, suchtkrank wäre. Auch in Österreich nicht. Rund vier Prozent der Erwachsenen sind definitiv alkoholsüchtig, und zirka zehn Prozent der Erwachsenen konsumieren gesundheitsgefährdend viel Alkohol. 15 bis 30 Prozent der Gesamtbevölkerung gelten als alkoholgefährdet. Wenn man bedenkt, dass etwa vierzig Prozent der Bevölkerung Österreichs überhaupt keinen oder ganz wenig Alkohol konsumieren, dann ergibt das, dass siebzig Prozent des Alkohols von 17 Prozent der Bevölkerung getrunken werden. Das ist auch in Deutschland ähnlich – und in beiden Fällen nicht unbedenklich.

Dazu kommt, dass viele Alkoholsuchtkranke gleichzeitig auch von anderen Süchten gezeichnet sind. Durch den verstärkten Gebrauch von Alkohol wird anderes süchtiges Verhalten wie Spielsucht, Internetsucht, aber auch Tablettensucht, Nikotin-Sucht und Drogensucht zusätzlich gefördert. Und natürlich ist es so, dass die unterschiedlichen sozialen Traditionen Auswirkungen auf das Konsumverhalten, auch imn Hinblick auf Rauschmitteln, haben und dass dies wiederum entscheidend Umgangsformen und Verhaltensweisen prägt.

Die erlernten Verhaltensweisen und Umgangsformen mit Alkohol können bei Auslandsreisen oft drastische Folgen haben, wie dieses Beispiel zeigt:

Es war in der Schweiz, im Basler Kantonsspital. Ich habe dort als Medizinstudent unter anderem auch in der Intensivstation gearbeitet. Diese Abteilung wurde von einem international sehr angesehenen Mediziner geleitet, und so gab es oft Besuch von internationalen Ärzten. Eines Nachmittags brachte er zwei schwedische Kollegen zur Visite mit. Gleich nach der Ankunft am Flughafen trafen sie im Krankenhaus ein. Beide Mitte dreißig, interessiert und tüchtig. Auch ihr medizinisches Englisch war hervorragend. Um zirka 17 Uhr verließen sie die Intensivstation und wollten gleich am nächsten Morgen wieder mit dabei sein. Wir staunten nicht wenig, als die beiden – kaum sechs Stunden später – mit der Rettung ins Krankenhaus gebracht wurden: mit schwerster Alkoholvergiftung, komatös und beatmungsbedürftig.

Beide hatten um die vier Promille. Schweden war damals noch alkoholrestriktiver als heute, diese schwedischen Ärzte hatten keine Ahnung gehabt, wie sie mit Unmengen Bier und Basler »Pflümli« (Zwetschgenschnaps) hätten umgehen sollen. Sie hatten keine Verhaltensregel für solche »Angebote«. Italienische Kollegen wären unter Garantie nicht in so eine Verfassung geraten. Sie hätten zuerst einmal ein gutes italienisches Restaurant in Basel gesucht und dann zum Essen ein, zwei Gläser Rotwein getrunken, eine große Flasche Wasser und danach eventuell noch einen Grappa zur Verdauung. Basta.

Die Frage »Wie viel ist zu viel?« lässt sich aber nicht so einfach beantworten. Denn es gibt dafür keine *One-fits-all*-Antwort. Nach Ansicht der verschiedenen Abstinenzbewegungen, die ihre Blütezeit im ausgehenden 19. und beginnenden 20. Jahrhundert hatten, ist die Antwort eine einfache: Jeder Tropfen Alkohol ist zu viel.

Und es gibt auch nicht wenige Menschen, die grundsätzlich überhaupt keinen Alkohol trinken und trotzdem nicht Mitglieder einer Abstinenzbewegung sind. Grundsätzlich haben diese Menschen auch in einem gewissen Ausmaß recht, denn an und für sich ist Alkohol ein Zellgift. Und es gibt nicht wirklich eine gesunde Menge davon.

Aber ganz so einfach ist die Sache nicht, da eine solche Haltung schlichtweg nicht der überwiegend gelebten Realität in unseren Breiten entspricht. Alkohol ist ein Teil unserer Kultur, auch ein Teil unseres Wirtschaftsgeschehens.

Abseits aller Relativierungen kann man aber sagen, dass das *schwedische Modell* akut gesundheitsgefährdend ist und das *italienische Modell* nicht gesundheitsgefährdend ist und schon gar nicht Sucht vermuten lässt.

TRINKEN SIE ALKOHOL?

Es gibt nicht wenige Patienten um die sechzig Jahre und darüber, die im Zuge einer Aufnahme zu einer Operation auf die Frage »Trinken Sie Alkohol?« gelassen mit »Nein« antworten und auf die ergänzende Frage »Und wie viel Bier pro Tag?« ebenso selbstverständlich mit »Drei bis vier« antworten.

Bei dem weiterführenden Gespräch erklären sie dann, dass sie kaum je Wein trinken und Schnaps höchstens dreimal pro Jahr. Schließlich sei Bier doch kein Alkohol. Vier große Bier pro Tag sind achtzig Gramm reiner Alkohol und alles über sechzig Gramm pro Tag ist auch bei Männern ein sogenannter *HDD = Hard Drinking Day* und definitiv gesundheitsschädigend. Sogar wenn diese Menge *nur* dreimal pro Woche getrunken wird. Bei Frauen gilt der HDD ab vierzig Gramm reinen Alkohols. Das entspricht ungefähr einer halben Flasche Prosecco.

Wenn ich diese Daten und Messgrößen vortrage, beginnen die meisten Menschen zu rechnen. Im Folgenden eine kleine Umrechnungstabelle (Menge mal Alkoholgehalt mal 0,8 = reiner Alkoholgehalt):

1 großes Bier (0,5) = ca. 20 g
1 Seidel Bier (0,33) = ca. 14 g
1 großes Glas Wein (0,25) = ca. 25 g
1 kleines Glas Wein (0,125) = ca. 12,5 g
1 großes Glas Prosecco (0,2) = ca. 20 g
½ Flasche Prosecco (0,375) = 33 g
1 kleiner Whisky (0,05) = ca. 16 g
1 großer Whisky (0,1) = ca. 32 g

In der angloamerikanischen Literatur wird nach *Drinks* gerechnet, dabei enthält ein Drink 14 Gramm Alkohol. Als unbedenklich gilt die Menge von maximal ein bis zwei täglichen Drinks für Männer und maximal einem Drink für Frauen.

Gemessen wird Alkoholisierung zum einen durch den Alkoholgehalt der Ausatemluft, zum anderen durch den (genaueren) Blutalkoholspiegel. Das Verhältnis beider zueinander ist 1:2, also 0,3 Promille in der Atemluft entspricht 0,6 Promille Blutalkoholspiegel.

Die Umrechnung, welche Alkoholmenge welchen Alkoholspiegel in welchem Zeitverlauf zur Folge hat, ist von vielen Variablen abhängig. Grob gerechnet, kann man sagen, dass bei einem erwachsenen gesunden Mann von zirka achtzig Kilogramm und mittleren Alters der Konsum von einem großen und einem kleinen Bier gerade noch bei 0,5 Promille liegt, wenn nicht *ex*, sondern über eine Zeitstrecke hinweg getrunken wird.

Bei einer erwachsenen, gesunden Frau mittleren Alters mit sechzig Kilogramm wird es nach zwei Prosecco mit je 0,2 l über 0,5 Promille sein.

Die Abbaurate des Alkohols ist bei Frauen etwa 0,1 Promille pro Stunde, bei Männern etwa 0,15.

Die Grenze von 0,5 Promille hat erhebliche rechtliche Konsequenzen, wobei für diverse Führerscheingruppen eine Grenze von

0,1 gilt. Hier hat sich viel verändert, die Grenze zur *Ordnungswidrigkeit* war in (West-)Deutschland ab 1953 mit 1,5 Promille (!) gesetzlich geregelt, ab 1973 wurde sie auf 0,8 und 2001 auf 0,5 gesenkt. Und das ist gut so.

In Österreich gab es bis in die späten 1950er-Jahre kein Limit, dafür bereits ab 1961 die 0,8- und ab 1998 die 0,5-Promille-Grenze. Spätestens bei 0,5 Promille (eher früher) kommt es zur Verlangsamung von Reflexen und einer Abnahme der Kontrolle über bestimmte Verhaltensweisen. Bei einem Promille ist das bereits massiv, spätestens ab 1,5 wird gelallt, das Schwanken (beides als Ausdruck der Kleinhirnvergiftung) ist bei zwei Promille unvermeidbar, und so geht es weiter in Bereiche von über drei Promille, bei denen es bereits akute lebensgefährliche Probleme gibt, ab vier Promille versagt die Atmung und die Menschen ersticken zumeist. Häufig an dem, was sie vorher halb narkotisiert erbrochen haben.

Alkohol ist ein Suchtmittel, das in unserer Kultur als Genussmittel und auch als soziales Verbindungsmittel, sprich soziales Ritual, oft verharmlost wird, sodass der Übergang vom unproblematischen Gebrauch über den schädlichen Gebrauch bis hin zur Abhängigkeit und Sucht manchmal sehr schwierig zu bestimmen ist. Daher, um den eigenen Alkoholkonsum oder den anderer vertrauter Menschen kritisch zu hinterfragen: Wenn jemand länger – und möglicherweise sogar angestrengt – auf die Frage, wann zum letzten Mal ein Tag gewesen sei, an dem er keinen Alkohol getrunken habe, nachdenken muss, dann stimmt etwas nicht an seiner Genussgeschichte.

Es ist meistens schon eher von schädlicher Verwendung auszugehen. Wer jetzt die Geschichte von jenen alten Menschen erzählen will, die fünfzig Jahren lang jeden Abend nur ein Achtel Rotwein getrunken haben und nie krank geworden sind, dem sei gesagt: Ja, es gibt wirklich einige wenige, die täglich Alkohol konsumieren und nie mehr als ein Achtel Wein trinken. Ich habe allerdings noch nicht viele kennengelernt …

Die meisten täglich Alkohol trinkenden Menschen verlieren die Kontrolle über die geplante Menge von beispielsweise einem Achtel

Wein (oder auch mehr) immer wieder, und es stört auch viele – zumindest wenn sie selbstkritisch über sich nachdenken. Selbstverständlich ist eine bestimmte Dosis wie zum Beispiel ein halber Liter Wein etwas, das sowohl für die Leber als auch das Gehirn einer fünfzig Kilogramm leichten zwanzigjährigen Frau eine andere Bedeutung hat als für einen 110 Kilo schweren vierzigjährigen Mann.

Die Belastung für den Organismus der zwanzigjährigen zierlichen Frau ist doppelt so hoch wie für den vierzigjährigen Mann mit seinem stattlichen Gewicht. Aber eines gilt auch für den Mann: Es ist keine unproblematische Dosis, schon gar nicht, wenn sie über längere Zeiträume täglich konsumiert wird. Für eine zwanzigjährige Frau mit fünfzig Kilogramm im gebärfähigen Alter wäre diese tägliche Dosis trotzdem noch eine deutlich höhere gesundheitliche Belastung.

ALKOHOLKRANKHEIT BEI MÄNNERN

Man sollte niemals zu früh mit Alkohol oder Drogen beginnen, wie dieses Beispiel zeigt:

Ronald P. wuchs in sicheren Verhältnissen einer kleinbürgerlichen Familie auf. Als Einzelkind und braven Buben liebten ihn alle. Er hatte einen Onkel, der sich in jungen Jahren zu Tode getrunken hatte.

Der kleine Ronald hatte im Vor- und Volksschulalter immer wieder Lungenentzündungen, und die üblichen Kinderkrankheiten verliefen bei ihm besonders schwer. Obwohl seine Eltern nicht alkoholkrank waren (oder vielleicht auch deshalb), bekam er immer dann, wenn er schwach und etwas abgemagert war, bereits im Vorschulalter, Weinchaudeau, um den Appetit anzuregen und um ihn generell zu stärken. Das war vor fünfzig Jahren gar nicht so ungewöhnlich …

Bereits im Alter von vierzehn Jahren trank Ronald regelmäßig kleine Mengen Alkohol, es wurde ihm zu Hause nicht verwehrt. Mit sechzehn Jahren trank er nicht mehr nur daheim und auch bereits deutlich mehr. Beim Bundesheer, mit achtzehn, trank er täglich und vertrug bereits viel, ohne dass ihm am nächsten Tag besonders übel war. Und wenn, dann half ein »Reparaturseidel«. Mit zwanzig war er in geselligen Runden sehr unterhaltsam, witzig, charmant und trank alle anderen unter den Tisch.

Es folgte der erste Führerscheinentzug, die erste Kündigung – trotz guter Ausbildung –, der Umstieg von Bier auf Wein, von Wein auf Schnaps, und schlussendlich trank er vor allem Wodka. Als er dann bei einer Flasche Wodka pro Tag, mindestens sechs Bier und einem Liter Wein angelangt war, bekam er die erste Bauchspeicheldrüsenentzündung, zwei weitere sollten noch folgen. Der soziale Abstieg war nicht mehr aufzuhalten. Obwohl er seine Eltern bestohlen hatte, um an Alkohol zu kommen, ließen sie ihn nicht fallen. Die dritte und schwerste Bauchspeicheldrüsenentzündung folgte bereits im Alter von dreißig Jahren.

Der Behandlungsbeginn bei dieser lebensgefährlichen Erkrankung war auf der Intensivstation, er brauchte einige Wochen auf einer internistischen Station zur weiteren Behandlung, um überhaupt wieder nach Hause gehen zu können. In diesen insgesamt vier Wochen kam es natürlich gleichzeitig zu einem heftigen Alkoholentzug, der allerdings dann abgeschlossen war. Er trennte sich von seiner langjährigen Freundin, die er vor allem deshalb nicht verlassen hatte, weil sie die Einzige war, die ihn noch ertragen hatte. Überraschenderweise blieb er abstinent und fand auch einen neuen Job. Vor diesem einschneidenden Erlebnis der fast tödlichen Bauchspeicheldrüsenentzündung hat es einige psychiatrisch-psychologische Behandlungen gegeben. Nach der Spitalsentlassung benötigte er keine Behandlungen mehr.

Das alles ist über zwanzig Jahre her, Ronald ist immer noch abstinent und hat eine Partnerin gefunden. Er selbst bezeichnet seine absolute Abstinenz als alternativlos und genießt sein alkoholfreies Leben in vollen Zügen.

Auf die Frage, was zu dieser Verhaltensänderung geführt habe, meint er heute: »Nach einer Woche Intensivstation und den Wochen im Krankenhaus habe ich verstanden, dass es um Leben oder Tod geht. Und ich will leben!«

Delirium tremens ist die Maximalvariante eines Alkoholentzugssyndroms. Zusätzlich zu den körperlichen Entzugserscheinungen wie massivem Zittern (vor allem, aber nicht nur der Hände), heftigem Schwitzen, rasendem Puls und entgleistem Blutdruck läuft auch das Gehirn aus dem Ruder. Die Betroffenen verlieren die Orientierung über Zeit und Ort, verkennen Situationen, sind angstgetrieben und beginnen zu halluzinieren. In aller Regel sind es optische Halluzinationen, aber auch andere Sinnestäuschungen kommen vor, wie dieses Beispiel zeigt:

»Der Krampus schießt auf uns, und sogar der Nikolo!« Das waren die angsterfüllten Worte, die mir ein 45-jähriger Mann im Rahmen eines Delirium tremens entgegenrief. Seine Lebensgefährtin hatte ihn in eine psychiatrische Ambulanz gezerrt. Ich war mit ihnen allein (was üblicherweise nicht so sein sollte).

Die Hände von Josef M. zitterten, er schwitzte, war im Gesicht hochrot und in einer sehr angespannten seelischen Verfassung. Er konsumierte – seit er mit achtzehn Jahren beim Bundesheer gewesen war – seine tägliche Alkoholdosis. Während der letzten Jahre waren es eine halbe Flasche Cognac, mehrere Bier und eine Flasche Wein. Seine Frau erzählte, dass er wegen einer Lungenentzündung seit einer Woche zu Hause war, ursprünglich hatte er auch Fieber gehabt, und da er Antibiotika einnehmen musste, hatten sie beschlossen, dass er einige Tage ausschließlich Tee ohne Cognac trinken solle. Seit vorgestern hatte er zwar kein Fieber mehr, wusste aber nicht mehr genau, wo er war, und sah alles Mögliche, was nicht da war. Außerdem war er von panischen Ängsten geplagt.

Josef M. beteiligte sich an diesem Gespräch kaum, er blickte dauernd auf die Häuser gegenüber. Es war Ende November und um sechs Uhr abends stockfinster, bis auf die Lichter in den gegenüberliegenden Häusern. Ein etwas rötliches Licht und ein sehr helles, weißes Licht hatten es ihm besonders angetan. Dann kam dieser Satz, in höchster ängstlicher Erregung: »Der Krampus und der Nikolo. Beide schießen auf mich, was man ja an den Mündungsfeuern der Gewehre sehen kann.«

Da er sich auch um uns Sorgen machte, mussten wir alle drei in Deckung gehen. Unter Beibehaltung dieser Deckung lief ich dann mit ihm in das Medikamentenzimmer. Dort waren keine Fenster, damit war es für ihn ein Ort der Sicherheit. Mit einer kleinen List ließ er sich schließlich den Blutdruck messen, der tatsächlich sehr hoch war. Die Portion Beruhigungsmittel, die ich ihm verabreichte, hätte eine ganze Fußballmannschaft in Tiefschlaf versetzt …

Es war ein schweres Delirium tremens. Vier Wochen später war er wieder zu Hause. Völlig fit bedankte er sich herzlich und war zumindest damals abstinent. Die weitere Behandlung wollte er beim Hausarzt absolvieren.

Sechzig Jahre früher wäre er vermutlich verstorben, das schwere Alkoholdelir war eine oft tödliche Erkrankung. Auch heute noch sterben zwanzig Prozent unbehandelt und sogar ein bis zwei Prozent der behandelten Patienten. Es gab viele Menschen mit ähnlicher Symptomatik, die ich im Laufe der Jahrzehnte kennengelernt habe. Den Krampus und den Nikolo hat ausschließlich Josef M. im Delirium halluziniert. Weiße Mäuse hat übrigens kein Einziger gesehen, den ich je behandelt habe.

ALKOHOLKRANKHEIT BEI FRAUEN

Alkoholkranke Männer sind zweifellos stigmatisiert und einer Reihe von Vorurteilen ausgesetzt. Bei alkoholkranken Frauen kommt die gesellschaftliche Ächtung in einem höheren Ausmaß als bei Männern dazu. Und allein das ist ein krankheitsverstärkender Faktor.

Die Chancen auf Genesung (und durchaus in einigen Fällen auch auf Heilung) sind mindestens genauso intakt wie bei Männern, allerdings gibt es einige komplizierende Faktoren: Zumindest in der zweiten Hälfte des 20. Jahrhunderts – und teilweise auch noch heute – ist die Dynamik der Alkoholsuchterkrankung bei Frauen im Lebensverlauf eine andere als bei Männern, da Frauen ganz einfach wesentlich später manifest erkranken.

Es ist selten, dass ein 45-jähriger Mann innerhalb weniger Jahre plötzlich zum Alkoholiker wird, meist war er das schon früher. Hingegen ist es bei Frauen nicht selten, dass im fünften Lebensjahrzehnt aus einer bis dahin entweder nicht vorhandenen oder kompensierten Alkoholsuchterkrankung eine rapide und heftig verlaufende massive Krankheit wird. Die psychosoziale Ebene bringt es mit sich, dass Frauen im Leben vor der Sucht schon einiges erreicht haben, beispielsweise über einen guten Job, Familie und ein befreundetes soziales Umfeld verfügen. Wer viel erreicht hat, kann auch viel verlieren, und bei einer ausgeprägten Alkoholerkrankung droht der Verlust aller dieser psychischen und sozialen Stabilisatoren. Männer lassen sich scheiden, die gemeinsamen Freunde verlassen diese Frauen, die Kinder wenden sich ab, der Job wackelt, das soziale Umfeld macht einen weiten Bogen um sie, und sogar gute Freundinnen winken ab. Die damit verbundenen gravierenden Verluste sind ein stark depressionsfördernder oder -auslösender Faktor, und die sich psychodynamisch entwickelnde Depression ist ein Verstärker hohen Ausmaßes für die Alkoholsuchterkrankungen.

All diese Faktoren müssen der Umgebung bewusst sein, jedenfalls den Behandlern und Therapeuten, die diesen Frauen helfen wollen. Abgesehen davon *verträgt* die weibliche Leber weniger Alkohol, vor allem in jüngeren Jahren. Der Grund dafür ist nicht eine dem weiblichen Geschlecht zuzuschreibende Leberschwäche, sondern eine Hormonstärke. Konkret haben Frauen im gebärfähigen Alter einen wesentlich höheren Hormonspiegel (an weiblichen Hormonen) als Männer (an männlichen Hormonen). Biochemisch müssen diese Hormone abgebaut werden – und zwar in der Leber. Die weibliche Leber ist daher sehr stark mit den weiblichen Hormonen beziehungsweise deren Abbau beschäftigt, sodass nicht allzu viel Energie für den Alkoholabbau übrigbleibt. Der Alkoholspiegel und seine Giftigkeit sind zum einen davon geprägt, was jemand zu sich nimmt, zum anderen aber auch davon, in welcher Geschwindigkeit dieser Alkohol dem Körper zugeführt und ebenso wieder abgebaut werden kann.

BESSER SPÄT ALS NIE ...

Hermine F. kam im Alter von 62 Jahren erstmals in psychiatrische Behandlung. Bis zu diesem Zeitpunkt hatte sie beinahe zwanzig Jahre in einer Kombination aus Alkohol- und Tablettensucht gelebt. Sie hatte bis Anfang vierzig weder regelmäßig Alkohol getrunken noch häufig Schmerztabletten genommen.

Doch dann beschlossen sie und ihr Mann, sich selbstständig zu machen, sie eröffnete ein kleines Café-Restaurant. Anfangs lief das Lokal hervorragend, doch mit der Zeit wurde es schwieriger: Der Pachtzins wurde erhöht, der Umsatz ging deutlich zurück. Sowohl Hermine als auch ihr Mann hatten so viel Energie und Zeit in ihr Lokal gesteckt, dass es ihnen emotional nicht möglich war, rechtzeitig auszusteigen. Das war der Zeitpunkt, an dem Hermine immer häufiger unter Kopfschmerzen litt und dadurch regelmäßig Kopfschmerztabletten einnahm. Schließlich begann sie, vormittags mit treuen Stammgästen Prosecco zu trinken. Schlussendlich nahm sie täglich sechs bis acht Schmerztabletten und trank über den Tag verteilt eine Flasche Prosecco und »ein paar« weiße Spritzer. Alles in allem waren es umgerechnet hundert Gramm reiner Alkohol täglich.

Es folgten der Konkurs und sozial sowie existenziell schwierige Zeiten. Mit 61 Jahren ereilte sie dann die Diagnose: Leberzirrhose. Nach langem Zureden konnte Hermine F. von einer Therapie überzeugt werden. So kam sie zu mir, und wir thematisierten erstmals ihre Suchterkrankung. Es brauchte vier Termine, bis für Hermine klar war, dass auch die Reduktion auf »nur« eine halbe Flasche Prosecco pro Woche immer noch bedeutete, dass sie aktiv alkoholabhängig war. Sie begann zu verstehen, dass ihr nur der absolute Stopp des Alkohols und der Schmerztabletten die Chance auf ein Weiterleben mit der Leberzirrhose ermöglichte. Heute hilft ihr eine antidepressive Medikation auf diesem Weg.

Mittlerweile ist Hermine 66 Jahre alt, die Leberzirrhose ist nicht weiter fortgeschritten, sie geht regelmäßig zu internistischen Kontrollen, und auf die Frage, wie sie jetzt zu ihrer Abstinenz stehe, meint sie: »Besser spät als nie.«

Nicht immer sind bei den Betroffenen derartige Verhaltensänderungen möglich, so geht es manchmal mehr um die Begrenzung des Übels als um eine grundsätzliche Lösung im Sinne einer Abstinenz. Wichtig ist vor allem, den Kontakt nicht zu verlieren und die Patienten nicht *aufzugeben*. Es geht um die Verbesserung der Gesundheit oder um eine geringere Verschlechterung. Mit anderen Worten um eine Verringerung des Übels – im Englischen spricht man von *harm reduction*, und das ist ein zentrales Konzept moderner Suchtbehandlung.

Sylvia O. wuchs in wohlhabenden, aber sozial sehr schwierigen und lieblosen familiären Verhältnissen auf. Die Eltern stritten ständig, der Vater hatte Freundinnen, und die Mutter war vor allem mit sich selbst beschäftigt.

In der Schule war sie gut. Als sie sechzehn Jahre alt war, betrank sie sich bei einer Party erstmals. An diesem Abend rauchte sie auch die ersten Zigaretten und blieb für den Rest ihres Lebens Raucherin. Es wurden zwanzig bis fünfzig Zigaretten pro Tag.

Als 21-jährige Studentin verliebte sie sich in einen deutlich älteren, verheirateten Mann. Er war Whiskytrinker und trank auch gerne und häufig teure Weine. Sylvia O. gewöhnte sich an regelmäßigen Alkoholkonsum und erhöhte die tägliche Dosis sukzessive.

In Behandlung kam sie erstmals zwanzig Jahre später. Wie die meisten kam sie nicht freiwillig und war uneinsichtig, was ihre Krankheit betraf. Es war ein ambulanter Behandlungsbeginn, einer stationären Behandlung zum Entzug hätte sie damals nicht zugestimmt. Zum Alkohol war längst Kokain dazugekommen, das gab sie freimütig zu. Die Alkoholdosis hatte sich erhöht: eine halbe bis eine ganze Flasche Whisky, zumindest zwei Flaschen Wein und »gegen den Durst« etwa drei Flaschen Bier, und zwar täglich. Das sind 500 Gramm reiner Alkohol. Dazu kamen jeden Tag vierzig bis fünfzig starke Zigaretten.

Stürze mit Verletzungen sowie Magen- und Darmbeschwerden waren die Folge. Erstaunlicherweise war sie beruflich weiterhin als selbstständige Geschäftsfrau tätig. Doch es wurde ihr mehr und mehr klar, dass sie so nicht weitermachen konnte.

Es folgten viele ambulante Behandlungen, mehrere Krankenhausaufenthalte in psychiatrischen Abteilungen, aber weder war sie in der Lage, noch war sie gewillt, mit dem Alkohol aufzuhören. Dasselbe galt auch für Kokain, wobei sie unter Kokaineinfluss wesentlich mehr Alkohol konsumierte – und umgekehrt.

Dennoch war eine gewisse Stabilisierung erkennbar, sie schlief wieder besser, war gepflegter und ihr Gesamtverhalten wurde ausgeglichener. Aber selbst während ihrer Spitalsaufenthalte trank sie heimlich Alkohol – und wurde nie dabei ertappt. Während der einzigen 28 Tage, in denen Sylvia O. ohne Alkohol auskam, befand sie sich in der Betty-Ford-Klinik in den USA. Sie hielt vier Wochen durch. Bereits am Weg zum Flughafen begann sie wieder zu trinken. Sie reduzierte die tägliche Alkoholmenge auf ein bis zwei Flaschen Wein und ein bis zwei Flaschen Bier. Mit Whisky und Kokain hatte sie aufgehört und den Nikotinkonsum auf maximal zwei Schachteln Zigaretten begrenzt. Mehr schaffte sie nicht.

Fünfzigjährig hatte Sylvia O. über zwanzig Jahre ihres Lebens mit einer schweren Erkrankung hinter sich. Ihr Job und ihre Beziehung hatten gehalten, die suizidalen und depressiven Zustände ihrer Jugend hatte sie überlebt. Selbstverständlich waren neben allen Gesprächen und Therapien viele medikamentöse Behandlungen notwendig und auch hilfreich – sie hatte keinerlei Probleme durch Nebenwirkungen.

Mit 52 Jahren erhielt sie die Diagnose Lungenkrebs, die sie mit großer Gelassenheit ertrug. Trotz Operation und diversen Therapien trank und rauchte sie weiter, wenngleich auch in geringerem Ausmaß. Sie starb fünf Jahre später, hatte keine Leberzirrhose, aber der Lungenkrebs war nach vier Jahren wiedergekehrt.

Die für alkoholkranke Frauen etwas untypische Krankheitsgeschichte von Sylvia O. bietet Raum für diverse Interpretationen und Fragen: Wäre eine Psychotherapie in sehr jungen Jahren eine Möglichkeit gewesen, um diese Entwicklungen zu verhindern? Meine Antwort ist: Ja, wenn sie diese Möglichkeit angenommen hätte. Aber ganz sicher ist es nicht.

Wäre der Suchterkrankungsverlauf besser gewesen, wenn sie länger in der Betty-Ford-Klinik durchgehalten hätte? Das kann durchaus sein. Hätte eine noch umfassendere medikamentöse Behandlung bei diesem stationären Entzug sowohl das Alkohol- als auch das Nikotin-*Craving* so weit reduzieren können, dass sie zu einem weit längeren Therapieaufenthalt in der Lage gewesen wäre? Möglicherweise, wobei sie alle gängigen *Anticraving*-Substanzen erhalten hatte.

Fest steht, dass die Suchterkrankungen bei Sylvia O. bei Therapiebeginn bereits weit fortgeschritten waren und ihr trotzdem fünfzehn Jahre nicht nur das Überleben, sondern auch ein (halbwegs) normales Leben möglich war. Ohne Lungenkrebs wären es noch mehr Jahre gewesen. Und bei Lungenkrebs wären fünfzehn Jahre eindeutig als ein Erfolg zu werten gewesen.

VOM COCKTAIL-GIRL ZUR VERFECHTERIN DER ABSTINENZ

Manchmal klingt die deutsche Übersetzung einer englischen Redewendung etwas holprig, so auch in diesem Fall. Es ist eine neue Kombination alter Wörter und bedeutet einen neuen, alten Trend: »Neugierig auf das, was das Leben ohne Alkohol zu bieten hat.« Eine für viele – und nicht nur süchtige – Menschen nicht leicht vorstellbare Lebensform.

Eine wichtige Protagonistin, wenn nicht vielleicht sogar die Erfinderin dieses Trends, heißt Ruby Warrington. Sie hat darüber ein sehr interessantes Buch mit dem Titel *Sober Curious* geschrieben. Darin beschreibt sie einen Lebensalltag, der nicht nur in Großbritannien für junge Frauen aus besseren Kreisen üblich ist und durchaus dem Klischee moderner, emanzipierter und erfolgreicher Frauen entspricht. Dazu gehört, dass die jungen Damen oft und gerne viel Alkohol trinken – eigentlich bei (fast) jeder Gelegenheit: beim *After-*

Work-Drink, beim *Socializing* generell, auf Partys und bei Einladungen sowieso. Nicht nur abends, sondern auch beim Sonntagsbrunch oder einem kleinen *Secco-Frühstück*, wenn es im Büro etwas zu feiern gibt, während der Woche abends gemütlich im Kreise der Familie vor dem Fernseher und am Wochenende beim *Saturday-Night-Fever* in der Disco, vor dem Kino, nach dem Kino oder auch beim *Late-Night-Dinner*.

Ruby Warrington erklärt in einem Interview für die *Zeit Campus Online*, wie ihr das in einer verantwortungsvollen Position bei *The Sunday Times*, ihrem Traumjob, zu viel wurde. Sie schlitterte in Panikattacken und wachte nachts ständig mit Herzrasen auf. Sie kam in eine Angstspirale, und rückblickend ist sie der Meinung, dass Alkohol das alles noch zehnmal schlimmer gemacht hatte. Irgendwann besuchte sie ein Yoga-Seminar und trank dort ein Wochenende lang keinen Alkohol – das erste alkoholfreie Wochenende seit Jahren!

Sie hatte keine Entzugserscheinungen, sondern im Gegenteil, sie fühlte sich wohler, war ruhiger, gelassener und begann danach, ihren Alkoholkonsum zu hinterfragen. Und merkte an, dass selbst dann, wenn man nur mäßig trank, der Einfluss von Alkohol auf den Schlaf und den eigenen Energielevel sehr groß war.

Ihre Rangordnung jener Dinge, die, seitdem sie keinen Alkohol mehr trank, besser wurden, lautet: Erstens – der Schlaf, zweitens – die zwischenmenschlichen Beziehungen, drittens – das Selbstbewusstsein, viertens – die Verdauung. Was das Selbstbewusstsein betrifft, meint sie, dass wir oft Alkohol trinken, um selbstbewusster aufzutreten. Doch das Gegenteil ist das Ergebnis.

In einem Interview plädiert Ruby Warrington für Abstinenz und nicht für gemäßigten Alkoholkonsum. An den moderaten Alkoholkonsum wie zum Beispiel am Wochenende ein, zwei Gläser und nicht mehr glaubt sie schlichtweg nicht. Zumindest nicht in ihrem Umfeld mit vielen jungen Menschen zwischen zwanzig und vierzig. Sie löst damit die Verknüpfung von Alkohol und Party auf, heute geht sie dorthin, um Musik zu hören und um zu tanzen.

Ruby Warrington, die sich selbst vom *Cocktail-Girl* zur Verfechterin der Abstinenz entwickelt hat, hat heute großen Respekt vor Menschen, die stark abhängig sind – was sie selbst offensichtlich nicht war – und versteht, dass Abhängigkeit ein breites Spektrum von unterschiedlicher Intensität und Art haben kann. Jemandem, der gerade damit beginnt, seinen Alkoholkonsum zu hinterfragen, rät sie: *»Fang mit hundert Tagen Abstinenz an. In diesem Zeitrahmen wird man für gewöhnlich mit ein paar schwierigen Situationen konfrontiert wie zum Beispiel einer Hochzeit, wo man normalerweise sagen würde: Ach, heute kann ich ja mal etwas trinken. Nein, du wirst nicht trinken, nur weil es eine Hochzeit ist! Du wirst die Hochzeit damit verbringen, neugierig darauf zu sein, wie es ist, auf einer Hochzeit nüchtern zu sein – also sober curious. Die große Frage ist: Wäre mein Leben besser ohne Alkohol? Um die zu beantworten, muss Alkohol aus der Gleichung genommen werden. Deswegen bin ich für Abstinenz.«*

Letztlich stellt sich die Frage, ob das alles modischer Abstinenz-Lifestyle sei, der nur dazu dient, noch leistungsfähiger zu sein oder zu werden und noch mehr zu arbeiten. Ihre Antwort darauf ist ein weiteres Buch, in dem es um Arbeitssucht geht. Auch hier sieht sie eine Verbindung, und zwar die zwischen *Alcoholic* und *Workaholic.*

Abschließend ein letztes Zitat dieser jungen Trendsetterin: *»Wir leben in keiner Welt, in der wir es uns leisten können, nicht an morgen zu denken. ›Morgen‹ sieht aus verschiedenen Perspektiven ganz schön gruselig aus. Zum Beispiel, wenn man an die Umwelt oder einige politische Themen denkt. Wir alle brauchen einen klaren Kopf, wenn wir uns dem widmen wollen. Aber natürlich hat die Medaille zwei Seiten: In diesem Klima der Angst ist es absolut notwendig, dass wir Wege finden, um abzuschalten und uns zu entspannen. Ein großer Teil meiner Arbeit dreht sich deshalb um die Frage: Wie können wir das auf gesunde Art und Weise tun?«*

Damit ist vieles gesagt: Und gerade junge Frauen, die unter Alkoholeinfluss stehen, geraten oft in Situationen, die ihr restliches Leben überschatten können. Junge Frauen, die viel Alkohol trinken, riskieren den Verlust der Wirksamkeit der Anti-Baby-Pille und gleichzeitig ein Fetales Alkoholsyndrom (FAS) bei den Babys. Dieses Syndrom der alkoholbedingten Schädigung des Embryos und damit später des Babys kann in unterschiedlichen Schweregraden auftreten. Es kommt dadurch zustande, dass Alkohol die Schutzbarriere des Mutterkuchens relativ leicht durchdringt. Die körperlichen und psychischen Schäden für das Kind sind bleibend.

Es gibt viele Gründe, weshalb gerade jungen Frauen ein sehr vorsichtiger Umgang mit Alkohol zu empfehlen ist. Freilich gilt vieles davon auch für junge Männer, ältere und alte Frauen sowie ältere und alte Männer. Aber gerade bei jungen Frauen kommt es zu einer Verdichtung von Risiken durch häufigen und hohen Alkoholgebrauch.

AA – DIE ANONYMEN ALKOHOLIKER

Bill W. (William Griffith Wilson) und Dr. Bob (Dr. Robert Holbrook Smith) heißen die beiden legendären Gründer der *Anonymen Alkoholiker (AA)*. Der eine Börsenmakler (mit mäßigem Erfolg), der andere Chirurg. Beide waren jahrelang alkoholkrank und sind das berühmteste und erfolgreichste *Erfahrungsexpertenduo*, das von dieser Krankheit betroffen war. Sie und ihre Familien waren eng befreundet und lernten einander während der frühen 1930er-Jahre kennen, in einem Amerika, das noch stark unter der Wirtschaftskatastrophe von Ende 1929 litt.

Aus dieser Freundschaft wurde eine Schicksalsgemeinschaft im Kampf gegen den Alkoholismus, gegen die Alkoholsucht. Ab Mitte der 1930er-Jahre waren beide bis zu ihrem Tod (Dr. Bob 1950 und Bill W. 1971) abstinent, gründeten die *Anonymen Alkoholiker* und hinterließen weltweit über 100 000 Gruppen mit mehreren Millionen Mitgliedern. Ihr gemeinsames Ziel: das Leben abstinent zu bewältigen.

Es ist zwar nicht so, dass die AA-Bewegung für alle an Alkoholismus Erkrankten geeignet ist, doch jenen, denen sie hilft, hilft sie beträchtlich. Im Grunde hat keine Gruppentherapie – und auf längere Sicht über mehrere Jahre überhaupt keine Therapie – ein besseres Ergebnis. Fast die Hälfte der regelmäßigen Benutzer bleibt langfristig im Wesentlichen abstinent, und viele schaffen es, ihren Alkoholkonsum zumindest beträchtlich zu verringern. Allerdings gilt das alles nur für die Langzeit-Gruppenteilnehmer. Leider brechen viele vorher ab.

Die Einstellung der Experten und auch der Betroffenen zu den Anonymen Alkoholikern ist allerdings divers: Das Spektrum reicht von großer Zustimmung bis zu großer Skepsis. Ein wesentlicher, wenn nicht der Hauptpunkt der Kritik ist der spirituelle, fast religiöse Touch, den diese Gruppentreffen oft haben. Auch der Umstand, dass bei den Treffen das Thema Alkohol und die sich daraus entwickelnden Katastrophen so fokussiert bearbeitet werden, dass es ständig präsent bleibt, gilt bei manchen Therapeuten als nicht zielführend. Diese Kritikpunkte sind prinzipiell auch nicht ganz unberechtigt.

Dem gegenüber steht, dass ich im Laufe der Jahre mehrere alkoholkranke Menschen kennengelernt habe, denen die Teilnahme an den Gruppentreffen der Anonymen Alkoholiker eindeutig geholfen hat. Natürlich kann man auch einwenden, dass ebenso andere Selbsthilfe- oder therapeutische Gruppen diesen Menschen geholfen hätten. Ich bin mir da nicht so sicher und glaube, dass das eine Angebot das andere nicht ausschließen muss.

Ich erinnere mich sehr gut an Hermann F., einen belesenen, intelligenten Mann mittleren Alters, der einst in eine von mir geleitete ambulante Gruppentherapie kam. Zufällig hatte er davon über einen anderen betroffenen Alkoholkranken, der bereits über einen längeren Zeitraum an dieser Therapiegruppe teilnahm, erfahren. Beide kannten einander von einem Spitalsaufenthalt, wo sie vor Jahren eine stationäre Entzugsbehandlung in Anspruch genommen hatten.

Im Laufe der Gespräche stellte sich heraus, dass dieser neue Gruppentherapiepatient darüber hinaus seit Jahren regelmäßig zu den Treffen der Anonymen Alkoholiker ging. Eigentlich sogar zu mehreren, denn er hatte eine »Stammgruppe« und gelegentlich nahm er auch noch an anderen Gruppenmeetings teil. Man könnte sagen, er hatte die Stammkneipe gegen eine Stammgruppe getauscht. Ein guter Tausch, der ihm half, ein mühsames und destruktives Leiden, das ihn wahrscheinlich das Leben gekostet hätte, weitgehend zu beenden. Er war über Jahre abstinent gewesen, hatte jedoch zuletzt wieder einige alkoholisierte Abende gehabt. Zusätzlich zu seiner Alkoholerkrankung hatte er auch eine bipolare Erkrankung mit eher kurzen euphorischen, aber lang dauernden depressiven Phasen. Und genau in einer solchen depressiven Phase hatte er wieder mit dem Trinken begonnen.

Jetzt nahm er wieder Lithium, ein Medikament gegen seine bipolare Erkrankung, und war psychisch besser beisammen, aber noch etwas instabil. Im Einzelgespräch sagte er mir Folgendes: »Die Meetings bei den Anonymen Alkoholikern sind für mich die Grundlage meiner Abstinenz, diese Therapiegruppe bei Ihnen ist anders, medizinischer, und momentan kann ich das zusätzlich gut gebrauchen.«

Wir adaptierten die Medikamente für seine bipolare Erkrankung, er kam auch mit der Dynamik in der Therapiegruppe gut voran und besuchte weiter die Anonymen Alkoholiker. Nach etwa einem halben Jahr regelmäßiger Teilnahme an der wöchentlichen Therapiegruppe fühlte er sich wieder dafür gerüstet, ausschließlich mit seinen AA-Meetings stabil zu bleiben.

Etwa ein Jahr später erhielt ich eine Postkarte von ihm – damals schrieb man noch Postkarten – mit folgendem Text: »Bin beruflich gerade in Deutschland, weiter abstinent und wohlauf, habe gerade AA-Meeting in Frankfurt besucht. Vielen Dank für letztes Jahr und Gruß an alle.«

WEGE AUS DER ALKOHOLSUCHT

Auf dem Weg in die – aber auch in der – Alkoholsucht gibt es einige Meilensteine, also besondere Wegmarken, die sich von Individuum zu Individuum wenig unterscheiden. Hingegen sind die Wege aus der Sucht heraus so individuell wie die betroffenen Menschen selbst. Der Weg aus der Sucht heraus ist stark davon abhängig, wo sich jemand auf dieser Entwicklungsstraße befindet. Und ebenso, ob jemand erkennt, wo er sich bereits befindet. Die Landkarte dazu ist bunt. Allein deshalb kann es nicht für alle Betroffenen einen allgemein gültigen Kompass geben. Vorweg ist wichtig zu wissen, dass die Gruppe der Menschen, die einen problematischen Konsum aufweisen, ungleich größer ist als die Gruppe der Menschen, die definitiv süchtig konsumieren.

Die verschiedenen Zwischenstationen bis zur Sucht: *Abstinenz – Konsumstadium – problematischer Konsum – hochproblematischer Konsum – Sucht.* Es mag überraschend wirken, dass auch *Abstinenz* auf diesem Weg eine Station ist, aber im Leben jedes süchtigen Menschen gibt es eine Zeit, in der er noch nicht süchtig und abstinent war.

Abgesehen davon gibt es alkoholsuchtkranke Menschen, die den Weg von der definitiven Sucht zur Abstinenz zurück auch schaffen. Es gibt aber auch viele, die an diesem hehren Ziel, das zumindest bei Vorliegen einer definitiven Sucht immer der *Goldstandard der Ziele* ist, scheitern. Dieses dauernde Scheitern macht sie verzweifelt und trägt definitiv nicht zu einem besseren Leben bei.

Die Zwischenstufe des *hochproblematischen Konsums* ist gleichzeitig der Übergang zur *Sucht* und kann als Zwischenstufe oft nur sehr kurz sein. Entscheidend ist natürlich, dass der Patient selbst einschätzen kann, auf welchem Teilabschnitt eines potenziellen Suchtweges er sich bewegt. Wer in der Früh mit Entzugserscheinungen wie zittrigen Händen aufwacht, einen beschleunigten Puls hat, schwitzt, hochgradig nervös und angespannt ist, bei dem ist die Antwort klar: Hier liegt eindeutig ein Entzugssyndrom bei manifester Alkoholsucht vor.

Nach der *Abstinenz* steht auf der anderen Seite der *unproblematische Konsum*, ein solcher kann nur einer sein, der unter der Harmlosigkeitsgrenze liegt, und es kann üblicherweise auch kein täglicher Konsum sein. Es mag schon sein, dass es Menschen gibt, die täglich geradezu ritualisiert jeden Abend nur ein Achterl Rotwein trinken, weil das so gesund sein soll, und nie mehr. Aber viele sind das nicht.

Es gibt aber gar nicht so wenige Menschen, die gelegentlich Alkohol konsumieren, kaum je mehr als drei Gläser, zudem Alkohol nie täglich, und sich auch in allen Berechnungen deutlich unter Gefährdungsgrenzen befinden. Das kann man dann durchaus als *unproble-*

matischen Konsum bezeichnen. Üblicherweise sind die Alkoholpausen dieser Menschen länger als einen Tag, also mehrere Tage, und diese Pausen sind nicht selten, sondern häufig.

Die Gefahrengrenze im Hinblick auf Leberschäden (aber auch mögliche andere Schäden) liegt bei Männern bei etwa sechzig Gramm reinem Alkohol und bei Frauen bei etwa vierzig Gramm. Bei dieser Menge ist bei der Konsumation über einen längeren Zeitraum mit Leberschäden fix zu rechnen. Davon muss man definitiv ausgehen.

Was also tun, wenn man bemerkt, dass der eigene Konsum nicht mehr völlig unproblematisch ist? Sie könnten das beispielsweise daran bemerken, dass sie einige Male im Monat einen *Hard Drinking Day* (HDD) haben und sich im Gegensatz zu früher, wo sie ihre Konsummenge besser unter Kontrolle hatten, *verkaterte* Vormittage häufen. So ein *Verkatertsein* kann schon einmal im Jahr passieren, aber mehr als einmal im Jahr ist schon verdächtig – sie können bemerken, dass ihre Leberwerte, vor allem die GGT, grenzwertig oder bereits erhöht sind oder auch verschiedene andere Werte in ihrer Blutuntersuchung nicht mehr ganz passen. Beispielsweise das MCV, das *mittlere Volumen der roten Blutkörperchen*, die bei chronischem Alkoholgebrauch quasi aufgeblasen, also vergrößert sind.

Vor allem aber bemerkt man es, wenn die Fähigkeit, die Alkoholmenge zu kontrollieren und in einem unbedenklichen Ausmaß zu halten, abgenommen hat. Aus Gebrauch wird schädlicher Gebrauch. Aus Genuss wird Gewohnheit und schlussendlich ein Muss. Spätestens an diesem Punkt angelangt, lauten die drei wichtigsten Schritte:

- Die Menge ganz klar feststellen, nicht ungefähr, sondern notieren und zusammenrechnen.
- Eine relevante Senkung der Menge an reinem Alkohol und – mindestens genauso wichtig –
- das Einführen alkoholfreier Tage, und zwar mindestens zwei pro Woche, besser mehr.

Wer dies dann noch um drei weitere Maßnahmen ergänzt, landet wieder auf der sicheren Seite:

- Eine unter der Gefährdungsgrenze gelegene Höchstgrenze festlegen und einhalten!
- Zu jedem Glas Alkoholgetränk mindestens ein Glas Wasser trinken – mehr Wasser ist natürlich noch besser.
- *Dry January* – zusätzlich einen »*trockenen Jänner*« zusätzlich einlegen (dessen Effekt sich aber sehr verflüchtigt, wenn Sie die Punkte eins bis fünf übergehen). Es darf auch ein anderer Monat sein – selbstverständlich auch mehrere.

Wer also bei bereits begonnenem, problematischem Konsum rechtzeitig und entschlossen gegensteuert, für den ist eine Rückkehr zu einem unschädlichen Gebrauch durchaus möglich. Wer ein beginnend ungünstiges Konsumverhalten nicht ändert, bei dem wird es mit hoher Wahrscheinlichkeit zu einer weiteren Steigerung der Konsummenge, der Konsumfrequenz oder beidem kommen, und der Bereich des problematischen Konsums ist erreicht. Bleibt dieser bestehen, wird beinahe automatisch ein hochproblematischer Konsum daraus. Nun ist der Übergang zur Sucht mit allen Konsequenzen überlappend und fließend.

Was ist zu tun, wenn jemand bereits die Stufe des hochproblematischen Konsums erreicht hat? Erstens geht es jetzt darum, den weiteren Fortschritt in eine definitive Suchtentwicklung zu vermeiden. Zweitens gilt es zu erkennen, ob man überhaupt noch in der Lage ist, diesen Weg zurück zum unproblematischen, kontrollierten und geringen Konsum zu schaffen. Ist das nicht der Fall, dann braucht man Beratung, Behandlung und Therapie.

Wenn Betroffene aus der Alkoholsucht rauskommen wollen, dann ist das bei bereits definitiv suchtkrank gewordenen Menschen ein prozesshaftes Geschehen. Denn es ist nicht so, dass eine derartige Verhaltensänderung so einfach von einem Tag auf den anderen gelingt. Vor einem dauerhaften Ausstieg aus der *aktiven* Alkoholsucht stehen sicher Zeiten der Ambivalenz bevor. Ja- und Nein-Gefühle und -Überlegungen, erst einen solchen Schritt zu setzen, und dann die allmähliche Entwicklung einer Absicht. Das ist die erste Phase der möglichen Veränderung des alkoholsüchtigen Verhaltens, in der objektive Informationen von außen, zum Beispiel im Rahmen eines ärztlichen Gespräches und der Interpretation diverser Befunde, hilfreich sein können. Vielfach ist es so, dass betroffene Patienten sich schon Informationen aus dem Internet geholt haben und diese noch einmal kritisch einer Beratung unterziehen möchten.

Zu bedenken ist jedoch, dass Schwerkranke und durch Alkohol auch in ihren Denkleistungen geschädigte Patienten nur sehr begrenzt mit komplexen Informationen umgehen können. Jedenfalls ist es nicht sinnvoll, in dieser Phase Zeitdruck auszuüben. Außer es gibt bereits eine akut bedrohliche Situation. Doch in der Regel ist das Geschehen schon ein jahrelanges, und insofern geht es nicht darum, ob der nächste Schritt nicht noch ein, zwei Wochen dauern darf. Allerdings gilt es, ein mögliches Fenster der Motivation und Bereitschaft des Erkrankten sofort zu nützen.

Nun folgt die Phase der Entzugsbehandlung, sofern die Behandlung vom Patienten oder der Patientin gewünscht ist und nicht im Rahmen irgendeiner akuten körperlichen oder psychischen Krisensituation zustande gekommen ist. Wobei auch dann etwas gewünscht werden darf, nur hat man zum Beispiel als komatöses Unfallopfer auf einer Intensivstation gar nicht die Wahl. Grundsätzlich kann diese selbstständig gewählte Entzugsbehandlung sowohl ambulant als auch stationär in einem Krankenhaus geschehen.

DER ENTZUG

Für eine ambulante Behandlung spricht eine gute soziale Integration des Patienten – also soziale Airbags in Form von Familie und Freunden –, ein strukturierter Tagesablauf, im Idealfall berufliche Betätigung und ein an sich halbwegs guter körperlicher Gesundheitszustand. Eine derartige Konstellation ist gar nicht so selten.

Bei schlechtem körperlichem Gesundheitszustand, starken Entzugserscheinungen und einer Umwelt, die eher konsumfördernd als stützend ist, sowie bei stärkeren psychiatrischen Symptomen ist eine stationäre Aufnahme indiziert oder zumindest sehr empfehlenswert.

In bestimmten Fällen ist es sogar eine absolute Notwendigkeit, stationär zu entziehen. Die Dauer der Entzugsbehandlung ist unterschiedlich und liegt häufig bei etwa zwei Wochen. In dieser Phase steht die Behandlung der körperlichen Entzugssymptome im Vordergrund. Das bedeutet, dass entzugslindernde Medikamente, in Österreich in erster Linie aus der Gruppe der *Benzodiazepine*, zusätzlich oft auch antiepileptische Medikamente (um einen epileptischen Anfall im Entzug zu verhindern) und eventuell auch andere Psychopharmaka oder verschiedene internistische Medikamente notwendig sind. Dazu gehört auch ausreichend Flüssigkeit oder der Ausgleich verschiedener Verschiebungen im Salzhaushalt des Patienten.

In diesem Abschnitt findet also ein sehr medizinisches Geschehen statt. Selbstverständlich darf die Psyche dabei nicht zu kurz kommen, aber es geht jedenfalls um eine ausreichende Abfederung der Entzugserscheinungen und eine Sicherung von Basisfunktionen wie ausreichend Schlaf, ausreichende Wachheit, ausreichende Zufuhr von Nahrung und Flüssigkeit – quasi die Entgiftung des Körpers vom Zellgift Alkohol.

Wenn das nur unzureichend oder schlecht gemanagt wird, dann haben Patienten nicht nur an unangenehmen, sondern sogar an gefährlichen Entzugserscheinungen zu leiden. Das Herz und das gesamte Kreislaufsystem sind sehr gefordert, und epileptische Entzugsanfälle sind möglich. Bei Patienten, die eine bereits beginnende Leberzirrhose haben, ist ein ausgeprägter Entzug eine körpermedizinisch sehr anspruchsvolle Angelegenheit und braucht jedenfalls die medizinischen Möglichkeiten eines Krankenhauses. Ambulanter Entzug ist in diesen Fällen gefährlich und kommt einem Kunstfehler gleich.

Auch das Gehirn ist im Sinne einer echten körperlichen Belastung sehr gefordert. Allzu oft wird verschleiert, dass auch das menschliche Gehirn ein Körperorgan ist. Der Eintritt eines Delirs oder gar Delirium Tremens ist unbedingt zu vermeiden. Die genannten zwei

Wochen sind ein Richtwert, der natürlich deutlich länger sein kann, wenn verschiedene Komplikationen in dieser Phase, vor allem körperlicher Natur, eintreten. Wenn die Entzugsbehandlung ambulant gestaltet wird, dann müssen entsprechende Kontrolltermine unbedingt schon allein aus medizinischen Gründen gesetzt werden.

Die nächste Phase ist die der Entwöhnung, also eines sehr stark psychischen Prozesses. Es geht auch in dieser Phase um sowohl psychisches als auch körperliches Wohlbefinden. Beispielsweise um einen funktionierenden Tag-Nacht-Rhythmus, adäquaten Appetit und eine entsprechende Bewegungsaktivität. Dennoch ist diese Entwicklungsphase besonders von psychischen Herausforderungen gekennzeichnet.

Gerade in dieser Etappe geht es meist auch vielfach um die existenziellen Dinge wie Wohnung, finanzielles Auskommen, Beruf, Tagesstruktur und auch wieder um Interaktion mit Familienangehörigen und Freunden. Mindestens genauso bewährt wie Einzelgespräche haben sich in dieser Phase der Auseinandersetzung mit der eigenen Sucht und dem eigenen Sein auch verschiedene Gruppentherapien.

Auch die Wieder- oder Neuentdeckung von Dingen, die unsere Sinne berühren – etwas zu spüren, zu riechen, zu sehen, zu hören und zu fühlen –, ist hier von Bedeutung. Nicht nur starke Raucher haben Geschmack und Geruch oft schon lange verloren, auch bei Alkoholkranken sind diese Sinneswelten oft schon (fast) ausgelöscht.

Gymnastische Übungen wie zum Beispiel ein Workout auf einem Hometrainer und das Nordic Walking in Gruppen helfen dabei, ein neues Körpergefühl zu entwickeln. Letzteres hilft auch dabei, den Kontakt zu und in einer Gruppe auszuhalten, ohne sich dabei einzeln oder kollektiv betrinken zu müssen. Wenn man das dann noch um die Dimension des Wahrnehmens schöner Dinge – einer Blume, einer Landschaft, eines Gesprächs, einer bestimmten Musik, eines Geruchs etc. – in kleinen Schritten erweitert, sind wir beim *Orpheus-Programm* des Wiener Anton Proksch Instituts, einer der größten Suchtkliniken Europas, angelangt.

Der Erfinder und Entwickler dieses Programms, der Psychiater und Psychotherapeut Michael Musalek, erklärt diese Innovation in der Behandlung suchtkranker Menschen so: »Grundgedanke des *Orpheus-Programms* ist es, suchtkranken Menschen zu helfen, wieder ein freudvolles und auch autonomes Leben führen zu können ... Im Prinzip handelt es sich dabei um einen echten Paradigmenwechsel, da bis jetzt die Abstinenz im Vordergrund war und der Suchtkranke mit aller Kraft, Ausdauer und auch List versucht hat, diese Abstinenz zu erhalten. Wir gehen davon aus, dass, wenn das Leben besonders schön ist, es letztlich auch leichter ist, auf das Suchtmittel zu verzichten. Das große Problem, das wir alle dabei haben, ist, dass wir auf die wichtigsten Dinge unseres Lebens nicht dauerhaft verzichten können. Und uns vorzustellen, auf das Drittwichtigste im Leben verzichten zu müssen, und das lebenslang, ist für die meisten eine völlig unerfüllbare Angelegenheit ... Das Suchtmittel ist hochattraktiv, und darauf zu verzichten, wenn es das Drittwichtigste ist, schaffen wenige ... der Verzicht auf das 30st-Wichtigste schafft hingegen praktisch jeder, und so müssen wir zumindest 27 Dinge finden, die noch schöner als das Suchtmittel sind ...«

Ein ganz anderer wesentlicher Baustein der Entwöhnungsetappe sind *psychoedukative Gruppen*, bei denen es weniger um den Austausch von Gefühlswelten als um das Erlangen gesicherter Information und auch entsprechende Diskussion darüber geht. Denn bereits in der Zeit der Entwöhnungstherapie gibt es gelegentliche Motivationskrisen, und es kann auch wieder zu Entzugserscheinungen kommen. Letzteres ist zwar eher selten, sollte aber nicht übersehen werden. Es ist wichtig für die Patienten, wenn sie zum Beispiel diese Information in einer psychoedukativen Gruppe bekommen, denn es entlastet zu wissen, dass es diese Erscheinungen gibt, sie aber bald wieder vorbeigehen.

In der nächsten Phase geht es darum, die gewonnene Fertigkeit, nämlich das Leben ohne Suchtmittel zu gestalten, im Alltag zu verankern. Diese Etappe in der Bewältigung von Suchterkrankungen ist enorm wichtig. Bei Alkohol ganz besonders. Idealerweise werden die Möglichkeiten dazu bereits in der Entwöhnungsphase entwickelt. Verschiedene Gruppentherapieangebote und auch Selbsthilfegruppen sind ein wichtiges Werkzeug zur Aufrechterhaltung eines

Therapiegewinns. Der mittelfristige Erfolg gut gelungener Entzüge und Entwöhnungen wird in dieser Phase entweder gesichert – dazu braucht es verlässliche ambulante Kontakte –, oder er geht fürs Erste einmal wieder verloren.

Leider wird diese durch Untersuchungen gut belegte Tatsache in unseren Behandlungssystemen nur teilweise verwirklicht. Vorgehensweisen wie die Suchtberatung in Kompetenzzentren und die Sicherung entsprechender Nachbehandlung, Strukturen wie jene des Wiener Programms *Alkohol. Leben können.* sind in Österreich noch immer die Ausnahme und nicht die Regel.

Im nächsten Abschnitt – und dieser dauert ein Leben lang – geht es darum, die vom Suchtmittel Alkohol wiedergewonnene Freiheit zu erhalten. Im Idealfall mit einer Art, die schon beinahe eine gewisse Selbstverständlichkeit innehat, die Selbstverständlichkeit eines gut sitzenden Ankers. Allerdings ist *beinahe* hier ein wichtiges Wort, denn Anker können sich auch lösen. Dann ist es sehr wichtig, dass das Schiff bald wieder einen guten Ankerplatz oder Hafen findet. Mit anderen Worten: Die Alkoholsuchterkrankung ist eine chronische, also zumindest im Hintergrund bleibende und häufig auch in den Vordergrund wiederkehrende (rezidivierende) Erkrankung.

Das bedeutet nicht mehr und nicht weniger, als dass eine Rückkehr der Erkrankung sehr häufig ist. Ich verwende hier absichtlich nicht das Wort Rückfall. Die Rückkehr einer Erkrankung ist schlimm genug und braucht nicht weiter dramatisiert zu werden, sondern bedarf einer entsprechenden Behandlung.

Nichtsdestotrotz kenne ich viele alkoholkranke Menschen, die Jahrzehnte lang abstinent geblieben sind beziehungsweise bleiben und denen es gelungen ist, ein gutes Leben zu führen.

DIE TYPOLOGIE DER ALKOHOLSUCHT

Bevor wir zu den Möglichkeiten der Therapie kommen, ist wichtig zu klären, welcher Alkoholsuchttypologie der Betroffene angehört. Die

Betrachtungsweise der Alkoholsucht war bis vor rund achtzig Jahren eine nahezu hundertprozentig moralische. Auch in der Zeit der Gründung der Anonymen Alkoholiker war dies noch die vorherrschende Meinung, und eigentlich hat sich bis heute nicht viel geändert.

Im Laufe der Zeit nahm das den Alkoholismus als Krankheit erklärende Modell vermehrt Gestalt an. 1960 kam es zur Publikation der ersten Alkoholtypologieuntersuchungen. Professor Elvin Morton Jellinek, ein US-amerikanischer Physiologe, hatte in den 1940er-Jahren mit Untersuchungen zum Alkoholismus begonnen. Er gilt als Erforscher der Alkoholkrankheit. Jellinek arbeitete an den Universitäten von Yale und Stanford und war später für die WHO tätig. Die von ihm entwickelte Typologie mit fünf Kategorien von Alpha bis Epsilon war und ist die weltweit verbreitetste.

Alpha- und Beta-Trinker waren in diesem System gleichermaßen von einer Vorstufe der Erkrankung betroffen. Gamma-, Delta- und Epsilon-Trinker sind Ausprägungsformen der Alkoholerkrankung. Auch in der Gegenwart ist die Unterscheidung von Spiegeltrinkern (Delta) und Quartalstrinkern (Gamma) bekannt und weit verbreitet.

Daneben gibt es inzwischen auch modernere Typologien. Eine davon wurde in Wien von Professor Otto Lesch entwickelt, sie existiert seit etwa 25 Jahren und wird auch international angewendet. Es ist eine wissenschaftlich gut untersuchte Typologie, die von großer praktischer Bedeutung ist.

Lesch unterscheidet vier Typen der Alkoholsüchtigen:

- **Typ 1.** Es geht um eine angeborene biologische Vulnerabilität sowie eine *alkoholallergische* Problematik mit einem veränderten Alkoholstoffwechsel und veränderten Abläufen an den Neurotransmittern. Diese Patienten müssen Alkohol als Medikament gegen Alkoholentzugssymptome einsetzen, haben oft sehr massive Entzugssymptome und geradezu eine Gier nach Alkohol. Von der psychiatrischen Seite her gesehen, haben diese Patienten keine Vorerkrankungen und sind an sich psychisch stabil.
- **Typ 2.** Hier ist die Lage ganz anders. Das ist der Angsttrinker, der neurotische Mensch, der sehr von den Meinungen und Einflüssen anderer abhängig ist und nur schwer nein sagen kann.

- **Typ 3.** Diese Suchtkranken hatten vor ihrer Alkoholerkrankung bereits eine relevante psychische Erkrankung, zumeist eine stark depressive Grundkonstitution. Auch eine vorbestehende bipolare Erkrankung ist mit einem beträchtlich erhöhten Risiko verbunden, dass jemand in eine Alkoholsucht gerät.
- **Typ 4.** Entweder auf Basis frühkindlicher Hirnschäden, verschiedener neurologischer Grunderkrankungen oder erworbener Hirnschäden beziehungsweise auch im Rahmen einer schweren Alkoholerkrankung aus der Typologie 1–3 lässt sich dieser Typus einordnen.

Diese sehr unterschiedlichen Ausgangslagen sind der Grund dafür, dass Menschen dieser unterschiedlichen Typologien auch unterschiedliche Therapieansätze benötigen. Beispielsweise lässt sich der Typ-4-Erkrankte mit einer abstrakten Therapie, die eine hohe Fähigkeit in sprachlicher Beschreibung, Introspektionsfähigkeit und die Fähigkeit zur Reflexion voraussetzt, kaum behandeln. Das heißt, er ist überfordert, wird der Therapie fernbleiben und wieder trinken.

Das Therapieziel beim Typ 1 muss die absolute Abstinenz sein. Unterstützend kann gerade der Typ 1 von Selbsthilfegruppen wie den Anonymen Alkoholikern stark profitieren.

Der Typ 2 mit seiner neurotischen Verdichtung und einem oft gering ausgeprägten Selbstwert ist wiederum jener Typus, der am besten von der psychodynamischen Psychotherapie profitieren kann. Es ist nicht sinnvoll, diesem Typ eine alkoholzentrierte Selbsthilfegruppe anzubieten, da er ungelöste Konflikte, die primär gar nicht vom Alkohol kommen, in diese projiziert.

Beim Typ 3 geht es vor allem darum, die oft schwer depressive Symptomatik in den Griff zu bekommen. Rückfälle wird es wahrscheinlich geben, hier geht es aber vor allem um die Begrenzung der Schwere, der Dauer und der Häufigkeit dieser Rückschläge.

Beim Typ 4 schließlich geht es häufig ums Überleben. Es geht um die Existenzsicherung beispielsweise beim Wohnen – also darum, nicht auf der Straße zu landen oder zu bleiben. Es geht um ganz einfache Formen der Selbstfürsorge, darum, sichere Lebensbedingungen zu gestalten. Das ist beim Typ-4-Erkrankten oft wichtiger als pure Abstinenz. Abgesehen davon, ist bei diesem Typus das Alkoholrezidiv eher der Regelfall als die Ausnahme. Die Mischtypologie zwischen 1, 2 und 3 kommt vor, es gibt jedoch auch jeweils pure Vertreter ihres Typs. Ist einmal der Typ 4 erreicht, dann deckt das meistens alle anderen Typologien zu.

Irgendwann führt jedes lange vorhandene und intensiv ausgelebte alkoholsüchtige Verhalten zum Typ 4.

Diese Suchtkrankentypologie von Lesch wurde vor allem in Hinblick auf die Alkoholerkrankung entwickelt. Sie ist allerdings aus meiner Sicht für einige stofflichen Süchte und deren Verständnis in klinischer Wirklichkeit und Therapie breit anwendbar.

DIE MEDIKAMENTÖSE BEHANDLUNG

Der Psychiater Benjamin Vyssoki schreibt im Editorial der *Österreichischen Psychiatriezeitung* im Dezember 2020, dass während der letzten Jahrzehnte leider nur marginale Verbesserungen im Bereich der spezifischen Behandlung alkoholkranker Menschen erreicht werden konnten. Er bezieht sich damit in erster Linie auf die medikamentösen Therapiemöglichkeiten, und man muss sagen, dass er recht hat. Speziell in der Entwicklung von Substanzen, die die Gier, das *Craving*, nach Alkohol reduzieren, hat sich in den letzten zehn Jahren nichts Entscheidendes getan. Zwar gibt es seit zehn bis zwölf Jahren mit der Substanz *Nalmefene* zumindest eine neue *Anticraving*-Substanz, aber sie ähnelt ihrem Vorläufer (*Naltrexon*) und scheint in der Wirkung wenig (wenn überhaupt) überlegen. Von den österreichischen Krankenkassen wird sie auch nicht bezahlt und klinisch wenig angewandt.

Umfassende Studien zur Wirkung von medikamentösen Therapien wie zum Beispiel mit Antidepressiva und ihren eventuell günstigen Auswirkungen auf die Langzeitverläufe beim zumeist chronischen Verlauf der Alkoholerkrankung und anderer Suchterkrankungen wurden nicht gemacht. Der Aufwand für solche Studien ist enorm (so manche nicht medikamentöse Therapie würde bei gleich strengen Kriterien keine Zulassung erhalten), aber neben methodischen Schwierigkeiten und finanziellen Grenzen besteht auch der Eindruck, dass die Gesellschaft das tatsächliche Ausmaß der Problemfolgen der Volksdroge Nummer eins nicht wahrnehmen will und in Relation dazu nur sehr mäßige Bemühungen im Bereich der Pharmakologie unternommen werden. Wer immer den Lebens- und Leidensverlauf von am Alkoholismus schwer erkrankten Menschen begleitet hat, der weiß, dass sich ein solches Schicksal niemand freiwillig aussucht. Daher werden neue, innovative Therapien, auch in Form von Medikamenten, dringend gesucht.

Bei den vorhandenen medikamentösen Möglichkeiten geht es grundsätzlich um drei unterschiedliche Bereiche:

- um Entzugsmedikamente, um den (manchmal lebensgefährlichen) Alkoholentzug abzufedern;
- um Medikamente, die in der Rückfallprophylaxe eine günstige Wirkung haben, und
- um Medikamente, die entweder die Begleiterscheinungen der Alkoholsucht auf die Psyche oder die vorbestehenden psychischen Erkrankungen gut behandeln lassen.

Bei der ersten Gruppe, im Bereich der Entzugsmedikamente, gibt es seit Jahrzehnten bewährte Präparate, zumeist aus der Gruppe der Benzodiazepine. Zusätzlich werden auch vor allem antiepileptische Medikamente verwendet, darüber hinaus alle beruhigenden Substanzen, die den Entzug ermöglichen. Dieser Bereich ist bei fachlich soliden Behandlungen sehr gut abgedeckt. Bei Benzodiazepinen ist das Risiko eines Übergangs von der Alkoholsucht zur Benzodiazepinsucht gegeben, daher gehören sie im Rahmen der Entzugsbehandlung auch wieder ausgeschlichen.

Die zweite Gruppe sind jene Medikamente, die einen günstigen Einfluss auf das Alkohol-*Craving* haben. Derzeit sind in Mitteleuropa vor allem zwei in Verwendung: eine Substanz namens *Acamprosat*, die einen günstigen Effekt auf das *Wanting* ausüben kann, und eine

Substanz namens *Naltrexon*, welche über die Opioid-Rezeptoren wirkt und das *Liking* reduzieren kann.

Außerdem gibt es noch zwei Substanzen mit einer Sonderstellung: Die eine ist ein Medikament aus Gamma-Hydroxybuttersäure, eigentlich eine körpereigene Substanz, das sowohl beim Entzug als auch in der Rückfallprophylaxe anwendbar ist. Es ist eine Substanz, die gerade bei sehr schwer Alkoholkranken eine überzeugende Datenlage in der Trinkmengenreduktion hat, wobei auch hier die Gefahr einer Suchtverschiebung besteht. Eine engmaschige medizinische Betreuung ist für diese Form der Quasisubstitution Voraussetzung.

Die andere Substanz ist das bewährte *Disulfiram* (Antabus), welches in Kombination mit Alkohol zu schwersten Alkoholunverträglichkeitsreaktionen führt. Die sogenannte *Adversivtherapie* hat bei konsequenter täglicher Einnahme bereits viele Alkoholkranke vor einem Rückfall bewahrt. In Kombination mit einem tatsächlichen Alkoholrückfall ist es allerdings ein gefährliches Medikament.

Und die dritte Gruppe von Medikamenten sind all jene, die in einer langjährigen medizinisch-therapeutischen Begleitung günstige Effekte haben könnten, aber wie bereits erwähnt, gibt es dazu zu wenig gesicherte Daten.

DIE THERAPIEN

Lösen Psychotherapie, Gruppentherapie, Soziotherapie, Motivationstherapie oder alternative Methoden das Problem? Studien zur Wirkung von Psychotherapie (dieser allgemeine Begriff umfasst eine Fülle sehr unterschiedlicher Methoden) in der Rückfallprophylaxe bei Alkoholabhängigen ergeben – entgegen der allgemeinen Erwartungshaltung – keine überragenden Ergebnisse, insbesondere bei psychodynamischen Therapieformen.

Meiner Meinung nach gilt dies jedoch nicht für den ängstlich-neurotischen Typ 2 der Alkoholabhängigen, der vor allem in einem frühen Verlauf der Alkoholerkrankung auch von tiefenpsychologisch-psychodynamischen Therapien sehr profitieren kann. Verhaltenstherapeutische Therapieformen zum Zweck der Erhöhung der Eigenkontrolle zeigen hingegen bei den anderen Typologien bessere Erfolge.

Einigermaßen ermutigende Ergebnisse liefert die *Klientenzentrierte Psychotherapie* nach Carl Rogers, oft kombiniert mit *Motivational Interviewing*. Stark unterschätzt wird sowohl bei der Alkoholerkrankung als auch bei der Nikotin-Sucht die Wirkung des ärztlichen Gesprächs in Form der sogenannten motivierenden Gesprächsführung. Diese Form des Zugangs ist keineswegs auf die Psychiatrie beschränkt, sondern spielt in der Internen und Allgemeinmedizin eine genauso große Rolle. Es müssen nicht immer stundenlange Sitzungen sein, die Menschen, die massive Probleme mit einem Suchtmittel haben, unterstützen können.

Es geht hierbei vor allem um Empathie, das Vermitteln sachlicher Information, um das Nichtverurteilen, Nichtwerten und darum, beratend zur Seite zu stehen. Bei Typ 4 der Alkoholkranken ist die sozialtherapeutische Arbeit erfolgversprechender als ein striktes psychotherapeutisches Methodenrepertoire. In der Soziotherapie fokussiert man sich zwangsläufig auf Problemlösung und Bewältigung. Es geht um das, was jemand in der Lage ist zu tun, oder darum, welche Unterstützung er dazu braucht, nicht um die Analyse abstrakter Gedankengänge und die Fokussierung auf irgendwelche Formen psychologischer Pathologie. Nicht selten ist der soziotherapeutische, aktive, handlungsorientierte, sozusagen *zupackende* Therapiestil nicht nur bei Typ 4 der erfolgreichere Weg.

Wichtige Dinge wie eine gute Psychoedukation sind in ihrer Langzeitwirkung nicht ausreichend untersucht.

Eine besondere Therapieform und eine der wenigen internationalen Innovationen der letzten zwanzig Jahre ist das bereits erwähnte und von Michael Musalek im Anton Proksch Institut entwickelte *Orpheus-Programm*. Hier geht es – verhaltenstherapeutisch beeinflusst und kreativ inspiriert – darum, an den schönen Dingen des Lebens Gefallen zu finden und diese wieder in das eigene Leben einzubauen.

In der ambulanten Begleitung von Alkoholkranken geht es aus psychiatrisch-fachlicher, aber auch ganz allgemein aus ärztlicher Sicht darum, mit dem Patienten in einer *Behandlungsbeziehung* zu bleiben. Viele schwer suchtkranke Menschen haben ein *Bindungsverhalten*, das fast nur mehr auf das Suchtmittel reduziert ist. Dieses Phänomen betrifft keineswegs nur die Alkoholsuchterkrankung, sondern alle Süchte. Ein vertrauensvoller *Beziehungsrest* zum Behandler kann daher ein gutes Gegenmittel sein. Vielleicht schneidet gerade die *Klientenzentrierte Gesprächstherapie* nach Rogers deshalb relativ gut ab, weil das *grundsätzliche Wohlwollen* ein zentraler Angelpunkt dieser Therapiemethode ist. Sie vermittelt dem gestörten Bindungsverhalten geschädigter Suchtkranker jenes Ausmaß von unverrückbarer Sicherheit, das es für eine funktionierende menschliche Bindung braucht.

ZELLGIFT ALKOHOL

Jeder weiß, dass chronischer Alkoholmissbrauch die Leber schädigt. Aber wie, weiß kaum jemand. Es ist die effektiv toxische Wirkung des Zellgifts Alkohol am *Reinigungsorgan* Leber. Zuerst verfetten die Leberzellen (die Leberwerte beginnen zu steigen), dann entzünden sie sich (die Leberwerte sind bereits hoch), und dann werden sie kaputt und durch Bindegewebe ersetzt (Leberzirrhose). Die einst übergroße Fettleber wird zur zirrhotischen Schrumpfleber.

Die fortgeschrittene Leberzirrhose führt häufig zu Leberkrebs und ab einem gewissen Stadium – sei es die Leberzirrhose oder der Lebertumor – besteht dann nur mehr die Möglichkeit einer Lebertransplantation. Die Transplantation der menschlichen Leber ist auch heute noch ein sehr massiver operativer Eingriff. Die Überlebenszeit nach einer solchen Operation beträgt meist nur wenige Jahre.

Zu den psychischen Folgen einer längerfristigen Alkoholsucht möchte ich Wilhelm Busch zitieren: »Wer Sorgen hat, hat auch Likör.« Wenn Alkohol als *Seelentröster* wie ein Medikament eingesetzt wird, dann sind diese Konsumenten eine psychisch gefährdete Subgruppe. Das Risiko für Suizid bei Alkoholkranken geht über diese Faktoren weit hinaus. Fest steht, dass die depressionsfördernde Wirkung von längerfristiger Alkoholeinnahme zu einer Zunahme des Suizidrisikos auf das Siebenfache (!) führt.

Völlig unterschätzt werden auch die organischen Schäden, die Alkohol am menschlichen Gehirn hinterlässt. Ein Beispiel dafür war der charismatische deutsche Entertainer Harald Juhnke, der seine Alkoholerkrankung öffentlich gemacht und nie geleugnet hat. Obwohl Juhnke auch abstinente Phasen hatte, ist er in einer offenbar *dipsomanen Phase*, in der er nur mehr getrunken hat, in das Stadium einer sogenannten *Wernicke-Enzephalopathie* geraten. Das ist mit einer schweren Alkoholdemenz gleichzusetzen, nur ist die Entwicklungszeit viel kürzer, sie tritt akut auf. Zum Krankheitsbild gehören erhebliche Bewusstseinsstörungen, massive Orientierungsstörungen (zeitlich, örtlich, situativ), ein enormer Gedächtnisschwund, schwere Gangstörungen etc.

Menschen, die dieses bleibende Zustandsbild erleiden, sind nicht mehr in der Lage, sich selbst zu versorgen, und brauchen entsprechende Pflege und Betreuung. Von entscheidender Bedeutung ist vorab die Behandlung mit der Einnahme von hohen Dosen Vitamin B1 – am besten intravenös. Unbehandelt verläuft diese Erkrankung oft tödlich. Da wir wissen, dass mit einer vorbeugenden Gabe von hohen Dosen Vitamin B1 (auch die restlichen B-Vitamine zu verabreichen ist kein Fehler) diese gravierende, akut eintretende Alkoholerkrankung des Gehirns größtenteils verhindert werden kann, bleibt es ein Rätsel, weshalb dies nicht geschieht. Die Behandlung kostet wenig und kann Schlimmes verhindern.

Eine andere unterschätzte Auswirkung des chronischen Alkoholmissbrauchs ist die sogenannte *Polyneuropathie*. Die Erkrankung wird durch die Lösungsmittelwirkung des Alkohols an den motorischen Nervensträngen der Beine und auch der Arme verursacht. Die Betroffenen spüren zuerst Schmerzen an den Beinen, mit der Zeit leidet die Motorik immer mehr, und die Beweglichkeit nimmt rapide ab. Unsicherheiten beim Gehen treten auch im Zusammenhang damit auf, der breitbeinige, kleinschrittige und unsichere Gang manch schwerer Alkoholiker ist ein Beispiel dafür – der sogenannte *Seemannsgang*.

Fast gänzlich unbekannt sind der breiten Öffentlichkeit die schädlichen Wirkungen von Alkohol am Herzen. Es dürfte zwar stimmen, dass Alkohol in sehr (!) niedrigen Dosierungen (deutlich unter zwanzig Gramm reinen Alkohols pro Tag) eher eine gefäßschützende als eine gefäßschädigende Wirkung hat, aber große Mengen von Alkohol sind für Erkrankungen wie zum Beispiel das sogenannte *Holiday-Heart-Syndrom* verantwortlich. Das ist der Begriff für die nordische Variante des massiven Alkoholkonsums am Wochenende oder bei Kurzurlauben.

Es kommt dabei zu eindeutigen Herzmuskelschäden, und auch bei jungen Menschen sind bleibende Schäden am Herzen durchaus möglich. Wenn zusätzlich Alkohol auf eine vorgeschädigte Organstruktur trifft, sind die Schäden natürlich noch größer. Ebenso ist kaum bekannt, dass alle Formen von Herzrhythmusstörungen unter Alkoholeinfluss (auch in geringen Mengen) wesentlich häufiger auftreten als ohne Alkohol. Das gilt auch für das weit verbreitete und das Schlaganfallrisiko erhöhende *Vorhofflimmern* des Herzens.

NIKOTIN

Ein leidenschaftlicher Raucher,
der immer von der Gefahr des Rauchens
für die Gesundheit liest,
hört in den meisten Fällen auf – zu lesen.
WINSTON CHURCHILL

WIE NIKOTIN-SÜCHTIG BIN ICH? DER FAGERSTRÖM-TEST

Wann rauchen Sie nach dem Aufstehen Ihre erste Zigarette?

- nach 5 Minuten (3 Punkte)
- nach 6–30 Minuten (2 Punkte)
- nach 31–60 Minuten (1 Punkt)
- nach mehr als 60 Minuten (0 Punkte)

Finden Sie es schwierig, an Orten, wo das Rauchen verboten ist, das Rauchen zu unterlassen?

- ja (1 Punkt)
- nein (0 Punkte)

Auf welche Zigarette würden Sie nicht verzichten wollen?

- die erste am Morgen (1 Punkt)
- andere (0 Punkte)

Wie viele Zigaretten rauchen Sie im Allgemeinen pro Tag?

- 31 und mehr (3 Punkte)
- 21–30 (2 Punkte)
- 11–20 (1 Punkt)
- bis 10 (0 Punkte)

Rauchen Sie in der Früh im Allgemeinen mehr als am Rest des Tages?

- ja (1 Punkt)
- nein (0 Punkte)

Kommt es vor, dass Sie rauchen, wenn Sie krank sind und tagsüber im Bett bleiben müssen?

- ja (1 Punkt)
- nein (0 Punkte)

Die Auswertung: Die Gesamtpunktzahl liefert eine Einschätzung der Stärke der Tabakabhängigkeit.

- 0–2 Punkte sprechen für eine geringe körperliche Abhängigkeit;
- 3–4 Punkte sprechen für eine mittlere körperliche Abhängigkeit;
- 5–6 Punkte sprechen für eine starke körperliche Abhängigkeit;
- 7–10 Punkte sprechen für eine sehr starke Abhängigkeit.

Ich selbst komme bei diesem Test auf zwei Punkte. Das spricht für eine geringe Abhängigkeit. Trotzdem habe ich vierzig Jahre meines Lebens geraucht, nicht ohne gesundheitliche Folgen. Wenn ich den allgemeinen Suchtkriterienkatalog nach DSM-5 bei mir anwende, sind es fünf Punkte und ein knapp mittlerer Grad an Abhängigkeit, den ich vierzig Jahre aufrechterhalten habe.

SCHALL UND RAUCH?

Die Tabaksucht ist ein ganz besonderes Beispiel für den Unterschied zwischen dem Gebrauch einer Substanz und der Entwicklung von süchtigem Umgang. Nikotin selbst ist ein *Alkaloid* – außer Alkohol sind praktisch alle Suchtsubstanzen Alkaloide, und diese kommen wiederum bei den Nachtschattengewächsen vor. Die Tabakpflanze ist auch ein solches Nachtschattengewächs und hat einen höheren Nikotin-Anteil als alle anderen. Bei Tabakkonsum in Form von Rauchen kommt Nikotin zehn bis zwanzig Sekunden nach dem

Inhalieren im Gehirn an und stimuliert eine Reihe von Rezeptoren, vor allem jene, die den Nervenbotenstoff Dopamin freisetzen. Die darauffolgende Wirkung ist stark dosisabhängig – in geringen Dosen stimulierend – in mittlerer Dosierung eher entspannend – und in hoher bis sehr hoher Dosierung toxisch, also mit Vergiftungssymptomen. Allerdings mit einem hohen Gewöhnungsfaktor, was letztlich bedeutet, dass mit der Zeit mehr vertragen wird. Hier spricht man von einer Toleranzentwicklung. (Kein Mensch könnte zu Beginn seiner Raucherkarriere vierzig Stück inhalierte starke Zigaretten vertragen, ohne dass ihm übel wird. Nach einigen Jahren beharrlichen täglichen Konsums gelingt das hingegen sehr gut ohne Übelkeit.)

In wissenschaftlichen Untersuchungen wurde entdeckt, dass pures Nikotin überraschenderweise ein geringeres Suchtpotenzial hat als Zigarettenrauch, der ein sehr hohes Suchtpotenzial aufweist. Wahrscheinlich hat das sowohl mit einer im Tabakrauch enthaltenen zusätzlichen Substanz, die biologisch den *Dopamin-Kick* im Gehirn noch verstärken kann, zu tun als auch mit der Konditionierung (als erlernte *Reizantwort*) des Rauchverhaltens. Jedenfalls liegt das Abhängigkeitspotenzial von Tabakrauch sehr hoch, etwa zwischen Alkohol und Kokain (Kokain ist die Nummer eins). Bei Schnupftabak dürfte das nicht ganz so ausgeprägt sein, obwohl auch auf diesem Weg hohe Mengen Nikotin aufgenommen werden. Es ist zwar nicht so, dass das Schnupfen von Tabak die gesündere Sucht wäre – aber immerhin die weniger ungesunde.

Die Kulturgeschichte des Rauchens reicht weit länger zurück als die Entdeckung Amerikas durch die Europäer. Antike Autoren, darunter Plutarch und Herodot, berichten, dass die Griechen und Römer verschiedene Kräuter geraucht haben. Nicht mittels Pfeifen, sondern indem sie den Rauch der offen verbrannten Kräuter, darunter Pilsenkraut, Stechapfel – ebenso ein Nachtschattengewächs, vermutlich auch mit geringer psychischer Wirkung –, getrockneter Huflattich und auch Zyperngras, einander zugefächert oder ihn durch Rohre eingeatmet haben. Die wilden Skythen haben angeblich Hanfsamen auf glühende Steine geworfen und den Rauch eingeatmet und vor lauter Wohlbehagen geschrien, schrieb der griechische Arzt Apollodorus im vierten vorchristlichen Jahrhundert.

Bei den indigenen Kulturen Amerikas wurde ebenfalls bereits lange geraucht, und bei den Ureinwohnern Nordamerikas war das Tabakrauchen mittels Pfeife üblich. Dafür wurde schon Tabak verwendet, ganz im Gegensatz zur Alten Welt, die den Tabak noch nicht kannte. Tabakrauchen geschah aber bei diesen Kulturen in einem Gruppenritual mit einem religiösen oder sozialen Kontext und nicht als banale Konsumation.

1492 landete Kolumbus auf einer Insel, die zu den Bahamas gehört, und nur drei Tage später notierte er in sein Logbuch, dass ein Eingeborener, der in einem Einbaum vorbeiruderte, *trockene Blätter* bei sich gehabt habe, »welchen diese Menschen großen Wert beizumessen scheinen«. Wenige Tage später vermerkte er, dass zwei an Land geschickte Matrosen auf ihrem Wege Eingeborenen begegnet seien und diese »einen Feuerbrand und gewisse Kräuter in den Händen trugen, um sich damit zu beräuchern«. Mit anderen Worten: Man beobachtete, wie die Eingeborenen zu Rollen gedrehten Tabak rauchten – Zigarren. So kam das Tabakrauchen nach Europa, vorerst in Form des Zigarrenrauchens.

Mit der Rückkehr von Christoph Kolumbus 1494 in seine portugiesische Heimat kam die Tabakpflanze nach Europa, und sehr bald wandelte sich die Verwendung von Tabak weg von einem kultischen Gebrauch zu einem profanen, individuell benützten Genuss- und Konsummittel.

Bereits im 16. Jahrhundert war das Tabakrauchen über die Seewege fast weltweit verbreitet, und in der Folge wurde die Tabakpflanze auch in Europa angebaut. Vorerst waren es noch vor allem Seeleute und Soldaten, die dem neuen Laster frönten. Mittlerweile wurde der Tabak zumeist in der Pfeife geraucht.

Um 1700 kam Tabakrauch auch in anderen Gesellschaftsschichten an, und bald gab es wilde Kontroversen zu diesem neuen Thema. Zum einen entstand – auch von einem Teil der damaligen Ärzte betrieben – ein seltsamer Kult um Tabak als geheimnisvolles Allheilmittel. Zum anderen gab es heftige Proteste gegen das Tabakrauchen, das man damals *Toback Saufen* nannte. Vermutlich war es – wie auch heute nicht selten – zusätzlich mit Alkohol-*Saufen* verbunden.

Neben moralischer Kritik, die im Tabakrauch einen lasterhaften heidnischen Brauch sah, meldeten sich auch zunehmend Stimmen, die dem Tabak schädliche Wirkungen nachsagten. So unter anderem, dass der Rauchkonsum die Zeugungskraft des Mannes mindere (was heute bewiesen ist und als abschreckende Warnung auf Zigarettenpackungen deutlich zu lesen ist). Jedenfalls führte es den Rat der Stadt Bern im Jahr 1661 dazu, den Zehn Geboten ein elftes hinzuzufügen: »Du sollst nicht rauchen!«

Anfang des 17. Jahrhunderts erließ der englische König Jakob I. die ersten Rauchverbote. Er schrieb auch eine Streitschrift gegen den Tabak, vor allem gegen den extremen Gebrauch. Seine Anti-Tabak-Kampagne scheiterte jedoch, niemand kümmerte sich darum. Ein Passus aus dieser Streitschrift zeigt, wie sehr sich Tabak um diese Zeit bereits in London eingebürgert hatte: »*… der öffentliche Gebrauch desselben zu jeder Stunde und an jedem Ort ist nun so allgemein verbreitert, dass sich mancher Mann von gesundem Urteil und Charakter zuletzt gezwungen sieht, ihn ohne eigenen Wunsch zu übernehmen, sei es, weil er sich schämt, für einen Sonderling zu gelten, sei es, weil er tut wie einer, welcher Knoblauch isst, obwohl er ihn nicht mag, nur damit ihn der Geruch im Atem seiner Mitmenschen nicht belästigt.*« Offenbar ein früher Hinweis auf maximales Gruppenzwangsverhalten.

Es gab auch Gegenden, in denen Tabakrauch absolut verboten war und in denen mit Gewalt gegen Raucher vorgegangen wurde. Eine Zeit lang war das in China, in Russland und auch in der Türkei der Fall. Aber im 18. Jahrhundert setzte sich das Tabakrauchen schließlich überall durch.

Sehr erfolgreich wurde der Tabakkonsum schließlich mit der Erfindung der Zigarette in der zweiten Hälfte des 19. Jahrhunderts gesteigert. Eine wahrhafte Explosion der Umsätze gelang der Zigarettenindustrie durch die beiden Weltkriege – der Anteil der Zigaretten am Gesamttabakverbrauch stieg von zehn Prozent auf mehr als siebzig Prozent, und die Gesamtmenge der weltweit gerauchten

Zigaretten fünfzigmal (!) so groß wie vor dem Ersten Weltkrieg. Bei Aktien wäre das eine Steigerung um 5000 Prozent.

So ein *Erfolg* gelingt natürlich nur mit einem leicht verfügbaren Suchtmittel, das zudem durch die Inhalation rasch in das menschliche Gehirn und an die Neuronen des Belohnungssystems gelangt. Der prompte Wirkungseintritt und die danach rasch abklingende Wirkung bringen einen ebenso raschen Wiederholungswunsch und damit eine entsprechende Verhaltensfixierung mit sich.

Die Tabaksucht beim Rauchen ist vor allem deshalb so heftig, da sehr schnell große Mengen von Nikotin und Zusatzstoffen am Gehirn anfluten und dort ihre Wirkung entfalten: das *schnelle, kleine Glück*. Es ist auch kein Wunder, dass der Durchbruch der Zigarette gerade in Kriegszeiten begann: Schnell eine Zigarette tief inhalieren und auf in den nächsten Kampf. Das Leben ist kurz, und Belohnung – vielleicht die letzte – muss sein.

Seit der Zwischenkriegszeit hat eine ganze Industrie mit großem Engagement und gigantischen Werbebudgets intensiv daran gearbeitet, die Zigarette immer weiter zu verbreiten, nach dem Zweiten Weltkrieg noch erfolgreicher als davor. Es ist gelungen, aus einem rituellen Mittel indigener Völker mit einem Gebrauch von viermal pro Jahr ein Konsumprodukt mit einem Gebrauch von zwanzig- bis vierzigmal täglich zu machen. Mitunter auch öfter.

In den vergangenen zwanzig Jahren haben diverse gesundheitspolitische Maßnahmen und eine zunehmend kritische öffentliche Einstellung zu einem merkbaren Rückgang der Raucherquoten geführt. In vielen Industrieländern gibt es weniger Neueinsteiger, und der Anteil der jugendlichen Nichtraucher steigt, mit deutlicher Verzögerung bei noch dazu hohem Ausgangsniveau auch in Österreich.

Diese internationale Entwicklung bleibt auch der Tabakindustrie nicht verborgen – das ist der Grund, auf dem die Entwicklung der E-Zigaretten basiert. Streng genommen sind das keine Rauchwaren, da die Nikotin-Inhalation über Verdampfung erzielt wird. Die Nikotin-Abhängigkeit wird dadurch aber nicht geringer, das Werkzeug zur Nikotin-Sucht ist bloß ein anderes. Die Inhalation von Tabakrauch in die Lunge spielt derzeit noch die größte Rolle bei den unterschiedlichen Formen der Nikotinzufuhr und hier vor allem in Form von Zigaretten.

Es ist müßig, sich über die Vielfalt an Folgeschäden diverser Organe auszubreiten, das ist alles bekannt. Vielleicht macht es aber Sinn, darauf hinzuweisen, dass der Lungenkrebs bei Weitem nicht die einzige mögliche Krebsfolgeerkrankung bei Zigarettenrauchen ist. Auch das Risiko für Blasenkrebs und andere bösartige Tumore ist massiv erhöht. Asthmaartige Lungenerkrankungen und Erkrankungen des Lungengerüsts sind sehr häufige Folgen. Und natürlich kommt es zu einem erhöhten Herzinfarktrisiko, negativen Folgen auf die Herzkranzgefäße sowie auf die Blutgefäße generell. Weit weniger bekannt ist eine 2019 erschienene seriöse Studie, der zufolge auch wenige Zigaretten pro Tag, ja sogar nur eine, das Risiko für Herz-Kreislauf-Erkrankungen deutlich erhöhen. Erwähnt werden muss auch immer wieder, dass Rauchen in der Schwangerschaft dramatisch negative Auswirkungen auf das Ungeborene hat.

VOM RAUCH ZUM DAMPF

Es war im Herbst des Jahres 2019 eines der meistdiskutierten Themen in den USA: mysteriöse Lungenerkrankungen und sogar Todesfälle durch das Rauchen von E-Zigaretten. Massachusetts hat als erster Bundesstaat ein Verbot für E-Zigaretten verhängt, zumindest ein vorläufiges. Schuld an den Vorfällen hatten zweifellos spezielle Dampfflüssigkeiten, *Liquids*, die auch THC und öliges Vitamin E enthielten.

Es kam zu umfangreichen Diskussionen in der Welt der Experten, und letztlich bildeten sich zwei Lager: eines, das die E-Zigarette als Alternative und als das geringere Übel sieht. Untersuchungen in Zusammenarbeit mit dem britischen Nationalen Gesundheitsservice brachten bei E-Zigaretten bessere *Rauchstop-Ergebnisse* als verschiedene andere Nikotin-Ersatztherapien. Auch der österreichische Sozialmediziner und Pionier der österreichischen Antirauchkampagnen,

Michael Kunze, sieht bei E-Zigaretten einen Vorteil gegenüber der klassischen Tabakzigarette.

Auf der anderen Seite stehen Experten wie beispielsweise Tobias Esch, Präsident der europäischen Lungenfachärzte-Gesellschaft, der meint: »Wer E-Zigaretten zur Rauchentwöhnung empfiehlt, verkennt die Studienlage.« Auch E-Zigaretten seien gesundheitsschädlich und daher als Entwöhnungshilfe völlig ungeeignet. Laut der *Deutschen Gesellschaft für Pneumologie und Beatmungsmedizin* ersetzt man lediglich eine Sucht durch eine andere. Ähnlich kritisch sehen es auch Forscher im Fachjournal *Herz-Kreislauf Forschung*. Sie warnen vor Risiken des Dampfens für die Herzgesundheit. Die Liquids für das Dampfen enthalten Feinstaub, Metalle und Aromen, die kardiovaskuläre Probleme verursachen können. Außerdem enthalten die E-Zigaretten Nikotin und nicht nur harmlosen Wasserdampf. Es ist mittlerweile bekannt, dass über den inhalierten Dampf der Feinstaub in den Blutkreislauf eintritt oder zumindest eintreten kann und schließlich direkt auf das Herz wirkt. Einer der internationalen Experten zum Thema Herz-Kreislauf-Erkrankungen und Luftverschmutzung, der Amerikaner Lauren Wollt, hält das bei E-Zigaretten immerhin für möglich. Die Datenlage bisheriger Untersuchungen ist jedenfalls nicht ausreichend, um Entwarnung geben zu können.

Das Zusammenwirken von Nikotin, das den Blutdruck und die Herzfrequenz erhöht und die Arterien während der Inhalation akut verengt, und Feinstaub, der wiederum zu Verhärtungen und auch Entzündungen in den Herzkranzgefäßen führt, ist eine besonders unglückliche Kombination von Schädigungsmöglichkeiten. Letztlich muss man klarstellen, dass die Folgen von chronischem, also Langzeit-E-Zigarettenkonsum in Wirklichkeit noch gar nicht untersucht sind. Die potenziellen Schäden für das Herz sind daher definitiv noch nicht geklärt.

Ich halte die E-Zigaretten jedenfalls für eine ungünstige Entwicklung. Was ich besonders bedenklich finde, ist, dass auf diesem Weg auch Menschen mit dem Dampfen beginnen, die vorher gar nicht geraucht haben, bei denen also das Argument des geringeren Übels nicht gelten kann. Dazu kommt, dass viele Raucher auf eine Kombination von Dampfen und Rauchen traditioneller Zigaretten umgestellt haben – ein Unfug, den ich als selbst Betroffener schnell abgestellt habe. Es hat nicht lange gedauert, bis ich zu meiner üblichen täglichen Zigarettendosis noch *zusätzlich* gedampft habe, und das nicht gerade wenig. Das ist nicht verwunderlich, denn man dampft auch in an sich rauchfreien Zonen wie zum Beispiel in der Wohnung. Auch weil es oft angenehm riecht, daher hat der suchtkranke Raucher beim Dampfen viel weniger Hemmungen.

Besonders besorgniserregend ist die Zahl der Kinder und Jugendlichen, die mit bunt und chic wirkenden Produkten gelockt werden – und so mit dem Nikotindampfen beginnen. Der Wegfall mancher Rauchinhaltsstoffe bedeutet jedenfalls nicht, dass das Nikotin deswegen nicht seine abhängig machende Wirkung entfalten kann. Dampfprodukte sind in aller Regel sehr wohl nikotinhaltig.

Angeblich soll es eine kleine Subgruppe besonders schwer abhängiger, langjähriger Raucher geben, die vom *Vapen* (Dampfen) gesundheitlich profitieren. Ich sehe die Sachlage dennoch sehr ähnlich wie der deutsche Experte Tobias Rüther von der Universitätsklinik für Psychiatrie und Psychotherapie in München, der Leiter der Tabakambulanz: »Hier scheinen neue Kunden gezielt angelockt zu werden, und besonders ärgerlich ist, dass es sich dabei um Jugendliche handelt.« Es gibt viele Autoren und ärztliche Experten wie beispielsweise Dr. Nicholas Buchanan von der Universität Freiburg, die das genauso sehen: »Möglicherweise hätten die so zum Konsum von Nikotin verleiteten Kids nie mit dem Rauchen herkömmlicher Zigaretten begonnen …«

An amerikanischen Highschools konsumiert mittlerweile jeder fünfte Schüler E-Zigaretten, und die US-Gesundheitsbehörde warnt vor einer Epidemie des Dampfens – vor allem unter Jugendlichen. Laut WHO ist die Zahl der Dampfer in den USA von sieben Millionen im Jahr 2011 auf über vierzig Millionen im Jahr 2018 angestiegen. 2019 waren es schon rund fünfzig Millionen und für 2021/2022 muss man mit 55 Millionen rechnen.

Faktum ist, dass die großen Tabakkonzerne mittlerweile voll in das Geschäft mit E-Zigaretten eingestiegen sind. Mit sogenannten

Tabakerhitzern, die keine Verdampfer sind, sondern ein anderes System darstellen, verfolgen sie eine zusätzliche Strategie: Vor der Markteinführung eines bestimmten Tabakerhitzersystems legte der weltweit größte private Tabakkonzern umfangreiche wissenschaftliche Daten vor, welche die Vorteile dieser Methode darstellen. Erhoben in den eigenen Laboratorien!

NIKOTIN UND PSYCHE

Psychisch stellen sich bei mäßigen bis mittleren Dosierungen keine unmittelbar ungünstigen Wirkungen ein. Im Gegenteil sogar günstige, das bestärkt die Suchtentwicklung erst recht. Wenn mittelfristig allerdings die genannten Folgeerkrankungen eintreffen, kommt es spätestens zu diesem Zeitpunkt zu entsprechenden Verschlechterungen des psychischen Zustandsbildes.

Grundsätzlich gilt für die Tabak- beziehungsweise Nikotin-Abhängigkeit dasselbe wie für andere Süchte: ein enormer Drang (*Craving*), das Suchtmittel zu konsumieren, Kontrollverlust über Konsumbedingungen (am liebsten überall und jederzeit), Entzugserscheinungen bei Reduktion oder Beendigung des Konsums sowie anhaltender Konsum trotz des Auftretens von Folgeschäden und Entzugserscheinungen.

Sind diese Kriterien vorhanden, dann darf und muss man zu Recht von einer Tabaksucht sprechen. Die weit überwiegende Mehrzahl aller Raucher ist süchtig, Gelegenheitsraucher gibt es wohl, sie sind aber selten. Und wer täglich raucht, auch nur wenig, ist kein Gelegenheitsraucher mehr.

Da alle Süchte psychische Erkrankungen darstellen, handelt es sich auch bei der Tabaksucht um eine solche, und sie ist auch im Kodex der psychischen Erkrankungen gelistet. Die Kombination mit anderen psychischen Erkrankungen ist bei Rauchern höher als in der nicht rauchenden Bevölkerung, nicht als Folge des Rauchens, sondern als Folge der emotionalen Spannungen im Rahmen von psychischen Erkrankungen und der Kompensation dieser Spannungen im Raucherlebnis.

Auch die Entzugserscheinungen sind ähnlich wie bei anderen Substanzsüchten, allerdings selten von schweren körperlichen Entzugssymptomen gekennzeichnet, sondern es dominieren: Reizbarkeit, Unruhe, Konzentrationsschwäche, Appetitsteigerung, Schlafstörungen und *Craving*. Schon Sigmund Freud, der ein sehr massiver Zigarrenraucher war und als Folge dessen in seinen späteren Jahren an schwerem Mundhöhlenkrebs litt, beschrieb, dass er ohne Rauchen kaum in der Lage war, konzentriert an seinen Werken zu schreiben. Auch depressive, missmutige und ängstliche Entzugssymptome sind häufig.

All diese Beschwerden verführen bei einem extrem leicht verfügbaren Suchtmittel auch sehr leicht zum Rückfall. Dazu der legendäre Satz von Mark Twain: »Es ist ganz leicht, sich das Rauchen abzugewöhnen: Ich habe es schon hundert Mal geschafft.«

So war es auch bei Josef P., einem sechzigjährigen Mann, den ich vor dreißig Jahren in einem Wiener Krankenhaus aufgenommen habe: Er hatte einen kleinen Schlaganfall, der sich glücklicherweise sehr rasch rückbildete. Er war kein Risikopatient und hatte keinen hohen Blutdruck, keine Herzrhythmusstörungen, und trank laut eigenen Angaben keinen Alkohol. Aber er rauchte zwischen zwanzig und vierzig Zigaretten am Tag. Josef P. war Profi-Pokerspieler und spielte oft nächtelang durch. Er trank dabei nur einige Espressi.

Nachdem sich sein neurologisches Zustandsbild in Hinblick auf den Schlaganfall rasch gebessert hatte und er fast wieder in Ordnung war, setzte plötzlich eine heftige Entzugssymptomatik ein, die eigentlich auf Alkoholentzug schließen ließ: Er zitterte an den Händen, schwitzte stark und war extrem unruhig. Doch seine Leberwerte waren in Ordnung, und auch sonst gab es keinerlei für Alkoholismus verdächtige Befunde. Allerdings gestand er schließlich, dass es während dieser Pokernächte nicht zwanzig bis vierzig, sondern hundert bis hundertzwanzig Zigaretten waren, die er rauchte.

Josef P. hatte also massive Nikotin-Entzugserscheinungen und musste wie jemand mit mittelgradigem Alkoholentzug behandelt wer-

den. Wir glaubten lange Zeit nicht, dass dieser Entzug ausschließlich vom Nikotin kommen konnte, aber es war so.

Die Entzugssymptome hatten keine zehn Stunden nach der letzten Zigarette eingesetzt und waren gut behandelbar, was die Unruhe, nicht so sehr was seine Gier auf eine Zigarette betraf. Nach einigen Tagen konnte Josef P. entlassen werden, brauchte keine Beruhigungstabletten mehr und ebenso kein Schlafmittel. Drei Wochen später kam er zur Kontrolle, war noch immer Nikotin-abstinent, allerdings hochgradig gereizt und völlig unentspannt. Er bekam daher eine kleine Dosis einer antidepressiven Medikation, wobei es damals die heute beim Nikotin-Entzug verwendeten Antidepressiva noch nicht gab.

Drei Monate später war er rückfällig geworden, noch mit sehr geringer täglicher Zigarettenmenge. Weitere fünf Wochen später ging es ihm gut, er hatte auf mein Anraten eine Hypnosetherapie gemacht und es fürs Erste einmal geschafft. Die »Entzugsdepression« war mittlerweile völlig abgeklungen, und er war mit seinem Befinden recht zufrieden. All das war zu einer Zeit, als es noch keine Nikotin-Kaugummis gab. Josef P. hatte damit begonnen, normalen Kaugummi zu kauen. Ihm half es. Als ich ihn ein Jahr später zufällig wieder traf, kaute er noch immer …

Wen kommt das Rauchen teuer zu stehen? Mehr Männer als Frauen, aber das ändert sich derzeit – vor allem bei der Jugend. Fest steht, dass eine fünfzigjährige Raucherkarriere mit einem mittleren Konsum von zwanzig Stück täglich fast sicher die eigene Gesundheit kostet, abgesehen von den zusätzlichen Kollateralschäden für die Umgebung. Die finanziellen Suchtkosten liegen bei 70 000 bis 120 000 Euro, bei starken Rauchern bei 200 000 Euro, wobei hier die höheren Ausgaben für andere damit meist verbundene Konsumationen wie mehr Kaffee und/oder mehr Alkohol nicht mitgerechnet sind.

Aus volkswirtschaftlicher Sicht ist das viel schwieriger zu berechnen, denn da stehen Einnahmen der Tabakindustrie und für den Staat über die Tabaksteuern, Arbeitsplätze und alles, was damit verbunden ist, den Ausgaben für hohe Behandlungskosten bei den gesundheitlichen Folgeschäden gegenüber. Andererseits sterben Raucher durchschnittlich sieben Jahre früher und erleben infolgedessen viel seltener jene Krankheiten, die im höheren Lebensalter gehäuft auftreten, wie beispielsweise Parkinsonerkrankung oder Alzheimer-Demenz. Suchtkranke werden selten reich, Dealer und Produzenten zumeist schon.

Zwischen zwanzig und dreißig Prozent der Gesamtbevölkerung sind Raucher, darunter deutlich mehr Männer als Frauen. Die Raucherquote in einzelnen europäischen Staaten ist divergent, Österreich liegt trotz eines Rückgangs während der letzten Jahre mit rund 25 Prozent bei der rauchenden erwachsenen Bevölkerung im oberen Spitzenfeld, bei den Fünfzehn- bis Neinzehnjährigen mit fünfzig Prozent sogar an Europas Spitze.

Angesichts dieser Zahlen ist unverständlich, wieso ein Rauchverbot in der Gastronomie in Ländern wie Italien, Irland, Großbritannien, Finnland, Schweden, Norwegen oder Island wesentlich früher als in Österreich umgesetzt worden ist, wo man bis 2019 gebraucht hat.

WENN MAN AUFHÖREN WILL

… hört man am besten auf. Was Menschen letztendlich dazu bringt, dass dies auch gelingt, ist individuell. Da kann es bei dem einen ein simpler Ratgeber sein: Der beste Tipp dazu ist der Klassiker von Allen Carr, einem Ex-Kettenraucher, der mit seinem empfehlenswerten Buch *Endlich Nichtraucher* einen Meilenstein gesetzt hat. Er hielt auch *Endlich Nichtraucher*-Seminare im Sinne von Selbsthilfegruppen – auch das sehr erfolgreich und engagiert. Seine Ansicht, dass man seine Methode bei allen Süchten anwenden könne, teile ich zwar nicht und empfehle sie auch nicht, aber ich kenne Menschen, die nach seinem Buch erfolgreich rauchfrei geworden und geblieben sind. Im Grunde setzt er dabei mit einer massiven Überzeugungskampagne und mittels vieler äußerst vernünftiger Argumente eine geradezu positive Gehirnwäsche ein. Andere brauchen mehr beziehungsweise eine andere Form der begleitenden, bestärkenden Therapie.

Zu den psychotherapeutischen Methoden mit brauchbarem Wirksamkeitsnachweis gehören Kurzinterventionen, das dauert fünf Minuten beim Hausarzt und funktioniert am besten ohne moralisch erhobenen Zeigefinger. Es gibt auch Gesprächsführungsprogramme wie die *motivierende Gesprächsführung* oder auf Verhaltenstherapie basierende Einzel- oder Gruppentherapieprogramme. Beides übrigens gleich wirksam. Aber auch für Angebote wie Telefonberatung und Selbsthilfematerialien gibt es die beschriebene Wirksamkeit. Selbst angewandte verhaltenstherapeutische Maßnahmen mit Belohnung fürs Rauchfreisein haben günstige Wirkung.

Es ist zwar nicht wirklich wissenschaftlich belegt, aber dennoch hat auch eine ganz klassische, seriöse Hypnosetherapie einigen geholfen. Auf der medikamentösen Seite der Therapie wiederum gibt es drei Wege der Behandlung: Nikotin-Ersatzpräparate, ein Nikotin-Rezeptor-Medikament, das auch im Sinne einer Substitution wirkt, und auch bestimmte antidepressive Medikamente.

- Beim Nikotin-Ersatz ist zu bedenken, dass es ausreichend dosiert werden muss und speziell *Spiegelraucher* ein Präparat mit gleichmäßiger Nikotin-Abgabe brauchen, zum Beispiel Nikotin-Pflaster. Raucher mit Dosisspitzen, die situativ zeitweilig sehr viel rauchen, brauchen schnelle, hohe Nikotin-Zufuhr (Inhalator). Letzteres ist rein suchttechnisch keine sehr gute Variante. Auch Sublingualtabletten sind eine Möglichkeit, womit man schon nahe beim Zigarettenersatz durch den schwedischen Oraltabak *Snus* ist. Lungenrisiko ist damit keines verbunden, aber dafür besteht ein Risiko in der Mundhöhle. Außerdem werden viele, die dieses merkwürdige Geschmackserlebnis tolerieren, dann meistens *snussüchtig*. Jedenfalls sollten Nikotin-Ersatzpräparate nicht zu früh abgesetzt, sondern nach etwa drei Monaten ausgeschlichen werden.
- Das Nikotin-Rezeptor-Medikament heißt im Substanznamen *Vareniclin*, bei stark süchtigen Rauchern (über 5 Punkte im

Fagerström-Test) hat es eine gute Datenlage. Zumindest eine Verdopplung der Abstinenzrate ist das Ergebnis.

- Das am häufigsten verwendete Antidepressivum für den Nikotin-Entzug ist *Bupropion*.

Im unmittelbaren Nikotin-Entzug haben vermutlich Nikotin-Ersatzpräparate die beste Wirksamkeit, mittelfristig das erwähnte Bupropion und auf lange Sicht Vareniclin. Bei diesem Medikament geben die Hersteller an, dass es die belohnenden Eigenschaften des Nikotins imitiert.

Voraussetzung sind allerdings immer die Selbsterkenntnis, dass man süchtig ist, und die Entschlossenheit, dieser Sucht ein Ende bereiten zu wollen. Sehr hilfreich ist auch hier ein unterstützendes Umfeld, das am besten nicht raucht. Rauchgrenzen zu setzen, ohne zu moralisieren, kann sich auch sehr günstig auswirken.

Hier die digitale Interaktion mit einer Raucherin:

Haben Sie schon einmal versucht, mit dem Rauchen aufzuhören?
Ja.
Warum wollten Sie aufhören?
Wegen meiner COPD-Erkrankung.
Warum ist es Ihnen nicht gelungen aufzuhören?
Ich hatte Angst.
Wovor?
Vor den Entzugserscheinungen.
Wann haben Sie zuletzt versucht, mit dem Rauchen aufzuhören?
2015, nachdem ich die Diagnose bekam.
Inwiefern war COPD beim Aufhören das Problem?
COPD war der Grund, dass ich aufhören wollte.
Welche Entzugserscheinungen hatten Sie?
Ich wurde sehr unruhig, am besten beschreibt es das Wort »unrund«. Ich konnte mich und meine Umwelt nicht mehr ausstehen.
Haben Sie irgendetwas gegen dieses »Unrundsein« unternommen?
Nein, was hätte ich dagegen tun können?
Es gibt eine ganze Reihe von Möglichkeiten, dieses »Unrundsein«

günstig zu beeinflussen, aber bevor ich dazu Stellung nehme, noch eine Frage: Wie lange haben Sie es geschafft?
Drei Wochen …

Drei Wochen sind relativ lang, da ist der körperliche Entzug manchmal schon fast vorbei. Danach kommt allerdings die Phase der Entwöhnung, und viele Raucher werden gereizt (*unrund*), übellaunig und auch depressiv. Das hat neurochemische Gründe: Nikotin ist ein starkes Suchtgift und kann unser Belohnungszentrum stark aktivieren. Und ja, es gibt in dieser Phase einige Möglichkeiten, die helfen können: Zum Beispiel hilft das Antidepressivum Bupropion. Abgesehen davon, gibt es auch unterstützende Vitamin- und Pflanzenmischungen, Einzelgespräche, Gruppentherapien und vieles andere mehr …

CANNABIS

Drogen bringen Ersatz, nie Befriedigung.
Die Tatsache, dass etwas ersetzt werden muss,
bedeutet, es hat etwas gefehlt.
WERNER SCHNEYDER

VON DER HAUSKATZE ZUM SÄBELZAHNTIGER

Cannabis hat einerseits eine jahrtausendealte Tradition als Nutz- und Heilpflanze, gehört jedoch andererseits zu den ältesten bekannten Rauschmitteln. Die Verbreitung ist heute beinahe weltweit, und es ist die am meisten verwendete illegale Droge. In früheren Zeiten wurde Cannabis gegen Durchfall und Fieber, als Beruhigungs- und Betäubungsmittel bei schweren Erkrankungen und zur Linderung von Schmerzen verwendet.

Mit der immer größeren Verbreitung wurde die Hanfpflanze allerdings mehr und mehr als Rauschmittel eingesetzt und breitete sich vor allem im Orient rasch aus, zum Teil auch wegen des Alkoholverbots im Islam.

In Europa war Hanf lange Zeit eine wichtige Kulturpflanze zur Fasergewinnung, die Rauschwirkung bestimmter Sorten stand ursprünglich völlig im Hintergrund und wurde erst im beginnenden 20. Jahrhundert ein massives Thema. Vermutlich nahm der sogenannte *Krieg gegen Drogen* in dieser Zeit seinen Anfang.

Je nachdem, wo die Hanfpflanze wächst, sind unterschiedlich hohe Konzentrationen der Inhaltsstoffe festzustellen. Die Zahl der Inhaltsstoffe reicht von etwa 200 bis über 500 verschiedene Substanzen, ein relativ kleiner Teil davon sind *Cannabinoide*. Für die Wirkung von Cannabis dürften aber auch sogenannte Terpene und *Flavonoide* mitverantwortlich sein.

Man muss bei der Hanfpflanze, also bei Cannabis, verschiedene Anteile unterscheiden: Ein Produkt davon ist *Marihuana* – das umgangssprachlich auch *Gras* genannt wird. Hierbei handelt es sich überwiegend um getrocknete und zerkleinerte Pflanzenteile der weiblichen Cannabis-Pflanze sowie deren Blüten.

Die berauschende Wirkung hängt vom THC-Gehalt (*Tetrahydrocannabinol*) und dem dazu in Relation stehenden CBD-Gehalt (*Cannabidiol*) ab. CBD hat keinerlei berauschende Wirkung, im Gegenteil, es scheint die berauschende Wirkung des THC zu reduzieren.

Bei Gras als Mischung verschiedenster Pflanzenteile ist der THC-Gehalt in der Regel nicht sehr hoch. Haschisch hingegen besteht hauptsächlich aus dem Harz des Blüteninneren, der sogenannten Blütenstände der weiblichen Cannabis-Pflanze. Während Marihuana ein Gemisch von grünen Pflanzenteilen ist, sieht Haschisch völlig anders aus und besteht aus festen, dunklen, braunen Brocken. Die Konsistenz ist hart, und es wird zu Platten oder zu Klumpen gepresst.

Von der Hauskatze zum Säbelzahntiger – ungefähr so lässt sich die Entwicklung von Cannabis beziehungsweise den synthetischen Cannabinoiden während der letzten sechzig Jahre beschreiben.

Es gibt eine Reihe von Gründen, die dafürsprechen, dass Cannabis keine schwere Droge ist. Beispielsweise gibt es keine Todesfälle durch Intoxikation, und das bei fünf Prozent der Bevölkerung, die regelmäßig irgendeine Art von THC-haltigem Hanfprodukt konsumieren, zumeist nicht täglich, aber doch weit öfter als nur einmal pro Jahr. Der Prozentsatz der damit in Verbindung stehenden Gewaltdelikte ist im Vergleich zu Alkohol sehr gering, es gibt Zigtausende Konsumenten von Hanfprodukten, die weder gravierende psychische noch körperliche Probleme im Zusammenhang damit entwickeln.

Das Suchtpotenzial ist grundsätzlich nicht sehr ausgeprägt, körperliche Entzugserscheinungen kommen in einem nur geringen und nicht bedrohlichen Ausmaß vor. Weiters muss man feststellen, dass die Kriminalisierung von Hanfproduzenten und auch -konsumenten infolge der großen Verbreitung und geringen Gewinnspanne wenig Sinn macht. Im Gegenteil könnte sie sogar zur Förderung kriminellen Verhaltens führen. Dieser Umstand ist einigermaßen belegbar.

Auf der anderen Seite steht, dass zunehmend mehr und zunehmend immer jüngere Menschen zu THC-haltigen Hanfprodukten greifen und Befunde der letzten Jahre eine massive neurologische Entwicklungsstörung infolge Cannabis bei unter 18-Jährigen aufzeigen. Die Cannabis-Produkte werden immer THC-reicher und gleichzeitig CBD-ärmer. Das bringt mit sich, dass sie mit einem immer höheren Risiko für psychotische Entgleisungen verbunden sind. Die konsumierten Mengen an sowohl Rauch – der Hanfrauch ist allein schon von den Rauchinhaltsstoffen um einiges gefährlicher als Tabak – als auch Milligramm-THC erreichen schwindelerregende Höhen und lösen heftige Symptomkombinationen im Bereich *Denken – Konzentration – Motivation* aus. Man spricht hier von einem *demotivationalen Syndrom*. Davon Betroffene haben, wie der Begriff schon sagt, wenig Motivation für was auch immer, kümmern sich weder um sich selbst noch um andere und sind eher emotional leer.

Es scheint, dass hohe THC-Konzentrationen heftige und auch anhaltende *Gehirnvernebelungen* mit sich bringen und daher der Weg zurück in ein sozial integriertes Leben außerhalb von Cannabis-Zirkeln immer schwieriger wird. Psychosen vor allem bei jungen Cannabis-Konsumenten nehmen zu. Die internationale Drogenkriminalität hat entdeckt, dass sich THC-armer Hanf oder Kräuter, besprüht und imprägniert mit THC-reichen Extrakten oder synthetischen Cannabinoiden, unter der Bezeichnung *Spice* gut verkaufen.

Aufgrund der wesentlich massiveren Wirkung gibt es jede Menge psychischer Folgen. Synthetische Cannabis-Produkte, die Cannabinoide imitieren und an die Cannabis-Rezeptoren im Gehirn intensiv andocken, werden zunehmend unkalkulierbar in Wirkung und Schadensrisiken.

Während zum einen Cannabis eindeutig nicht die Einstiegsdroge schlechthin ist, das sind Nikotin und Alkohol, gibt es andererseits kaum einen Amphetamin-, Meth-, Kokain- oder Ecstasy-Konsumenten, der davor nicht Cannabis geraucht hat. Wie bereits erwähnt, ist die körperliche Abhängigkeit keine besonders dramatische Angelegenheit, die psychische Abhängigkeit hingegen ist jedoch offensichtlich über viele Jahre unterschätzt worden.

Mit anderen Worten: Das heutige Cannabis hat mit dem Gras meiner Jugendzeit, gemischt mit viel Tabak, geraucht in einem Joint, mit einem THC-Gehalt von fünf Prozent und ausreichend CBD als Gegengewicht dazu, nichts zu tun. Die Konsumenten nehmen heute Hochzüchtungen mit zwanzig Prozent THC und darüber hinaus und noch wirksameren synthetischen Cannabinoiden bei geringem CBD-Gehalt zu sich – das ergibt definitiv andere Wirkungen.

Cannabis, egal, in welcher Form auch immer konsumiert, ist heute nicht eine Droge, sondern es sind mehrere, sehr unterschiedliche Drogen. Und zwei Joints im Monat ist etwas anderes als mehrere *Bongs* pro Tag. Die Wirkung von THC an den Rezeptoren der Nervenzellen hält stundenlang an (was eher gegen eine starke Suchtpotenz spricht), und trotzdem sieht man Menschen, die den ganzen Tag lang bekifft sind. Aktuell gibt es eine Schwankungsbreite des Gehaltes an THC zwischen vier und 28 Prozent. Das ist ein Riesenunterschied (auch was CBD betrifft). Das ist mit der Wirkungsdifferenz vom Konsum einer 0,5-Liter-Flasche Bier versus einer 0,5-Liter-Flasche Whisky vergleichbar. Die Konsumation dieser zwei verschiedenen Produkte sind zwei verschiedene Geschichten – ähnlich dem Vergleich zwischen einer Hauskatze und einem Säbelzahntiger.

Sven war nie ein einfaches Kind. Zuerst war er ein Schreibaby und bereits im Kindergarten auffällig, da er sich überhaupt nichts sagen ließ. In der Volksschule wurde er ruhiger, war zumeist gelassen, weder hyperaktiv noch verträumt, aber er hatte keinen Respekt vor sogenannten Autoritätspersonen und daher ständig disziplinäre Schwierigkeiten. Sven war sehr intelligent und hatte keine schulischen Probleme.

Auffällig war seine geringe Schmerzwahrnehmung, er hatte keine Angst – keine Skipiste war zu steil und kein Sprungbrett zu hoch. Nach der vierten Klasse Gymnasium wechselte er auf eigenen Wunsch die Schule. Die Hoffnung der Eltern war groß, dass er sich dort in die neue Klasse gut einfügen würde. Aber weit gefehlt, es wurde immer schlimmer.

Mit vierzehn Jahren weigerte er sich, in die Schule zu gehen. Er schlief bis elf Uhr vormittags. Grenzen, die ihm seine gutbürgerlichen Eltern aufzeigten, ignorierte er im günstigsten Fall, im ungünstigsten reagierte er aggressiv darauf. Er warf mit Gegenständen und Schimpfwörtern um sich und hatte seine Impulse überhaupt nicht im Griff. Auch wenn er eher gelangweilt wirkte, konnte er von einer Sekunde zur nächsten zornig werden. Familienleben gab es keines mehr, Sven zog sich in sein Zimmer zurück, das immer mehr verwahrloste. Meistens schlief er auswärts bei einem älteren Freund. Schließlich begann er regelmäßig Dinge zu »verlieren«: teure Jacken, Fahrräder etc.

Irgendwie gelang es der Familie, Sven zu einer psychologischen Untersuchung am Jugendamt zu motivieren. Bei einem ausführlichen Test hatte er zwar gute Werte in der Wortintelligenz, aber enorme Konzentrationsschwierigkeiten und stark reduzierte planerische Fähigkeiten. Letztendlich gestand er, Cannabis zu konsumieren. Details nannte er vor den Eltern nicht, aber es dürfte viel und THC-reich gewesen sein, finanziert von einem allzu üppigen Taschengeld und den regelmäßig »verlorenen« Gegenständen.

Auch im Rahmen der Pubertät ist es mehr als ungewöhnlich, wenn ein Vierzehnjähriger seine Eltern beschimpft, belügt und betrügt, von sich aus beschließt, die Schule zu beenden, auswärts zu schlafen und keine Rücksicht auf irgendetwas oder irgendjemanden zu nehmen. Und es ist auch ungewöhnlich, wenn ein kaum Fünfzehnjähriger offenbar schon seit Monaten Cannabis konsumiert, und das vermutlich hoch konzentriert.

Eine genaue Diagnose zu Sven kann ich nicht machen, da ich ihn nicht persönlich kenne, aber es gibt junge Menschen, die gerade während der Pubertät, in der das Organ *Gehirn* einen Prozess der starken Neuorganisation – *Neuverkabelung* – durchläuft, auf größere Mengen THC über einen gewissen Zeitraum so oder ähnlich reagieren. Alle ungünstigen Eigenschaften eines Menschen verstärken sich massiv. Die Konzentrationsstörungen sind obligat, eine Art *Gehirnnebel*, die Aggressionsdurchbrüche und der Verlust planerischer Fähigkeiten deuten darauf hin, dass bestimmte Areale im Stirnhirn zumindest vorübergehend geschädigt wurden.

Die Diagnose würde somit Cannabis-Sucht, vermutlich mittelschwer, mit gravierenden Störungen des Denkens und des Sozialverhaltens lauten. Das erklärt allerdings in keiner Weise, wie diese Erkrankung entstanden ist, aber wie bei allen Diagnosen wird auch hier nur der aktuelle Zustand aufgezeigt und nicht die Entstehungsgeschichte. Das ist zum Beispiel bei einem Magengeschwür nicht anders, das ist eine Diagnose, aber keine Entstehungsgeschichte.

Carla W. ist Psychotherapeutin, 66 Jahre alt, gebildet und an vielem interessiert, eine Dame. Sie hat bereits schwierige Phasen in ihrem Leben gemeistert und jahrelang ihren krebskranken Mann betreut. Wenige Wochen nach ihrem sechzigsten Geburtstag verstarb er. Kinder und Enkelkinder halfen ihr über die erste Zeit des Verlustes hinweg.

Von schweren Krankheiten war sie selbst bis jetzt verschont geblieben, sie ging regelmäßig zu Vorsorgeuntersuchungen und musste kein einziges Medikament nehmen. Carla W. war ein rundum nicht süchtiger Mensch. Sie hatte nie geraucht, Alkohol nur selten und wenig getrunken, weder Cannabis noch irgendwelche anderen Substanzen je probiert, eine Kopfschmerztablette brauchte sie vielleicht alle drei Jahre einmal.

Mit 67 Jahren erkrankte Carla an einer Trigeminusneuralgie, vermutlich im Zusammenhang mit einem kleinen zahnärztlichen Eingriff, eine Wurzelentzündung eines Backenzahnes hatte saniert werden müssen. Eine Trigeminusneuralgie ist eine sehr schmerzhafte und oft auch rätselhafte Erkrankung, bei der es zu einer Reizung dieses Gesichtsnervs gekommen ist und in der Folge attackenartige, heftige Schmerzen von der Nase bis zum Ohr, oftmals auch im Kieferbereich oder an den Zähnen auftreten können. Jede Berührung der Zähne kann sich dann wie ein elektrischer Schmerzreiz anfühlen.

Manchmal traten diese akuten Schmerzen bei Carla nach Kaubewegungen oder bei heißen oder besonders kalten Getränken auf, häufiger jedoch ohne irgendeinen Anlass. Sie bekam Schmerzmittel, die einmal mehr und einmal weniger halfen, zumeist allerdings weniger. Sie wurde mehrfach zahnärztlich komplett gecheckt, mehrere Röntgen- und Computertomografie-Untersuchungen ergaben keinen aktuellen Schaden. Das kommt bei Trigeminusneuralgien immer wieder vor.

Nachdem die Behandlung mit den zunehmend stärkeren Schmerzmitteln keine befriedigenden Resultate brachte, war die nächste Stufe der Trigeminusneuralgie-Behandlung erreicht und Carla erhielt eine Dauermedikation mit einem antiepileptischen Medikament namens Carbamazepin. Dieses Mittel ist häufig wirksam, allerdings vertrug Carla das Medikament nicht. Es wurde ihr übel.

An diesem Punkt angekommen, beginnen viele Patienten zu verzweifeln, aber Carla suchte weiter nach einer passenden Therapie. Letztlich war es ihr Hausarzt, der ihr zuerst ein CBD-Präparat und nach einem Monat Wirkungslosigkeit »Dronabinol«-Tropfen empfahl, und es dauerte nicht lange, bis es ihr wirklich half – und weiterhin hilft.

Sie nimmt zwei Tropfen morgens und vier Tropfen abends, ist in keiner Weise beeinträchtigt und seit Monaten fast schmerzfrei. Carla plant, in enger Absprache mit ihrem Hausarzt die Dosis auch wieder zu reduzieren, obwohl dieser die Medikation eher als eine Dauermedikation sieht. Carla ist in ihrem Verhalten völlig unverändert, sie fährt Auto und hat auch sonst keine Einschränkungen. Heute findet es Carla geradezu lustig, dass gerade bei ihr ein Cannabis-Präparat so gut hilft.

Das ist jetzt keine Empfehlung, THC-Tropfen als erste Wahl bei Trigeminusneuralgie zu nehmen, aber es gibt Erkrankungen besonders schmerzhafter Art, bei denen die Möglichkeit der Therapie mit THC-Tropfen besteht, besonders wenn andere Medikamente keine Wirkung zeigen. Bei Menschen mit schweren und schwersten chronischen Schmerzen, Übelkeit, Schlaflosigkeit etc. infolge fortgeschrittener Krebserkrankungen ist es ohnehin absurd, diese Form von Hilfe wegen Suchtgefahr zu verweigern.

DIE OPIUM-FAMILIE

Die Dosis bestimmt, was ein Gift ist.
PARACELSUS

VOM GOTT DES TRAUMES ZUM GOTT DES TODES

Alles beginnt mit einer der ältesten Kulturpflanzen Europas, die nicht zufällig Schlafmohn – *Papaver somniferum* – heißt. Seine Verwendung ist in Südeuropa seit der Jungsteinzeit vor 6000 Jahren nachgewiesen. Mixturen mit dem daraus gewonnenen Opium lassen sich in Ägypten bis in das frühe zweite Jahrtausend vor Christus zurückverfolgen. Im antiken Griechenland ist die Mohnkapsel das Symbol für Morpheus, den Gott des Traumes, für Nyx, die Göttin der Nacht, und für Thanatos, den Gott des Todes.

Die Sumerer und die Ägypter schätzten die Heilkräfte des Mohns ebenso wie die Griechen. Missbrauch zu Suchtzwecken war während der späten Epochen Roms in besseren Kreisen durchaus verbreitet, ganz im Gegensatz zur griechischen Antike, in der die Verwendung ausschließlich medizinisch oder kultisch war. Die Römer der späteren Epochen hingegen waren schon ein Volk von Konsumenten.

Der Milchsaft, der durch Anritzen aus unreifen Samenkapseln gewonnen wird, enthält eine ganze Reihe von sogenannten Alkaloiden. Alkaloide sind eine große Gruppe sehr unterschiedlicher Substanzen, gemeinsam ist ihnen nur, dass sie aus der Natur stammen und bei Einnahme Wirkungen auf den menschlichen Organismus haben. Zumeist, wie zum Beispiel bei Coffein, aktivierende, aufputschende, aber zum Teil auch berauschende und dämpfende Wirkungen. Der Milchsaft der Mohnkapsel wird in getrockneter Form Opium genannt. Ein Teil davon ist Morphin, Morphium und Codein. Allerdings enthält Opium auch viele andere Alkaloide. Rohopium enthält etwa fünf bis zwanzig Prozent Morphium.

Ärzte aus dem Orient entdeckten im 8. Jahrhundert nach Christus die konzentrierte Wirkung des Opiumsaftes. Das frühe Christentum, das in Krankheiten grundsätzlich eine Strafe Gottes sah, verbot die Anwendung von Opium als schmerzlinderndes Mittel, ansonsten würde man heute bei schwer schmerzgeplagten Krebspatienten diese Therapiemöglichkeit nicht so oft unterlassen.

Nicht die unreifen Samenkapseln, sondern die ausgereiften Samen des Schlafmohns werden für Speisen benützt und haben einen vernachlässigbaren Morphingehalt, zumindest in Österreich, wo heutzutage nur morphinarme Mohnsorten zum Anbau zugelassen sind – für Mohnstrudel und Mohnweckerl etc. Zum Teil gibt es aber auch Backmohn aus Billiglohnländern, der wie bei uns früher mitunter relativ hohe Opiat-Gehalte aufweist.

Die Produktion von Opium war hier nicht üblich. Allerdings waren in früheren Zeiten morphinreiche Mohnsorten gebräuchlich. Mohn wurde im bäuerlichen Bereich noch bis zur Mitte des vergangenen Jahrhunderts in Form des *Mohnzutz* missbraucht. So wurden Kleinkindern mithilfe von Mohn und Honig und gelegentlich auch zusätzlichem Schnaps am Schnuller ruhiggestellt, damit die Eltern ungestört auf dem Feld arbeiten konnten.

Eine schädliche, sogar gefährliche Prozedur, bei der bis in das 20. Jahrhundert hinein Kinder starben. Die Schäden für die Gehirnentwicklung der *Mohnzutz-Kinder* waren teils beträchtlich, die psychischen Folgen oft gravierend, einem Fetalen Alkoholsyndrom (FAS) nicht unähnlich. Die halbe Bevölkerung ganzer Landstriche war in ihrer Intelligenzentwicklung schwer beeinträchtigt.

Es war ein deutscher Apotheker, der aus Opium erstmals Morphin isolierte. Friedrich Sertürner nannte den Stoff zunächst Morphium – nach Morpheus, dem griechischen Gott der Träume.

Heroin wiederum ist ein halbsynthetisches Produkt aus Morphium und wurde in Deutschland von der Firma Bayer erstmals synthetisiert. Dieser Wirkstoff wurde tatsächlich als Medikament vertrieben, und Bayer ließ sich diese Substanz *Diacetylmorphin* unter dem heroischen Markennamen *Heroin* schützen – eingetragen im deutschen Handelsregister am 16. Mai 1898. Das *Medikament Heroin* wurde damals vollkommen unkritisch eingesetzt. Es gab auch eine massive Werbekampagne, in erster Linie wurde es als Mittel gegen Husten und als Schmerzmittel angepriesen, manchmal auch nur gegen Kopfschmerzen. Die Einnahme erfolgte oral, also in Form von Tabletten oder Tropfen.

Innerhalb weniger Jahre erkannte man, dass Heroin eine noch höhere Potenz für Gewöhnung, Abhängigkeit und Sucht aufwies als Morphium. Diese Erkenntnis war aber nur wenigen Ärzten bekannt, vermutlich ist das sowohl auf die orale Einnahme und die dadurch deutlich schwächere Wirkung als auch auf ein aggressives Marketing zurückzuführen. Dennoch blieben die Umsätze in Europa eher bescheiden. In den USA gab es allerdings zahlreiche Opium- und Morphium-Abhängige, und viele davon wechselten zu Heroin, da es wesentlich stärker wirksam ist.

In der Zeit der Alkohol-Prohibition, teilweise auch schon davor, gab es in den USA – je nach Bundesstaat – bereits Opium-, Morphium- und Heroin-Verbotsgesetze. Trotz aller möglichen Verbote kam es aber nach dem Zweiten Weltkrieg und auch nach dem Vietnamkrieg zu einem gewaltigen Anstieg des Heroin-Konsums, und die Zahl der Heroin-Süchtigen stieg. Grund dafür war einerseits, dass viele Soldaten in diesen beiden Kriegen mit Morphium oder Heroin in Kontakt gekommen waren, teils auch, weil es als Schmerzmittel verwendet wurde.

Ein anderer Grund war, dass die italienische Mafia nach 1945 mithilfe ihrer Querverbindungen zur italienisch-amerikanischen Mafia massiv in dieses hochprofitable Geschäft einstieg, da Kriege immer eine Form der seelischen Entwurzelung mit sich bringen, die den Boden für derartige Entwicklungen aufbereitet. Friedenssicherung und psychosoziale Unterstützung bedeutet immer auch Kriminalitätsreduktion. Im Vietnamkrieg dürften an die zwanzig Prozent der dort eingesetzten US-Soldaten mehr oder weniger regelmäßig Heroin konsumiert haben. Viele davon waren und blieben süchtig, aber noch mehr hörten wieder damit auf.

Es gibt zahlreiche Hinweise, dass entscheidend war, wie die zurückgekehrten US-Soldaten sozial integriert wurden, ob sie einen Job fanden, finanzielle Reserven und einen sozialen *Airbag* hatten und im Wesentlichen körperlich und psychisch gesund oder massiv beeinträchtigt waren. Generell war und ist der Umgang der Vereinigten Staaten mit ihren Heimkehrern alles andere als ein Ruhmesblatt. Durch Krieg und Elend devastierter Menschengruppen sowie die durch Illegalität wurde der internationale Drogenschmuggel und -handel erst so richtig möglich – Prohibition und Kriminalität gehen meist miteinander einher.

Für Heroin braucht man Opium, um daraus Morphium und in der Folge Heroin herzustellen. Die Hauptkonsumenten sind Westeuropa und die USA. Die Produktionsstätten sind zum einen die drei benachbarten Staaten Afghanistan, Pakistan und der Iran, zum anderen das Goldene Dreieck, also die Grenzregion zwischen Myanmar, Thailand und Laos. Immer öfter wird Schlafmohn für die Opium-Herstellung auch in Mexiko und Kolumbien angebaut. Sowohl die Handelswege als auch die Preise variieren je nach aktueller Strategie und jeweiliger Macht der Drogenkartelle.

Grundsätzlich ist Heroin oral einnehmbar, aber es kann auch – wie Kokain – geschnupft, geraucht oder intravenös verabreicht werden. Die häufigste Einnahmeform ist die intravenöse Form, die eine ganze Flut von medizinischen Sekundärproblemen nach sich zieht: HIV, Hepatitis B und C, Spritzenabszesse, Blutvergiftungen etc.

Die Mehrheit der Heroin-Abhängigen hat darüber hinaus eine Reihe anderer psychischer Krankheiten, vor allem Persönlichkeitsstörungen und bipolare Erkrankungen. Die Lebenserwartung von Heroin-Abhängigen, die Heroin nicht als einzige illegale Substanz konsumieren und außerdem häufig Alkohol trinken, ist deutlich herabgesetzt. Hauptgrund dafür sind eher Zweiterkrankungen durch die intravenöse Verwendung sowie eine völlige Verwahrlosung, die eigene Gesundheit betreffend.

Thomas Sydenham war der anerkannteste Arzt Großbritanniens im 17. Jahrhundert und wurde auch als der *englische Hippokrates* bezeichnet, da er die 2000 Jahre alte hippokratische Schule erneuerte.

Er schrieb: »Unter all den Mitteln, welche dem Allmächtigen beliebt haben, dem Menschen zur Linderung seiner Leiden zu geben, ist keines so umfassend anwendbar und so wirksam wie Opium.«

Daran hat sich bis heute, fast vier Jahrhunderte später, nichts geändert, wenn es zum Beispiel darum geht, Tumorpatienten Erleichterung zu verschaffen. Das gilt ebenso für alle anderen Schwerkranken, die ja meistens unter massiven Schmerzen leiden, und auch für frisch Operierte nach besonders schmerzhaften Eingriffen.

Morphine sind heute ein fixer Bestandteil der komplexen Schmerzbehandlung in verschiedenen medizinischen Fächern. Und das ist gut und wichtig. Es ist ein Kunstfehler, bei jemandem, der nur mehr eine sehr begrenzte Zeit unter unerträglichen Schmerzen zu leben hat, wegen Suchtgefahr Morphium und verwandte Substanzen nicht anzubieten. Es ist dumm und vor allem unmenschlichen.

Aber genauso ist es ein schwerer Fehler, Morphine einzusetzen, wo es eindeutig nicht angebracht ist, eine solch gravierende Therapie anzuwenden, wie beispielsweise bei einer ganzen Reihe von leichten bis mittleren Schmerzzuständen, und das womöglich über längere Zeit.

DIE US-OPIAT-EPIDEMIE

2017 hatte das Sterben durch Opiate in den USA einen ersten Höhepunkt erreicht: mit beinahe 50 000 Toten – deutlich mehr als durch Verkehrsunfälle oder Schusswaffengebrauch. Die Sterblichkeitsrate durch Opiat-Überdosierungen war mit 17 Menschen pro 100 000 Einwohnern so hoch wie noch nie. 2018 gab es in den USA zum ersten Mal seit drei Jahrzehnten einen leichten Rückgang von wenigen Prozent und seitdem kaum eine signifikante Veränderung.

Spätestens seitdem das Sterben durch Opiate eine der drei häufigsten Todesursachen bei der männlichen weißen Bevölkerung zwischen zwanzig und sechzig Jahren wurde, war klar, dass eine geradezu seuchenartige endemische Problematik Einzug gehalten hatte. Tatsächlich liegen die Todesraten etwa achtmal höher als in Österreich.

Begonnen hatte diese Entwicklung bereits in den 1990er-Jahren. Die Ausgangsbasis in den USA ist vor allem deshalb kritisch, da die öffentliche Gesundheitsversorgung mangelhaft ist und rund fünfzig Millionen Einwohner nicht versichert sind – und das bei einer Gesamtpopulation von über 330 000 Millionen. Darüber hinaus gibt es viele Millionen Amerikaner, die unterversichert sind. Beide Gruppen können sich aufwendige Therapien oder eine ausreichend lange Regeneration nicht leisten. Wirksame Schmerztherapien haben daher eine besondere Bedeutung.

Nun gibt es eine ganze Reihe von Medikamenten, die bis zu Schmerzen mittleren Grades hilfreich sein können und deren Gebrauch auch zeitlich begrenzt sein sollte. Allein das ist schon fraglich, wenn Erkrankungen, die mit ausgeprägten Schmerzen verbunden sind, nicht entsprechend auskuriert werden. Der Schmerz hat insofern einen Sinn, als er anzeigt, dass etwas nicht in Ordnung ist. Es gibt zahlreiche Schmerzmittel, die keine Suchtgifte enthalten, und zwar nicht harmlos, aber auch nicht so dramatisch sind. Bei den Präparaten selbst gibt es diverse Namen und darunter viele, die aus der Substanz *Paracetamol* bestehen, wobei im angloamerikanischen Raum meist der Substanzname verwendet wird. Zwar ist auch Paracetamol wegen der möglichen Nebenwirkungen nicht ungefährlich, aber, wie bereits erwähnt, eine große Suchtpotenz hat es nicht.

Take a paracetamol ist ein Rat, den man von den USA bis Australien und auch in Großbritannien oft hört. Eine Gewöhnung, bei Schmerzen häufig etwas einzunehmen, ist der erste Schritt der Konditionierung. Wenn nun noch eine Erkrankung mit häufigem Schmerz (zum Beispiel verschiedene Wirbelsäulenleiden mit Rückenschmerz oder ein Hüftleiden, das man nicht auskurieren kann) dazukommt, dann folgt der nächste Schritt: die dauerhafte Einnahme. Das bedeutet: Die Wirkung eines leichten bis mittleren Schmerzmittels beginnt mit der Zeit nachzulassen. Genau bei diesem Punkt haben amerikanische Pharmaunternehmen eine neue Variante auf den Markt gebracht und auch dementsprechend beworben: Opiate. Die derzeitige

Opiat-Epidemie in den USA mit über 500 000 Todesfällen durch Überdosierungen seit dem Jahr 2000 wurde zu einem großen Teil durch die freizügige Verordnung von Opiaten in der Schmerztherapie ausgelöst. Auch in den chirurgischen Notfallambulanzen wurden Opiate großzügig eingesetzt. Zeitweise wurde fast jeder fünfte Patient (!) mit einem Opiat-Rezept entlassen.

So auch beispielsweise der Sänger, Komponist, Musikproduzent, Schauspieler und Regisseur Prince Rogers Nelson, ein genialer Künstler, ein Musikgenie und bereits zu Lebzeiten eine Legende. Er gewann sieben Grammy Awards, einen Oscar, einen Golden Globe und war eine der schillerndsten Persönlichkeiten der Musikbranche der 1980er-, 1990er- und auch noch der 2000er-Jahre.

Sein Tod durch eine Opiat-Vergiftung ist ein medizinischer Skandal und steht prototypisch für die Opiat-Katastrophe in den USA. Prince war in jeder Weise eigenwillig, so auch in seiner jahrzehntelangen öffentlich geäußerten Abneigung gegenüber Drogen. Zu einer Zeit, in der so viele große Musiker auf irgendetwas *drauf* waren, propagierte er einen gesunden Lebensstil und lebte ihn auch. Er war zeitlebens Nichtraucher und auch bekennender Vegetarier. Bei seinen Auftritten durfte weder Alkohol getrunken noch geraucht werden, und das galt auch für seine Musiker. Bereits in jungen Jahren stand er mit High Heels auf der Bühne. Seine wilden Performances ruinierten jedoch mit den Jahren seine beiden Hüften. Mit fünfzig dürfte er wegen der schweren Gelenksabnützung in beiden Hüften und den daraus resultierenden massiven Schmerzen mit Schmerzmitteln begonnen haben. Es war eine Art Albtraum der amerikanischen Schmerzbehandlung: Sehr wahrscheinlich nahm er zuerst Schmerzmittel ein, die kein Suchtpotenzial haben, dann stieg er jedoch nachweislich auf eines der fatalen Kombinationspräparate mit Oxycodon um (zum Teil auch auf Rezept) und landete schließlich bei *Fentanyl*. Es ist möglich, dass er überhaupt nicht wusste, dass es sich dabei um eine äußerst gefährliche Substanz handelte, da über das Darknet Unmengen von nicht deklarierten Tabletten im Umlauf sind und niemand genau weiß, was und wie viel enthalten ist. So geschah es, dass die Ikone des *cleanen* Pop an der nicht beabsichtigten

Überdosierung mit dem schwersten Schmerzmittel verstarb.

Bei Michael Jackson, diesem verletzlichen Menschen, der eine ganze Reihe von körperlichen Erkrankungen und auch Schmerzen zu ertragen gehabt hatte, war es nicht unähnlich. Letztlich ist er unter nicht geklärten Umständen an einer Medikamentenüberdosierung verstorben. Er war davor schon längere Zeit wegen massiven Schlafstörungen und auch chronischen Schmerzen medikamentensüchtig gewesen.

Diese beiden Großen der Musikwelt hätten dringend einen Psychiater gebraucht, so wie viele andere Schmerzkranke auch, und zwar bevor sie zu Suchtkranken wurden.

SCHMERZKILLER UND LEBENSKILLER

Wird das relativ leichte Schmerzmittel *Paracetamol* mit Opioiden in einer Tablette kombiniert, konkret mit *Oxycodon* oder *Hydrocodon*, entsteht ein schweres Schmerzmittel mit deutlichem Abhängigkeitspotenzial. Die medizinische Überlegung, weshalb man ein sehr starkes Schmerzmittel wie Oxycodon mit einem sehr leichten Schmerzmittel wie Paracetamol kombiniert, ist mir nicht nachvollziehbar. Medizinisch ist es ein Kunstfehler. Aber genau diese Kombinationspräparate wurden ab den späten 1990er-Jahren in den USA auch bei zahnärztlichen Eingriffen großzügig verordnet. An chirurgischen Notfallambulanzen wurde jeder fünfte Patient mit einem solchen Rezept oder einem rein opioidhaltigen Medikament entlassen. In den 1990er-Jahren drängte die Firma Purdue Pharma mit ihrem oxycodonhaltigen Schmerzmittel *Oxycontin* auf den Markt – das gilt als der Auslöser der derzeitigen Krise. Purdue gab das Suchtpotenzial von Oxycontin fälschlicherweise als niedrig an. Während Oxycodon in Deutschland unter das Betäubungsmittelgesetz fällt, verschrieben Ärzte in den USA das oxycodonhaltige Mittel selbst bei moderaten Schmerzen freizügig. Massenweise gewöhnten sich Menschen daran und wurden süchtig.

Die nächste Steigerungsstufe war eine höhere Dosis von einem Kombinationspräparat, das in Wirklichkeit nur wegen des Opioid-Anteils genommen wurde. Mit der Zeit fielen die immer höheren Suchtraten auf, die Verschreibungen gingen zurück. Genau zu diesem Zeitpunkt – etwa ab 2009, die schwere Finanzkrise war noch dazugekommen – überschwemmte billiges Heroin den Markt. Viele opioidabhängig gewordene Menschen waren daher oft über den falsch behandelten Schmerzweg in die Sucht geraten.

Betroffen war vor allem der weiße Mittelstand. Die darauffolgende massive Zunahme der Todesfälle ist aber vor allem auf das synthetische Opioid *Fentanyl* zurückzuführen. Es ist hundertmal stärker als Heroin und entsprechend gefährlich zu dosieren. Vor allem, wenn der *Markt* mit billigen Substanzen in beliebigen Konzentrationen geradezu überschwemmt wird und die Menschen noch nicht verstanden haben, wie lebensgefährlich diese *painkillers* in Wahrheit sind.

Ich habe selbst vor Jahrzehnten unmittelbar nach einer Knieoperation, noch im Aufwachraum, eine Dosis Fentanyl bekommen, und die Schmerzfreiheit, mit der ich aus der Narkose aufwachte, war beeindruckend. Ebenso verursachte das Medikament mir ein geradezu unheimliches psychisches Wohlgefühl. Das freundlich gemeinte Angebot einer zweiten Dosis habe ich dann dankend abgelehnt. Die durch Fentanyl ausgelösten Gefühle sind extrem angenehm, aber man kann davon ausgehen, dass die Entzugserscheinungen bei Missbrauch dann wiederum extrem unangenehm sind.

Fentanyl wird auch in Pflasterform – vor allem bei Menschen mit wirklich schweren chronischen Schmerzzuständen – verordnet. In dieser Form – als Pflaster – flutet die Substanz langsam an, die Wirkung auf schwere Schmerzzustände zum Beispiel bei Tumorschmerzen ist sehr gut, und die psychischen Nebenwirkungen bei dieser Verabreichungsform halten sich in Grenzen. Allerdings sind alte Menschen, die in ihrem kognitiven Apparat reduziert sind, beispielsweise bei leichter Demenz, gefährdet, es kann zu Verwirrungszuständen kommen. Für Fentanyl-Süchtige ist diese Verabreichung als Pflaster völlig unbrauchbar, allerdings werden von jenen Süchtigen Pflaster oft gesammelt, ausgekocht und zur intravenösen Verabreichung verwendet.

Die Fentanyl-Sucht ist in Amerika ein massives Problem. Fentanyl-Tabletten aus China oder Südostasien enthalten unterschiedliche und schwer einschätzbare Dosierungen. War schon die Oxycodon-Epidemie eine amerikanische Katastrophe, so ist das mit Fentanyl noch schlimmer. Die klassische Todesursache ist Atemstillstand. Durch eine völlig unbeabsichtigte Überdosierung, das Opiat hat beispielsweise die dreifache Menge Fentanyl, erstickt der Betroffene auf grauenhafte Art.

Europa ist davon (noch) nicht betroffen. Der amerikanische Weg in die schwere Sucht durch extrem hohe Therapiekosten, die auch den Mittelstand überfordern, unzureichende medizinische Behandlung und die Einnahme opiatartiger Schmerzmittel wie Oxycodon als Folge ist zumindest im westlichen Teil Europas durch die derzeit (noch) funktionierende solidarische Gesundheitsversorgung nicht so leicht möglich.

In den USA stirbt inzwischen ungefähr alle fünf Minuten ein Mensch an einer Überdosis Drogen. Zwischen April 2020 und April 2021 wurden erstmals mehr als 100 000 (!) Todesopfer in einem Jahr – ein bisheriger Höchststand – verzeichnet.

Zum Vergleich: In Deutschland wurden 2020 insgesamt 1581 drogenbedingte Todesfälle registriert, wobei dort anders als in den Vereinigten Staaten Langzeitfolgen von Drogenkonsum als Ursache mitgezählt werden. Bei einer rund viermal so großen Bevölkerungszahl verzeichneten die USA also mehr als sechzigmal so viele Drogentote wie Deutschland. Rund drei von vier dieser Toten in den USA starben an einer Überdosis Opioide. Dazu zählen natürliche Opiate wie Heroin, aber auch synthetische Substanzen wie Oxycodon.

Grundsätzlich machen jene Substanzen am meisten süchtig, die einerseits sehr rasch wirken und deren Wirkung andererseits nur kurz anhält. Dieses Auf und Ab, dieses schnelle Anfluten und rasche Abfließen einer Wirkung, löst sowohl an den verschiedenen Schaltstellen im Gehirn als auch in der psychischen und körperlichen Befindlichkeit von suchtkranken Menschen extrem schnell Entzugserscheinungen aus. Bei den Benzodiazepinen sind es auch jene, die kurz wirksam sind und starke Suchtphänomene produzieren, bei den Opiaten ist es genauso, bei *Crack* sowieso.

Auch die Einnahmeform spielt eine entscheidende Rolle, die intravenöse Verabreichung ist meist rasch, manchmal ist jene über die Nasenschleimhaut noch rascher, und bei bestimmten Substanzen ist auch das Rauchen der Substanz möglich, was eine sehr zügige Anflutung des Suchtmittels im Gehirn mit sich bringt. Verglichen damit ist die Einnahme über den Mund wesentlich langsamer, kann aber auch länger anhalten.

Bei den Opiaten gibt es zwei herausstechende, extrem gefährliche Substanzen: zum einen ist das Fentanyl, das – wie gesagt – zirka hundertmal stärker ist als Heroin und eine ganz besonders massive Suchtkomponente aufweist. In der Herstellung ist es noch dazu billiger, es ist rein synthetisch, die Rohstoffe sind ohne Schwierigkeiten zu bekommen und es ist leicht zu schmuggeln, da vom Volumen her viel weniger Platz gebraucht wird. Intravenös wirkt es binnen ein bis zwei Minuten, wobei die Wirkung über mehrere Stunden anhält. Auch als Nasenspray wirkt es rasch. Es wird über fernöstliche Drogenbanden vor allem in die Vereinigten Staaten exportiert und sorgt dort für Katastrophen. Wenn der Start der amerikanischen Opiat-Epidemie Oxycodon war, so stellt Fentanyl die noch schlimmere Fortsetzung dar.

Die für die Oxycodon-Krise verantwortliche Pharmafirma Purdue ist mittlerweile aufgrund von Verurteilungen und Entschädigungszahlungen in Milliardenhöhe insolvent. Eine Netflix-Serie mit dem Titel *The Pharmacist* erzählt die Geschichte dieser amerikanischen Katastrophe, die aufgrund der schlechten Gesundheitsversorgung breiter Bevölkerungsschichten weiter anhält.

DAS TÖDLICHE KROKODIL

Unter all den verschiedenen Opiaten gibt es noch eines, das eine ganz besonders zerstörende Wirkung hat. Der psychoaktive chemische Stoff heißt *Desomorphin* und wird in der Drogenszene *Krokodil* oder kurz *Krok* beziehungsweise *Crock* genannt. Es ist ein extrem starkes Opioid, das aus der Grundsubstanz Codein unter Beimischung von Benzin, Salzsäure (zum Teil aus Autobatterien) und anderen gefährlichen Lösungsmitteln gewonnen wird und relativ leicht herstellbar ist.

Wahrscheinlich aufgrund der Herstellungsart, aber auch wegen der genannten Beimischungen ist dieses Gebräu, das intravenös oder zumindest unter die Haut injiziert wird, sehr giftig für das Gewebe und führt zu massiven Wunden rund um die Einstichstellen. Da es auch eine sehr starke schmerzhemmende Wirkung hat, werden die oft bis auf die Knochen reichenden Gewebezerstörungen kaum registriert. Es bilden sich auf der Oberseite der Haut um die Einstichstelle herum grünlich-bräunliche Verschuppungen, von denen auch der Name *Krokodil* stammt.

Verwendet wurde und wird diese Droge vor allem in Russland, die Auswirkungen auf den Suchtkranken sind katastrophal. Da die Substanz sehr rasch anflutet, aber die Wirkung nach ein bis zwei Stunden wiederum verpufft, ist es eine stark suchttreibende Form der Opiat-Droge, die vor allem von sehr schwer Drogenkranken verwendet wird, vor allem von Menschen, die in Russland weder eine Substitution erhalten noch andere Formen der Opiate sich leisten könnten. *Krok* ist extrem günstig herzustellen. Die durchschnittliche Überlebenszeit von *Krok*-Abhängigen beträgt ein bis maximal drei Jahre. Das Elend ist schier unerträglich. Eine besonders brutale Sucht in einem besonders brutalen Staat.

Ein Überschwappen nach Europa konnte bislang im Wesentlichen verhindert werden, was vor allem an den zahlreichen Substitutionsangeboten liegt.

DIE SUBSTITUTION

Im Gegensatz zur *Krokodil-Katastrophe* sind Menschen, die rechtzeitig aus einer Opiat-Abhängigkeit in eine gute Substitution kommen – die idealerweise ausschließlich über die orale Einnahme des Substitutionsmedikaments erfolgt –, oft in einem erstaunlich guten Zustand. Wichtig dabei ist die Gestaltung einer adäquaten Tagesstruktur. Gut substituierte Opiat-Suchtkranke wollen und können arbeiten. Wenn nicht ein zusätzlicher Konsum von Alkohol oder Benzodiazepinen besteht, dann sind diese Menschen durch die gut substituierte pure Opiat-Sucht weder körperlich noch psychisch besonders geschädigt. Voraussetzung dafür ist jedoch, dass sie nicht so lange einen intravenösen Konsum betrieben haben, dass schwere Organschäden durch Entzündungen und Blutvergiftungen entstanden sind …

Ich erinnere mich sehr gut an einen der ersten Substitutionspatienten in Wien, den damals etwa dreißigjährigen Techniker Manfred S., der mit einer eher geringen Dosis des damaligen Substitutionsmittels von seinem intravenösen Konsum völlig losgekommen war und mit einer minimalen antidepressiven Begleitmedikation ein beruflich und sozial gut integriertes Leben führen konnte.

Die Substitutionstherapie hat vor allem mit den modernen Morphinpräparaten sicherlich Tausenden Menschen das Leben gerettet und die Möglichkeit einer weitgehend normalen Lebensführung eröffnet.

Bei einem Heroin-Konsum, der über mehrere Jahre angedauert hat und dann durch erfolgreiche Substitution ohne zusätzlichen Konsum abläuft, ist es dennoch oft günstiger, wenn die letzte kleine, tägliche Substitutionsdosis weiter erhalten bleibt. Der sehr ehrgeizige letzte Schritt zur völligen Freiheit von Opiaten, jenen, die im Rahmen der Substitution verwendet werden, gelingt oft nicht wirklich gut und hat manchmal eine gewaltige Destabilisierung zur Folge.

Vielleicht werden hier künftig neue Medikamente gefunden, die diesen Schritt besser ermöglichen, als es heute der Fall ist. Andererseits gibt es viele einst schwer intravenös konsumierende Patienten, die mit einer minimalen Dosis an täglicher Substitution sehr gut auskommen und im Alltag völlig unauffällig bestehen. In der Entwicklung bis zu diesem Punkt der Genesung ist der zusätzliche Konsum von Benzodiazepinen, Alkohol und auch anderen Substanzen oft das größere Problem als die Opiate selbst.

Die moderne Therapie bei Heroin-Süchtigen ist sehr einfach zu formulieren, allerdings weniger einfach in der Umsetzung: Es geht um Entgiftung – Rehabilitation – Erhaltungstherapie und eine soziotherapeutisch-psychosoziale Begleitung bei guter Substitution und eventuell eine zusätzliche Psychotherapie.

Schon allein die Substitution hat enorm viel verändert und ergänzt um diverse psychosoziale Programme ist die Heroinsucht-Situation bei jungen Menschen heutzutage verglichen mit der vor zwanzig bis vierzig Jahren eine andere ungleich bessere Geschichte.

Einst war das Buch und der Film dazu »Wir Kinder vom Bahnhof Zoo« geradezu Kult und die Darstellung der jugendlichen Heroinszene Ende der 1970er-Jahre in Berlin auch nicht unrealistisch.

Als Ewald Lochner, der Wiener Psychiatrie- und Suchtbeauftragte im Februar 2021 zur gerade in Amazon Prime angelaufenen mäßig gelungenen »Hochglanz- Remake- Serie Wir Kinder vom Bahnhof Zoo« in der Tageszeitung »Die Presse« interviewt wurde, meinte er sinngemäß: in Wien würden Jugendliche in solcher Problemlage heutzutage in einer Ambulanz der Suchthilfe regelmäßig Substitution erhalten, zudem sozialarbeiterisch und psychologisch betreut werden und ihre Schulausbildung ganz normal bis zum Abschluss weitermachen.

Und das ist gut so …!

KOKAIN

Am Ende ist alles, was Drogen tun,
deine Gefühle zu unterdrücken.
RINGO STARR

Kokain ist nichts Neues unter der Sonne. Die Ureinwohner in den hochgelegenen Gegenden Perus, Boliviens und Kolumbiens kauen schon seit Jahrtausenden Cocablätter oder machen Tee daraus und trinken ihn als Stärkungsmittel. In hohen Dosen gab es Coca jedoch nur im Rahmen von streng ritualisierten Kulten. Das alles in einer dünn besiedelten Gegend, in einer herausfordernden Natur und unter anstrengenden Lebensbedingungen ohne jede Reizüberflutung.

Das an sich schon schwierige Leben in den Anden wurde durch die spanischen Eroberer noch wesentlich verkompliziert. So erließen die *Conquistadores* unter anderem 1560 ein Verbot des Kauens von Cocablättern. Sie hoben es jedoch neun Jahre später wieder auf, als sie erkannten, dass die Verankerung in der Kultur der Indios einfach zu stark und es unmöglich war, den Gebrauch nachhaltig zu unterbinden. Außerdem stellte sich bald heraus, dass »die Indios in den Minen 36 Stunden unter Tag bleiben können, ohne zu schlafen und zu essen«. Den Cocablättern sei Dank ...

Durch die Beimengungen von beispielsweise Asche stellte man aus dem Kokain, das in den Blättern vorhanden war, eine andere Substanz, nämlich *Ecgonin,* her. Ecgonin wirkt ebenfalls stärkend, hat aber im Vergleich zu Coca keine psychische Wirkung.

In Europa wurde jahrhundertelang Arsen in geringsten Dosen als Stärkungsmittel benützt. Ein solches stärkendes Mittel wird medizinisch als *Roborans* bezeichnet. Was *Roborantien* gemein haben, ist die Beziehung zwischen Dosis und Wirkung. Sie sind in Kleinstdosen stärkend, in mittleren Dosen schädlich und in hohen Dosen tödlich. Schon Paracelsus wusste: *Dosis facit venenum – die Dosis bestimmt, was ein Gift ist.* Arsen führte übrigens nicht nur bei *Arsenik-Süchtigen* zu fatalen Schäden, sondern wurde auch für Vergiftungen mit tödlicher Absicht verwendet.

Durch die Zugabe von Salzsäure kann man das reine, weiße Alkaloid aus der Cocapaste, die man aus gehackten Cocablättern gewinnt, extrahieren. Dieser sogenannte *Schnee* hat einen zehntausendfach höheren Cocaingehalt als die Cocablätter selbst. Vom Erzeugungsort (Kolumbien) bis zum Verbrauchsort steigert sich der Preis der Droge mitunter auf das Zehntausendfache.

WILDER MANN MIT KOKAIN IM LEIB

Vom Kokain-Gebrauch in der Medizin oder besser von Medizinern gibt es einige brisante Geschichten. Eine davon ist die tragisch-komische Kokain-Story von Sigmund Freud, die bis heute von seinen Kritikern gegen ihn verwendet, zugleich jedoch von seinen Anhängern bagatellisiert wird. Beides wird der Sachlage nicht gerecht.

Wie der große Psychoanalytiker auf Kokain gestoßen ist, berichtet er seiner Braut Martha Bernays in einem Brief vom 21. April 1884: »Mit einem Projekt und einer Hoffnung trage ich mich jetzt auch, die ich Dir mitteilen will, vielleicht wird's ja auch nichts weiter. Es ist ein therapeutischer Versuch. Ich lese von Cocain, dem wirksamen Bestandteil der Cocablätter, welche manche Indianerstämme kauen, um sich kräftig für Entbehrungen und Strapazen zu machen. Ein Deutscher hat nun dieses Mittel bei Soldaten versucht und wirklich angegeben, dass es wunderbar kräftig und leistungsfähig mache. Ich will mir nun das Mittel kommen lassen und aufgrund naheliegender Erwägungen es bei Herzkrankheiten, ferner bei nervösen Schwächezuständen, insbesondere bei dem elenden Zustande der Morphiumentziehung (wie bei Dr. Fleischl) versuchen. Vielleicht arbeiten schon viele andere damit, vielleicht taugt es nichts. Aber das Versuchen will ich nicht unterlassen, und Du weißt, was man oft versucht und immer will, das gelingt dann einmal. Mehr als einen solchen glücklichen Wurf brauchen wir nicht, um an unsere Hauseinrichtung denken zu dürfen. Setz Dir, Weibchen, aber nicht zu fest in den Kopf, dass es diesmal gelingen muss. Du weißt, das Temperament des Forschers braucht zwei Grundeigenschaften: Sanguinisch beim Versuch, kritisch bei der Arbeit.«

Freud war damals noch Assistenzarzt. Er hatte die Erkenntnis über die Wirkungsweise von Kokain im Selbstversuch gewonnen und dann als allgemeingültig angesetzt. Am 2. Juni 1884 schrieb er an Martha, die zuvor über Verdauungsprobleme und Appetitlosigkeit geklagt hatte: »Wenn Du unartig bist, wirst Du sehen, wer stärker ist, ein kleines, sanftes Mädchen, das nichts isst, oder ein großer, wilder Mann, der Kokain im Leib hat.« Und Martha neckte brieflich zurück: »Du schrecklich wilder Mann … Lass Dein Giftzeug nur zu Hause …«

Später beschreibt Freud: »Die psychische Wirkung des *Cocainum mur.* in Dosen von 0,05 bis 0,10 Gramm besteht in Aufheiterung und anhaltender Euphorie, die sich von der normalen Euphorie des gesunden Menschen in gar nichts unterscheidet. Es fehlt gänzlich das Alterationsgefühl, das die Aufheiterung durch Alkohol begleitet, es fehlt auch der für die Alkoholwirkung charakteristische Drang zur sofortigen Betätigung. Man fühlt eine Zunahme der Selbstbeherrschung, fühlt sich lebenskräftiger und arbeitsfähiger; aber wenn man arbeitet, vermisst man auch die durch Alkohol, Tee oder Kaffee hervorgerufene edle Excitation und Steigerung der geistigen Kräfte. Man ist eben einfach normal und hat bald Mühe, sich zu glauben, dass man unter irgendwelcher Einwirkung steht.«

Sigmund Freud war damals 28 Jahre alt und von der Entwicklung der Psychoanalyse noch zehn Jahre entfernt. Er war vermutlich über den Artikel eines deutschen Militärarztes, der mittels dieser in Europa noch wenig bekannten Substanz die Ausdauer seiner Truppe steigern wollte, auf das Thema gestoßen. Das Wissen um die Folgen des Gebrauchs von Kokain war sehr gering und die gesellschaftliche Haltung dazu eine völlig andere als heute.

Wenige Jahre zuvor war der Erfinder eines kokainhaltigen Süßweins, der französische Chemiker Angelo Mariani, noch von Papst Leo XIII. zum *Wohltäter der Menschheit* erklärt worden. Das Getränk, das auch als Vorläufer des Coca-Cola betrachtet wird, hieß *Vin Mariani* und wurde äußerst gerne getrunken.

Die von Freud angegebenen Dosierungen von einem Zwanzigstel bis zu einem Zehntel Gramm bewegen sich weit unter den Dosierungen, die von Kokain-Abhängigen verwendet werden. Seinem Freund und Patienten Ernst Fleischl von Marxow, einem anerkannten Physiologen, der nach einer Leichengiftverletzung mit anschließender Daumenamputation jahrelang an heftigen Schmerzen litt und Morphium-süchtig geworden war, konnte er damit nicht helfen. Fleischl wurde zusätzlich Kokain-abhängig und starb 1891 in psychisch und körperlich elender Verfassung.

Was Freud betrifft, kann man davon ausgehen, dass er über einen sehr begrenzten Zeitraum seiner jungen Jahre eine Art *Microdosing* mit in Wasser gelöstem und oral eingenommenem Kokain betrieben hat. Sucht im eigentlichen Sinne sieht anders aus. Kein süchtiger Kokainist würde den durch diese Einnahmeform verursachten Verlust eines Großteils der Wirkung verhindern, sondern sich die vorhandene Dosis über eine *line* in die Nase einziehen …

Von den katastrophalen Auswirkungen bei Suchtkranken abgesehen, war Kokain das erste Lokalanästhesiemittel für Operationen am Auge. Der Augenarzt Carl Koller, der wie Freud an der Wiener Universitätsklinik tätig war, wurde, angeregt durch Freud, zum Entdecker der Lokalanästhesie. Später wurde er mehrfach für den Nobelpreis in Medizin und Physiologie vorgeschlagen, dennoch musste er später wie Freud selbst emigrieren.

Universitätsprofessor Dr. Wilhelm Fleischhacker vom Institut für Pharmazeutische Chemie der Universität Wien meint in diesem Zusammenhang: »Kocain blieb fast zwei Jahrzehnte als Lokalanästhetikum unersetzlich. Erst Anfang des 20. Jahrhunderts sind synthetische Lokalanästhetika ohne psychotrope, suchtauslösende Wirkungen verfügbar geworden, für deren Entwicklung die Struktur des Kokains als Modell gedient hat.«

Kokain als Psychostimulans hat im Laufe der Jahre immer mehr an Bedeutung gewonnen. Eine wahre Kokain-Welle hat Europa vor und nach dem Ersten Weltkrieg überschwemmt. Der eigentliche Höhepunkt des Kokain-Missbrauchs wurde jedoch erst 1980 erreicht.

Um 1885, während des Amerikanischen Bürgerkriegs, wurde Kokain von dem amerikanischen Apotheker und Oberstleutnant John Pemberton zusammen mit Koffein einem Getränk zugesetzt. Die Idee zu Coca-Cola war geboren. 1891 lagen jedoch bereits an die 200 Berichte über Kokain-Intoxikationen nach dem Trinken des neuartigen Saftes vor, 13 Todesfälle wurden bekannt. Bis 1903 enthielt ein Liter Coca-Cola etwa 250 Milligramm Kokain. 1914 wurde der Zusatz von Kokain in Getränken und rezeptfreien Arzneimitteln in den USA verboten, und auch in den europäischen Staaten wurden für Kokain strenge Suchtgiftbestimmungen erlassen.

In seinen späteren Schriften bezeichnete Sigmund Freud Kokain als die *dritte Geißel* der Menschheit nach Alkohol und Heroin – eine nach den heutigen Erfahrungen durchaus zutreffende Beschreibung.

Generell kann man sagen, dass Süchte zur Zeit Sigmund Freuds in mancherlei Weise anders verstanden, interpretiert und letztlich auch bewertet wurden, als es heute der Fall ist. Freud hätte heute eine schwierige Position im öffentlichen Diskurs.

Süchte haben in der Lebens- und auch Leidensgeschichte von Sigmund Freud eine sehr große Rolle gespielt, und einiges davon hat eine historische Dimension und Bedeutung. Seine eigenen Experimente im Selbstversuch mit Kokain (mit nachweislich sehr geringen Dosierungen und noch dazu in Wasser aufgelöst) sind nicht maßgeblich, es war eine andere Sucht, die ihn tatsächlich ein Leben lang nicht mehr losließ: eine schwere Nikotin-Sucht. Er hatte einen Durchschnittsverbrauch von acht Zigarren pro Tag und litt spätestens ab seinem sechzigsten Lebensjahr unter den massiven Folgen dieser Sucht, nämlich an einem Zungen- und Mundbodenkrebs. Freud dürfte bei den Versuchen, vom Zigarrenrauchen loszukommen, erhebliche Entzugserscheinungen gehabt haben. Er hat immer wieder beklagt, dass er ohne seine geliebten Zigarren nicht in der Lage sei, in gewohnt brillanter Weise psychoanalytische Literatur zu verfassen. Von seinen berühmten beziehungsweise berühmt gewordenen Patienten dürfte kaum jemand an einer stofflichen Sucht – außer vielleicht einer Nikotin-Sucht – gelitten haben.

Die frühe Psychoanalyse hat sich durchaus mit Verhaltenssüchten – insbesondere im Bereich der Sexualität – intensiv auseinandergesetzt, weniger mit stofflichen Süchten. Bei letzteren war das definitiv nicht mit derselben Intensität der Fall, auch nicht bei der stofflichen Suchtsubstanz Nummer eins, dem Alkohol, der in einem noch größeren Ausmaß als heute katastrophale soziale Auswirkungen hatte. Gerade in den sozial schwachen Schichten war der Alkoholismus dermaßen verbreitet, dass keine andere Sucht in der Problematik auch nur annähernd gleichkam.

Alkoholkranke Patientinnen und Patienten unterer sozialer Schichten waren weder im Fokus der psychoanalytischen Bewegung, noch wären sie in der Lage gewesen, mit deren Therapieangebot etwas anzufangen. Man stelle sich beispielsweise einen Lohnarbeiter vor, der zwölf Stunden pro Tag für eine Ziegelfabrik arbeitete und dafür zumindest zum Teil mit Gutscheinen für Rum entlohnt wurde. Diese Menschen waren in der Regel von früh bis spät alkoholisiert und am Abend dann oft schwer berauscht. Man stelle sich so jemanden dreimal in der Woche auf der Couch eines Analytikers vor. Vermutlich wären die völlig überarbeiteten Menschen binnen kürzester Zeit eingeschlafen. Die Analyse war für diese Menschen und ihre Probleme schlicht ungeeignet.

GIER NACH DER NÄCHSTEN DOSIS

Doch bleiben wir beim Kokain und dem Missbrauch damit. *Crack* werden beispielsweise die weißlich-gelben Körner von ein bis zwei Zentimetern Größe genannt, die aus mit Natron versetztem Kokain hergestellt werden. Diese Droge wird in eigenen kleinen Pfeifen geraucht, und weil die Körner beim Rauchen unter der Hitze krachen, heißt sie *Crack*.

Durch die schnelle Aufnahme der Substanz über die Lunge kommt es innerhalb von wenigen Sekunden zur Wirkung, im Wesentlichen durch eine ebenso plötzliche wie heftige Dopamin-Ausschüttung im Gehirn. Dieser extreme Dopamin-Kick führt unmittelbar zu einer heftigen Euphorisierung, die allerdings kaum länger als fünfzehn Minuten anhält. Der Absturz danach ist ähnlich heftig wie die Euphorisierung zuvor. Die Folge davon: die Gier, das Verlangen nach der nächsten Dosis. Die Nebenwirkungen können sämtliche Organsysteme – vom Herz bis zur Lunge, von den Nieren bis zur Leber, den Blutgefäßen bis zur Haut – betreffen. Das Organ, das am stärksten zu Schaden kommt, ist das Gehirn. Es kommt zu Schlaganfällen, zu epileptischen Krampfanfällen, zu Verfolgungswahn und Halluzinationen, zu Angst, Panikattacken und Depressionen, und auch zu Aggression, Verwirrtheit und Gedächtnisverlust.

Es ist nicht weiter verwunderlich, dass Crack die Droge mit dem höchsten Suchtpotenzial ist, da die Suchtpotenz einer Substanz stets davon abhängt, wie schnell diese im Blut anflutet. Crack ist nun einmal ein besonders rasch und intensiv wirksames Kokain.

Kokain wiederum ist generell eine Substanz, die das eigene Ich in der subjektiven Wahrnehmung *vergrößert*, in Wirklichkeit jedoch nur *aufplustert*. Ich bin mächtig, ich bin stark, ich kann alles, bin großartig, potent, ich, ich, ich … Das Ego wird durch die Einnahme von Kokain geradezu überdimensional betont. Kokain ist daher die narzisstische Droge schlechthin. Kein Wunder also, dass sie auch in der *Welt der Reichen und Schönen* eine große Rolle spielt.

AMPHETAMINE

Der Süchtige raubt sich seine Freiheit selbst.
ANTOINE DE SAINT-EXUPÉRY

Kein Hunger, keine Pausen, viel Energie, viel Kraft, hohes Tempo … Ein bisschen erinnert dies an den Zaubertrank bei *Asterix & Obelix*, mit Ausnahme von dem mangelnden Hungergefühl vielleicht. Es ist nicht verwunderlich, dass Substanzen, die uns beflügeln, eine gewisse Attraktivität ausüben. Möglicherweise sind sie, von Alkohol und Cannabis abgesehen, bereits die weltweit am meisten missbräuchlich verwendeten Substanzen.

Die chemische Grundstruktur heißt substanzmäßig *Amphetamin*. Die in zahlreichen Sträuchern vorkommende natürliche Ursubstanz heißt *Ephedrin*. Es gab ab den 1950er-Jahren bis in die 1980er-Jahre viele verschiedene chemisch hergestellte Amphetamine, wie zum Beispiel *Preludin, Captagon, Reactivan* oder *Regenon*. Die erste Substanz war ab den 1920er-Jahren unter dem Namen *Benzedrin* im Handel, an sich ein wirksames Medikament gegen Asthma. Auch pures pflanzliches Ephedrin war seit dieser Zeit im Einsatz. Gemeinsam ist all diesen Substanzen die Freisetzung von Adrenalin und/oder Noradrenalin an den Synapsen, auch jenen des Gehirns.

Die erste chemische Substanz, die sich zum Aufputschen als noch geeigneter herausstellte, war *Methamphetamin*, international *Meth* genannt. Es ist eine Substanz, die fast ausschließlich zum Aufputschen gedacht ist, üblicherweise hat sie keine halluzinogene, also Halluzinationen auslösende Wirkung. Hunger und Durst werden reduziert, Puls und Atmung beschleunigt, das Redebedürfnis und der Bewegungsdrang sind gesteigert. Es entsteht eine übermäßige bis extreme Wachheit, schnelles Tempo, stimmungsmäßig eine Euphorie mit massiver Selbstüberschätzung, mitunter bis zum Größenwahn.

Methamphetamin wurde erstmals um 1900 in Japan synthetisiert und 1921 von einem japanischen Pharmakonzern patentiert. Der Markenname war auf Japanisch *Heropon*, was übersetzt ungefähr *die Müdigkeit verschwindet schlagartig* bedeutet.

DER RAUSCH DER NAZI-ZEIT

In Nazideutschland wurde ab 1934 an einem weiteren Verfahren zur Herstellung von Amphetaminen geforscht, das dann im Oktober 1937 patentiert wurde. Das Produkt der Berliner Temmler-Werke hieß *Pervitin* und war, chemisch gesehen, Methamphetamin. Die Verwendung in dieser dunklen Zeit war vielfältig, es gab mit Pervitin versetzte Pralinen, *Hausfrauen-Schokolade* genannt, *Stuka-Tabletten, Flieger-Marzipan, Hermann-Göring-Pillen* und *Panzer-Schokolade.* Die harmlos klingenden Namen täuschten darüber hinweg, dass es sich um Aufputschmittel handelte. Allein 1940 bezog die deutsche Wehrmacht in zehn Wochen 35 Millionen Tabletten Pervitin, erst 1942 wurde eine Rezeptpflicht eingeführt. Davor galt: *Methamphetamin für alle!* Es mache stark und aggressiv. Verschiedenen, teilweise umstrittenen medizinhistorischen Forschungen ist zu entnehmen, dass auch Adolf Hitler spätestens seit 1942 häufig damit in Kontakt war. Sein Leibarzt Theo Morell, ein Urologe, behandelte ihn mit Methamphetamin in Form von Pervitin-Injektionen zum Aufputschen und mit Barbituraten zum Schlafen. Darüber hinaus nahm Hitler noch *Eukodal*, ein Opioid, das mit Heroin zu vergleichen ist. In den Unterlagen des Dr. Morell taucht Adolf Hitler stets als *Patient A.* auf. Aus Dankbarkeit schenkte der *Führer* seinem Vertrauensarzt 1944 das erste industriell gefertigte und funktionierende Elektronenmikroskop.

Ein großer Teil der Naziführung war drogenabhängig. Sie konsumierten Alkohol, wie etwa der in Steven Spielbergs Film *Schindlers Liste* erschreckend lebensnah dargestellte KZ-Lagerleiter Amon Göth – der *Schlächter von Plaszów*, ein Sadist und exzessiver Schnapstrinker –, oder Opium wie Hermann Göring, der regelmäßig

Codein nahm und in den letzten Wochen seines Lebens auf zwanzig bis vierzig Tabletten Tagesration Paracodin kam, ehe er sich am Vorabend seiner Hinrichtung nach Verurteilung im Nürnberger Prozess mit Zyankali das Leben nahm.

Auch die Droge *Speed* ist ein Amphetamin. Ihr Name verdankt sich einem historischen Ereignis, der Schlacht um Dünkirchen 1940. Die Filme *Dünkirchen* und *Die dunkelste Stunde* zeigen die Ratlosigkeit der Westmächte, die von einer Panzerarmee in einem geradezu übernatürlichen Tempo überrollt wurden. Nonstop 120 Stunden lang war Letztere unterwegs gewesen, fünf Tage und Nächte ohne Schlaf. Das war lediglich durch 35 Millionen Stück Pervitin möglich gewesen. Über vierzig Millionen hatte die deutsche Armeeführung bei den Temmler-Werken bestellt. Das deutsche Amphetamin wurde so zur Blitzkriegdroge – zu *Speed*.

Wieso jedoch stoppte der Vormarsch dann so plötzlich fünfzehn Kilometer vor der Ziellinie in Dünkirchen? Auf einem relativ schmalen Küstenabschnitt der Normandie waren 400 000 Mann britischer und französischer Truppen eingekesselt, hinter sich das Meer, vor sich die deutschen Panzer. Zum einen war sich die Heeresführung der Nazis uneinig, zum anderen gingen nach Wochen des Blitzkrieges mit Hunderttausenden Soldaten die Pervitin-Bestände zur Neige. Panzersoldaten starben an Übermüdung und Herz-Kreislauf-Problemen aufgrund der Übermengen von Pervitin, die sie bis dato konsumiert hatten. Epileptische Anfälle im Rausch und im Entzug standen an der Tagesordnung. Das *Wundermittel* hatte seinen Preis …

Norman Ohler beschreibt die Drogensituation im *Dritten Reich* während des Zweiten Weltkriegs beklemmend gut in seinem Bestseller *Der totale Rausch*. Er wurde in mehr als dreißig Sprachen übersetzt und stand mehrere Wochen lang auf der Bestsellerliste der *New York Times*. Der Blutrausch der Wehrmacht wird hier als ein konstanter Drogenrausch geschildert. Methamphetamin wurde später auch von den Amerikanern im Vietnamkrieg eingesetzt.

Heute ist *Meth* eine eher leicht herstellbare billige Straßendroge, Kokain-Ersatz für Arme, in *Failed States* wie dem Libanon, Syrien, Myanmar etc. von diversen kriegführenden Gruppen im Übermaß produziert, verwendet und exportiert, für Kindersoldaten in Afrika und für Erwachsene in der ganzen Welt.

Auch im Sport haben Amphetamine zumindest bis in die 1970er-Jahre eine wichtige Rolle gespielt. Vor allem von Profiradfahrern ist es bekannt. Die Tour de France am 13. Juli 1967: Der englische Radrennprofi Tom Simpson quält sich in der Glutofenhitze Südfrankreichs auf den Mont Ventoux und stirbt bei der letzten Steigung vor aller Augen. Alle vorhergegangenen Versuche, ihn anzuhalten, waren gescheitert. Angeblich waren seine letzten Worte »*Put me on my bike*« gewesen. Bei der Obduktion fand man Alkohol und große Mengen Amphetamin in seinem Blut.

Im italienischen Profifußball der 1960er- und 1970er-Jahre waren Amphetamine in der obersten Liga fast allgegenwärtig. Es hält sich auch das Gerücht hartnäckig, dass die deutsche Fußballnationalmannschaft 1954, durch Methamphetamin gestärkt, das sogenannte *Wunder von Bern* geschafft hatte und Weltmeister wurde. Manches spricht dafür, dass Pervitin mit im Spiel war. Der letzte Beweis fehlt – aber es kann auch nicht sein, was nicht sein darf.

Bei der Fußball-WM 1994 war der 33-jährige Diego Maradona längst nicht mehr im besten Alter für einen Profifußballspieler, aber extrem motiviert. Er schoss ein sehenswertes Tor zum 3:0-Auftaktsieg gegen Griechenland und stürmte danach mit einem Gesichtsausdruck zu den Kameras, der einem die Diagnose leicht machte. Jeder kompetente Psychiater wusste sofort, was los war. Beim Dopingtest danach wurde der Appetitzügler Ephedrin in seiner Harnprobe gefunden, das ist zwar nicht gleich Amphetamin, aber eine Grundsubstanz davon, die ähnlich wirkt. Sie ist zu Recht im Sport – und nicht nur dort – verboten.

METH & CRYSTAL METH

Methamphetamin ist heutzutage nicht allzu schwer herzustellen und zählt in den verschiedensten Varianten auch bei uns zu den häufigen

Drogen der Gegenwart. Ein Revival sozusagen. Das Methamphetamin der Gegenwart – *Meth* oder *Crystal Meth*, wobei Crystal Meth die kristalline Form der Substanz ist – gibt es als flüssige Lösung oder in Form von Tabletten. Es wird geschluckt, geschnupft, gespritzt oder auch geraucht. Beim Rauchen wirkt Crystal Meth am schnellsten, blitzartig – jedoch auch am kürzesten. Daher wird die nächste Dosis auch sehr rasch gebraucht, da nach *Abriss* der Wirkung (es ist kein Abklingen) auf eine extreme Euphorisierung unmittelbar ein ebenso extremes Stimmungstief folgt. Diese Form der Einnahme erreicht eine andere Dimension als früher Pervitin in Tablettenform. Auch die Dosierung schafft auf diese Weise kurzfristig einen enorm hohen Spiegel, zehnmal und noch höher als bei anderen Einnahmeformen.

Die Folgen bei chronischer Verwendung sind fatal: Die Suchtkranken entwickeln in praktisch jedem Organsystem – von der Niere bis zum Herz, der Leber bis zum Hirn – schwerste Schäden. Abgemagert, die Haut im Gesicht von massiven Entzündungen und mit flächigen Pusteln überzogen, die Zähne verfärbt und ausfallend, sehen die Betroffenen grauenhaft entstellt aus. Es ist eine Form der Selbstzerstörung.

Jene Methamphetamin-Verbindungen, welche die Blut-Hirn-Schranke am schnellsten passieren, wirken am heftigsten. Das Suchtpotenzial ist je nach Einnahmeform als sehr hoch bis extrem hoch zu bezeichnen. Auch wenn es primär kein Halluzinogen ist, kommen in Amphetamin-Psychosen sämtliche Symptome von Psychosen vor, daher auch Halluzinationen.

Meth ist sehr verbreitet und über das Darknet genauso wie über das normal zugängliche Internet erhältlich. Leider muss man davon ausgehen, dass nicht einmal fünf Prozent des Angebots entdeckt und abgefangen werden.

Ein Beispiel für Amphetamin-Abhängigkeit aus dem Jahr 1985:

Die 38-jährige Medizinerin Petra F. kommt zum freiwilligen Amphetamin-Entzug an eine psychiatrische Abteilung. Sie ist gepflegt, etwas zu dünn, kinderlos, alleinstehend und hat bereits eine großartige Karriere hinter und wahrscheinlich auch noch vor sich. Sie kommt aus einfa-

chen ländlichen Verhältnissen, war bereits in sehr jungen Jahren ein auffällig begabtes Kind, absolvierte das Gymnasium mit Auszeichnung und wurde von allen Seiten gefördert. Neben dem Medizinstudium arbeitet sie sehr viel – bei einem Arzt in der Ordination und in der Nacht als Hilfsschwester. In Summe sicherlich mehr als dreißig Stunden pro Woche neben ihrem Studium.

Am Ende droht ihr ein bisschen die Luft auszugehen und sie bekommt über eine Freundin erstmals ein Amphetamin-Präparat angeboten. Sie überlegt nicht lange, probiert es und fühlt sich tatsächlich erfrischt, gestärkt und deutlich weniger müde. Auch das Hungergefühl ist weg. Das Präparat wird ihr ständiger Begleiter, auch als sie bereits als Ausbildungsärztin und später als Fachärztin tätig ist. Sie arbeitet extrem viel, ist angesehen, aber steht dauernd unter Druck. Ihr Privatleben ist sehr kompliziert und eher von Enttäuschungen geprägt.

Sechs Jahre später – zum Zeitpunkt der Aufnahme an einer psychiatrischen Abteilung – ist es so weit, dass sie etwa zehn Tabletten von diesem Amphetamin-Präparat braucht, um nicht »entzügig« zu werden, das heißt gereizt, missmutig, nervös und gleichzeitig groggy. Trotz großen Bemühens gelingt es ihr immer nur kurze Zeit, von zwölf Tabletten auf zehn Tabletten täglich oder weniger runterzukommen, unter acht Stück kommt sie nie.

Nach wochenlangem Ringen mit sich selbst und dank zweier beratender Ärzte entschließt sie sich zu einem stationären Entzug. Der Anlass, dass sie sich überhaupt dieser Behandlung unterzog, war, dass sie neben den Amphetamin-Tabletten zum »Wach-und-arbeitsfähig«-Bleiben mittlerweile auch Schlafmittel brauchte, um überhaupt zur Ruhe kommen und schlafen zu können. Im Grunde stand sie am Beginn einer zusätzlichen Benzodiazepin-Sucht (Schlaf- und Beruhigungsmittelsucht), die ihr die Amphetamin-Sucht noch mehr bewusst machte.

Der Entzug war nicht einfach, am Anfang war sie sehr gereizt und verunsichert und hatte auch Vorbehalte gegen die antiepileptische Medikation, die allerdings zu Beginn solch komplexer Entzüge, bei denen auch Benzodiazepine entzogen werden, zur Verhinderung von entzugsepileptischen Anfällen notwendig ist. Einige Wochen später konnte sie in einem gut stabilisierten Zustand nach Hause entlassen werden. Eine antidepressive Medikation war begonnen worden, Entspannungsübungen zum Schlafen hatte sie sehr gut annehmen können. Sie halfen ihr. Außer dem Antidepressivum brauchte sie keine anderen Medikamente mehr. Eine ambulante psychiatrische Weiterbehandlung war vereinbart worden, und auch eine zusätzliche Psychotherapie. Drei Jahre später sah ich die ehemalige Patientin zufällig wieder, sie hatte einen neuen Partner, und es ging ihr rundum ausgezeichnet.

Amphetamin-Geschichten der 2020er-Jahre werden hingegen oft von Methamphetamin beziehungsweise *Crystal Meth* geschrieben. Diese verlaufen meist ganz anders:

Carlo H. stammt aus schlechten sozialen Verhältnissen. Seine Eltern arbeiten viel, können wenig mit sich und ihm anfangen. Er ist achtzehn, hat vor einem Jahr die Schule abgebrochen und arbeitet als Bürolehrling in einem Industriebetrieb. Mit vierzehn hat er zu rauchen begonnen, mit fünfzehn mit Alkohol. Vor etwa einem Jahr ist Amphetamin dazugekommen. Er bezieht es über einen Freund, der es im Darknet erwirbt, manchmal auch aus anderen Quellen. Das Zeug ist nicht teuer, und Carlo kann sich das inzwischen durchaus leisten. Ursprünglich hat Carlo ein paar Tabletten genommen, wenn er abends in der Disco unterwegs war. Inzwischen ist er auf Crystal Meth umgestiegen, das schon geschnupft ordentlich einfährt, geraucht jedoch noch heftiger wirksam ist. Man fühlt sich – zumindest kurzfristig – unglaublich klar und stark. Um sich dauerhaft gut zu fühlen, braucht Carlo aber immer mehr »Crystal«.

Carlo mag schnellen Technobeat und schnelle Liebschaften, schnelle Nummern sozusagen. Da er aber gar nicht so ein cooler Typ ist, wie er manchmal vorgibt, braucht er dafür zusätzlich oft Alkohol …

Optisch sieht *Crystal* oder *Ice* deutlich anders aus als Amphetamin in Pulverform, es sind Kristalle, die wie gehacktes Eis aussehen. Es wird häufig geraucht, was seine Wirkung noch schneller und stärker eintreten lässt.

Wenn man die beiden Geschichten vergleicht, so ist die Amphetamin-Sucht der Ärztin Petra F. natürlich eine ganz andere als die von Carlo. Es ist nicht nur der Kontext, der den Ausschlag gibt, sondern auch jeweils die Substanz selbst und die Form der Einnahme. Petra F. hat fast zehn Jahre Amphetamine eingenommen, zuerst noch gelegentlich in kleinen Mengen, mit der Zeit dann wohl mehr, die wirklich dramatische Entgleisung passierte erst in den letzten zwei bis drei Jahren vor der Entzugstherapie.

Carlo kann seinen Drogenkonsum keine acht Jahre lang durchhalten. Die Dosissteigerungen gehen zu rasant. Über die Woche verteilt, nimmt er bald mindestens genauso viel, wie die Ärztin nach fast zehn Jahren gebraucht hat. Außerdem raucht Carlo es, denn so wirkt es schneller und stärker. Seine Geschichte endet, wie es auch bei anderen illegalen Substanzen typisch ist. Es kommt zu Mischkonsum, einem erhöhten Alkoholkonsum und so weiter.

Große Mengen Amphetamine beziehungsweise Methamphetamin sind neben unmittelbaren gesundheitlichen Risiken für Herz und Lunge nicht selten mit echten psychischen Ausrastern verbunden, auch mit Gewaltausbrüchen. Damit ist das Risiko des Rechtsbruchs bei Carlo schon allein substanzbedingt höher. Davon abgesehen, hat Petra F. immer eine definierte Menge Amphetamin in Form eines definierten Medikaments mit definierter Inhaltsmenge eingenommen. Carlo nimmt das Crystal, das er in dem Moment, in dem er es braucht, gerade irgendwo bekommen kann, und es ist auch nicht immer das Gleiche. Auch der sofort eintretende Kick beim Rauchen von Crystal ist von der Qualität her anders als die Amphetamin-Tablettenvariante von Petra F.

Abgesehen davon, hat Carlo aus seiner Sicht nicht den geringsten Grund, seine Sucht zu beenden. Leider kann es dann, wenn er bereits psychisch und physisch schwer angeschlagen ist, zu spät dafür sein.

»Opium ist was für Alte, Heroin etwas für Loser, aber YABA, das ist cool.« Das ist das Zitat eines zwanzigjährigen Discobesuchers in Südostasien. YABA ist eine dort hergestellte und sehr weit verbreitete Methamphetamin-Coffein-Mischung mit hohem Suchtpotenzial, es wird als (meist orangerote) Tablette eingenommen oder – noch wirksamer – über Metallfolie geraucht. Im Grunde ist es nichts anderes als Pervitin.

Der europäische Drogenmarkt wird zu einem großen Teil aus Südostasien beliefert. Die organisierte Kriminalität findet für ihren Absatz immer einen Weg. Das Sucht- und auch das Schädigungspotenzial von Methamphetamin, vor allem in kristalliner Form, ist enorm. Die Schäden an inneren Organen, besonders am Herzen wie auch vor allem am Gehirn, sind wesentlich intensiver als bei anderen Drogen.

Mittlerweile ist Meth in Europa zur Nummer drei der illegalen Drogen aufgestiegen. Man hat inzwischen zwar einige Giftküchen in Tschechien ausgeschaltet, es kommen jedoch immer wieder neue nach. Darüber hinaus ist es in Europa zu einer Ausbreitung mexikanischer Drogenkartelle gekommen, vor allem in Holland. Da die Produktion von *Spitzen-Meth* mit hohem Reinheitsgrad ein wenig mehr Fingerspitzengefühl braucht, werben die mexikanischen Drogenkartelle neuerdings Studenten von den Universitäten Mexikos ab.

Der Libanon und vor allem Syrien versorgen den gesamten arabischen Raum mit *Captagon*, einem Amphetamin. Myanmar hingegen beliefert praktisch den gesamten südostasiatischen Raum bis nach China, Thailand und Japan.

ECSTASY

MDMA (Methylendioxymethylamphetamin) oder *Ecstasy* beziehungsweise *XTC*, wie es auf Englisch heißt, ist ein Amphetamin-Abkömmling und gänzlich synthetisch

Die Substanz ist nicht neu, sie wurde erstmals 1914 von einer deutschen Pharmafirma hergestellt. Damals setzte man sie als Appetitzügler ein, heute ist es eine vor allem in der Partyszene weit verbreitete illegale Droge. Sie führt zu einer Ausschüttung von großen Mengen an Serotonin und in geringerem Maße von Dopamin und Noradrenalin. Der daraus resultierende Rausch wird vor allem als antriebs- und stimmungssteigernd erlebt, gepaart mit einem erhöhten Bewegungsdrang und sehr viel Energie. Das körperliche Abhängigkeitspotenzial ist gering, aber das psychische ist hoch. Auch eine hohe Toleranzbildung trägt dazu bei.

Es genügt eine einzige dieser bunten Pillen, die an *Smarties* erinnern, aber alles andere als harmlos sind und alljährlich für den Tod Tausender junger Menschen verantwortlich sind. Hunger und Durstgefühle werden unterdrückt. Vor allem Letzteres ist ganz besonders ungünstig, da XTC tatsächlich zu einer Erwärmung des Körpers führen kann, was dann mangels ausreichender Flüssigkeitszufuhr besonders gefährlich werden kann. Es ist keine halluzinogene Droge im eigentlichen Sinn, obwohl bei hohen Dosierungen Halluzinationen vorkommen können.

Bei wiederholtem Konsum kommt es häufig zu den klassischen sympathikotonen Nebenwirkungen wie Mundtrockenheit, Störung der Herzfunktion, Infarkten, Schlaganfällen und auch Gehirnschäden. Die Leber und die Nieren werden sehr belastet. Eine beinahe charakteristische Nebenwirkung sind Verspannungen der Kiefermuskeln und Veränderungen im Gesichtsmuskelbereich, was auch generell eine der Nebenwirkungen von Amphetaminen ist.

Ein auffälliges Zähneknirschen, der sogenannte *Bruxismus*, kommt auch bei XTC vor. Die Verzerrungen in der Gesichtsmuskulatur dürften bei XTC noch ein bisschen häufiger sein, sie werden manchmal auch als *Gesichtsgulasch* bezeichnet. Tatsächlich sind es seltsame Kaubewegungen, die dosisabhängig auftreten.

Die aktuelle Party- und Drogenszene rund um XTC hat derzeit ganz spezifische Probleme: Erstens nimmt der durchschnittliche MDMA-Gehalt der XTC-Tabletten permanent zu – diese Steigerung der Dosis führt in gefährliche Dimensionen. Waren früher Durchschnittsdosen von achtzig Milligramm üblich, so sind es heute bereits 200 bis 250 Milligramm pro Tablette. Die Größe der bunten Pillen hat mit dem Milligrammgehalt an MDMA wenig bis gar nichts zu tun und ist daher kein Faktor, der eine Einschätzung möglich macht.

Zweitens ist ein noch gefährlicheres Amphetaminderivat als Beimischung in Verwendung, PMA (Paramethoxyamphetamin). Insbesondere was die Erhöhung der Körpertemperatur betrifft, ist diese Substanz noch um einiges gefährlicher. Äußerlich ist nicht erkennbar, ob es sich um MDMA oder PMA handelt. Jährlich sterben etliche schlecht informierte junge Menschen an Partypillen, manchmal reicht dafür nur eine einzige Tablette!

Am stärksten verbreitet dürfte diese Partydroge in Großbritannien sein, hier scheint es kaum einen Discobesuch oder ein Clubbing ohne vorherige Versorgung mit MDMA oder PMA zu geben. Umso wichtiger wäre es für die meist jungen Konsumenten, den *Stoff* zumindest vor der Einnahme überprüfen zu lassen. Denn darin sind sich alle Experten einig: Es ist kaum möglich, dieser Droge Herr zu werden. Sowohl die Herstellung als auch die Distribution sind zu einfach, um den Großteil davon aus dem Verkehr zu ziehen. Wenn man also vermeiden will, dass noch mehr junge Menschen schwere Vergiftungen erleiden oder gar durch die Verwendung solcher Substanzen sterben, dann wird man einerseits massiv präventiv aufklären müssen, das heißt, man wird die *Substanzkompetenz* erhöhen, und andererseits auch die Möglichkeit eines *Drogenchecks* anbieten. So eine Institution ist in Wien die Einrichtung *Checkit!*, die mittlerweile seit über zehn Jahren hervorragende Arbeit leistet und vermutlich Hunderte junge Menschen vor Vergiftungen bewahrt hat.

DER MISCHKONSUM

Das Leben ist keine Nonstop-Party … Auch wenn manche junge Menschen das glauben. Wer feiert nicht gerne? Man kann davon ausgehen, dass Menschen schon vor Jahrhunderten und Jahrtausenden für Feste Drogen verwendet haben. Sofern die diversen Kulturen bereits über Schriftlichkeit verfügt haben, ist das auch belegt. Da es in der Natur unzählige Pflanzen gibt, die psychoaktive Wirkungen entfalten, ist anzunehmen, dass deren Anwendung bekannt war. Sowohl in der griechischen als auch in der römischen Antike uferten Feste oft aus: Musik, Tanz, Erotik und Sexualität führten zu *berauschenden* Orgien, zu ausschweifenden, zügellosen Festen. Und auch zu akut lebensgefährlichen Situationen – sei es durch Vergiftungen infolge übermäßigen Drogenkonsums oder durch das im Drogen- und Alkoholrausch meist gewaltsame Ausufern von Konflikten.

Auch bei den heutigen Formen von Orgien und Ekstase geht es darum, Spaß zu haben, sich beim Tanzen zu verausgaben, sich fallen zu lassen und dem Rausch völlig hinzugeben. Die dahinterstehenden sexuellen Wünsche sind dabei unverkennbar – und legitim. Auffällig bei diesen Tanzsessions ist jedoch, dass diese Wochenendpartys von Freitagabend bis Sonntagfrüh dauern. Und natürlich schafft man diese anstrengenden Marathons viel leichter und wahrscheinlich auch wesentlich intensiver mit Drogen und Alkohol. Amphetamine für das Tempo der Beats, Ecstasy, um alle lieb zu haben, und dann noch ein wenig *Mephedron* oder – wenn man es sich leisten kann – Koks für die sehr gute Laune …

Meines Erachtens ist bereits der gesamte Ablauf dieser tage- und nächtelangen *Hypes*, die *Dosisentgleisung* beim Tanzen, die Hunderttausenden Beats, eine Form süchtigen Verhaltens. Denn es bleibt wenig Zeit für anderes, für echte Beziehungen. Die Bindung zum Geschehen wird intensiver als zu bestimmten Menschen, und das ist anstrengend. Mit der Zeit kann diese Aktivität nicht mehr zu solchen Ausschüttungen von belohnenden Neurotransmittern führen, es nutzt sich ab und die Dosis muss wie bei jeder Sucht immer mehr gesteigert werden. Irgendwann erreicht aber jeder nach dreißig Stunden Tanzen seine körperlichen Grenzen. Und wenn sich schon das Tanzen nicht steigern lässt, dann muss eben die Droge das Ihre tun.

Die Tage nach einem so exzessiven Wochenende müssen ein purer Horrortrip der Gefühle sein – zum einen, da alle aktivierenden Drogen bei plötzlichem Absetzen depressive Symptome auslösen, und zum anderen, weil eine unauffällige Bewältigung des Alltags auf voller Dancefloordosis einfach nicht möglich ist. Genau das führt gerade bei dieser Zielgruppe sehr häufig zum Mischkonsum mit Alkohol und Cannabis, mit Kokain, mit Amphetaminen und Ecstasy …

Halluzinogene wie LSD werden in diesen Fällen nicht so häufig konsumiert, sondern erst dann, wenn es wieder darum geht, klarer zu werden. Nach LSD-Trips gibt es dieses Phänomen. Wenn diese Menschen dann trotz körperlicher Erschöpfung nicht mehr schlafen können, nehmen sie *Benzos* (Benzodiazepine), *Z-Schlafmittel*, zu denen die Arzneistoffe *Zolpidem* und *Zopiclon* zählen, und diverse andere Mittel, die aus Benzos gerade illegal entwickelt werden.

Florian und Lars, zwei Drogenabhängige, erzählen Experten auf *www.drugcom.de* – einer sehr informativen und auch für Betroffene hilfreichen Plattform zum Thema Drogen und Sucht – über ihre Erlebnisse. Florian ist zwanzig Jahre alt und Student, Lars ist 35 Jahre alt und nimmt seit seinem fünfzehnten Lebensjahr Drogen.

Florian: Am Anfang war das Ganze noch sehr spielerisch. Das erste Mal Ecstasy zu nehmen, war ein Riesenerlebnis. Und so kam es, dass ich es ein weiteres Mal genommen habe, und dann nochmal und dann nochmal, und dann ging alles sehr schnell. Ich denke, innerhalb von einem halben Jahr war es absolut normal, am Wochenende auf chemischen Drogen zu sein und ausgiebig zu feiern. Im Laufe der Zeit habe ich dann Mephedron, Koks und Ecstasy konsumiert, wobei die Menge immer größer geworden ist. Man braucht immer mehr, um den gewünschten Effekt zu haben. Ich habe exzessiv Mischkonsum betrieben. Also, es konnte durchaus vorkommen, dass man bis zu zehn verschiedene Drogen während einer Nacht auf einer Party konsumiert hat.

Lars: Ich war fünfzehn, als ich das erste Mal mit Partydrogen in Kontakt kam. Bei uns in der Nähe hatte ein Club aufgemacht. Diese Tabletten gingen rum, fast jeder hatte sie. Manchmal wurden sie einfach in die Menge geworfen, dann kochte die Stimmung auf. Das war dann wie so eine Sucht, dort am Wochenende wieder hinzugehen, weil ich eben happy war – ohne Ende. Später war ich wie ein kleiner Apotheker. Das war wie eine Art Legospielen für mich im Kopf. Ich konnte sagen: »Okay, jetzt nehme ich eine Nase Koks, dann bin ich bis dann wach, dann nehme ich nochmal eine Ecstasy, dann habe ich eine Euphorie, dann nehme ich eine Pappe (Anmerkung: LSD), dann kommen die grellen Farben.« Ich konnte mir die Zustände aussuchen, die ich wollte.

Florian: Nach zwanzig Stunden Feiern, wenn man da ein Teil in die Hand gedrückt bekommt, hinterfragt man nicht mehr, was drin sein kann, sondern man konsumiert einfach. Man erlebt so einiges. Ich habe erlebt, wie einer gestorben ist auf einer Party, wahrscheinlich Mischkonsum, Überdosis, ich weiß es nicht.

Lars: Ich bin einmal im Krankenhaus aufgewacht. Ich hatte Alkohol getrunken und zwei Tabletten Ecstasy genommen. Da dachte ich mir halt: »Okay, jetzt hast du einfach mal Dreck erwischt. Das ist sehr selten, und es war halt mal ein Blindgänger, ganz einfach.« So habe ich das gesehen.

Florian: Ich habe mich, während ich drauf war, sehr glücklich gefühlt. Man öffnet sich nach außen hin, wird sehr extrovertiert, hat alle lieb, alle haben einen lieb. Man schwebt quasi auf so einer Wolke. Aber die Woche drauf holt einen das ein. Das Glück, das man am Wochenende verbraucht hat, das fehlt einem dann irgendwo, und man ist depressiv, niedergeschlagen, unausgeglichen, müde, antriebslos.

Lars: Nach einer Feier bin ich wach geworden und überall lagen so die Leute rum und haben gepennt, und auf dem Tisch war noch genug. Ich hab aus dem Fenster geschaut und gedacht: »Verdammt, wo war ich und wo bin ich jetzt.« Viel tiefer ging es ja nicht mehr. Dann habe ich einen Entschluss gefasst, bin selbstständig in die Klinik gefahren, habe mich vor die Tür gestellt und gesagt: »Verdammt, ich komme nicht mehr weiter.«

Florian: Irgendwann war der Spaß, den ich am Wochenende hatte, nicht mehr die Depression wert, die ich die Woche danach hatte. Dann habe ich mir gesagt: »Jetzt hör ich auf damit.« Mir persönlich hat sehr geholfen, regelmäßig viel Sport zu machen, mich einfach so zu verausgaben, dass ich abends k. o. ins Bett fiel und keinen Gedanken daran verschwendete, irgendwie etwas verpasst zu haben. Ich merke jetzt, dass ich ausgeglichener bin, dass meine Laune nicht mehr so schwankt. Ich muss sagen, ich bin sehr froh drüber.

Lars: Das ganz normale Leben, das kommt dir schwierig vor, du musst das wieder lernen. Mittlerweile bin ich mit dem Leben ohne Drogen zufrieden, weil sich meine Gefühlswelt auch wieder eingestellt hat. Ich hoffe, das bleibt so …

Besser als die beiden kann man die Folgen einer bei Partys begonnenen und rasch fortgesetzten Entwicklung einer Mischsucht nach

Amphetaminen, Ecstasy, Kokain etc. – meist auch in Verbindung mit Alkohol – gar nicht beschreiben. Den Weg hinaus auch nicht.

Die ärztliche Direktorin des Landeskrankenhauses Köln, die in diesem Video auch interviewt wurde, meinte dazu: »Das sind toxische Substanzen, die auf die Dauer die Gehirnstrukturen schädigen können, sodass daraus auch bleibende Veränderungen resultieren. Wir wissen von Menschen, die relativ viele Amphetamine über lange Zeit konsumieren, dass sie bleibende Probleme mit der Konzentration, dem Gedächtnis usw. haben.«

Die Entwicklung einer Partydrogensucht mit Mischkonsum und letztlich das komplette Abdriften in die Drogenszene sind eine Komplikationsvariante bei XTC, akut gefährliche Situationen bei Substanzunerfahrenen die andere.

Sommer 2020, Zeit für eine Pause von Corona, Zeit, wieder Party zu machen. Sarah ist achtzehn Jahre alt und hat vor wenigen Wochen erfolgreich maturiert. Sie war während der gesamten Schulzeit eine gute, strebsame Schülerin. In einem soliden familiären Umfeld aufgewachsen, raucht sie nicht und hat nur ab und zu ein wenig Alkohol getrunken. Illegale Substanzen kennt sie nicht, bis auf zwei Züge von einem Joint, bei dem Gras und Tabak gemischt worden sind. Als Nichtraucherin findet sie den Rauch unangenehm und kann dem Zeug nichts abgewinnen.

Freunde von ihr organisieren eine Party. Die Eltern sind auf Urlaub. Das ganze Wochenende sturmfreie Bude. Einer der Freunde hat kürzlich auf einem Bahnhof acht Stück bunte Tabletten gekauft, angeblich XTC, und dafür dreißig Euro bezahlt. Er hat keine Erfahrung mit derlei Substanzen, von den ausländischen Kleindealern hat er nicht viel über die Substanzen erfahren. Außerdem ist der Kauf sehr spontan gewesen und hat rasch abgewickelt werden müssen. Um diesen Preis konnte es ja wohl nichts Schlimmes sein …

Bei fortgeschrittener Partystimmung nehmen fünf der acht Freunde, darunter auch Sarah, jeweils eine dieser Pillen, die verschiedene Farben haben, ein. Es wird viel getanzt, laute Technobeats bringen die Sinne und den Körper so richtig in Wallung. Keine zwei Stun-

den später kippen Sarah und ihre beste Freundin um, sie kollabieren, sind nicht mehr bei Bewusstsein, die Freundin erleidet einen epileptischen Krampfanfall, der scheinbar bald wieder abebbt. Von den drei anderen, die auch jeweils eine Pille genommen haben, ist einer zwar wach und reaktionsfähig, aber auch in keinem guten Zustand. Die anderen beiden sind aufgedreht und etwas verändert, aufgeregt vor Sorge, mit heftigem Herzklopfen, aber sonst keinen Auffälligkeiten. Die drei, die bislang nichts konsumiert haben, sind fit. Es beginnt eine heftige Diskussion, was jetzt zu tun sei, bis sich dann glücklicherweise doch sehr rasch ein Mädchen, das wenig getrunken und noch keine Tablette eingenommen hat, durchsetzt und die Rettung ruft.

Etwa vierzig Minuten später landen Sarah und ihre Freundin Vera auf der Intensivstation eines Bezirkskrankenhauses. Beide Mädchen haben eine bedrohliche Temperaturerhöhung, eine sogenannte Hyperthermie mit über 42 °C, sind bewusstlos und brauchen dringend intensivmedizinische Behandlung. Wäre die Rettung auch nur dreißig Minuten später verständigt worden, hätten beide vermutlich nicht überlebt.

Ihr Zustand bleibt einige Stunden lang kritisch, am Nachmittag des nächsten Tages kann in beiden Fällen erste Entwarnung gegeben werden, beide Mädchen werden überleben. Ob bleibende Schäden auftreten werden, ist zu diesem Zeitpunkt allerdings noch nicht klar. Mehrere Tage später können Sarah und ihre Freundin das Krankenhaus wieder verlassen, es dauert noch einige Wochen, bis ihre Konzentration und ihr Denkvermögen wieder ein einigermaßen gesundes Niveau erreichen.

Bei Szenarien wie diesem kommt es immer wieder zu tödlichen Folgen, oft gerade bei Substanzunerfahrenen. In der Geschichte von Sarah war es ein glücklicher Zufall, dass eine der drei Freundinnen, die noch fit waren, Verantwortung übernommen hat. Außerdem war es auch von Vorteil, dass nicht alle gleichzeitig ihre XTC-Tablette geschluckt haben. *Geübtere* Konsumrunden wissen das, und wenn sie klug sind, bleibt immer einer abstinent und passt auf die anderen auf – im Szenejargon spricht man vom *Tripsitter*. Viel besser wäre natürlich, auf diese Substanzen gänzlich zu verzichten, aber wenn das nicht gelingt, sollte man zumindest den Schaden minimieren.

HALLUZINOGENE & PSYCHEDELIKA

Die unkontrollierte Veränderung des Bewusstseins,
die legale und frei zugängliche Drogen
einschließlich psychedelischer Pflanzen bewirken würden,
ist für eine auf Herrschaft und auf das Ego
ausgerichtete Kultur extrem bedrohlich.
TERENCE MCKENNA,
US-BIOLOGE UND BEWUSSTSEINSFORSCHER

MICRODOSING

Das neue Zauberwort bei dem Wunsch nach Selbstoptimierung frei nach Silicon Valley heißt *Microdosing*. Gemeint sind damit Dosierungen, die maximal ein Zehntel (oft auch noch deutlich weniger) jener Dosis eines Halluzinogens umfassen, die typischerweise zur Auslösung von Halluzinationen ausreicht.

Die Substanzen, die in erster Linie dazu verwendet werden, sind *LSD*, *Psilocybin* (Pilze) und auch chemische Abkömmlinge dieser beiden Grundsubstanzen. Gelegentlich werden behandlungswirksame Mikrodosierungen auch von XTC berichtet, bei *Ketamin* gibt es sie bereits im Einsatz gegen Depressionen, und manchmal ist das auch eine Option – bei festgefahrenen Depressionen, bei denen sonst keine Therapien mehr ansprechen. Das Ziel dieser Form der Substanzverwendung ist ganz und gar nicht, eine Sucht oder ein Rauscherlebnis auszulösen, sondern es stehen therapeutische Absichten dahinter. Die in medizinischen Untersuchungen am häufigsten dafür verwendeten Substanzen sind derzeit LSD und Ketamin.

Ein Beispiel für eine Mikrodosierung: Bei einer Ketamin-Therapie wäre das ein Zwanzigstel einer Berauschungsdosis oder auch weniger, und das nur ein- bis zweimal pro Woche. Dennoch können manchmal dissoziative Zustände auftreten, sie sind zwar nicht erwünscht, kommen aber vor. Ein Zwanzigstel eines kleinen Glases Bier sind etwa zehn Tropfen. Mit einer solchen Einmalgabe ist bei allen Erwachsenen Berauschung auszuschließen, bei Alkoholentzug ist aber sogar diese Menge keineswegs anzuraten. Auch die verwendeten LSD-Dosierungen sind ähnlich minimal im Verhältnis, günstige Auswirkungen bei vor allem festgefahrenen Depressionen und Angstzuständen sowie posttraumatischen Syndromen werden jedoch beschrieben.

Bei *Microdosing* geht es allerdings um etwas ganz anderes: Hier wird eine Optimierung des eigenen Antriebs, der Energie, Konzentration und Kreativität angestrebt. Es geht nicht um eine Behandlungsmethode. Was will man auch bei Gesunden behandeln? Und es geht auch nicht um Prävention. Es geht um Leistungssteigerung. Man könnte auch sagen, dass es in einer optimierungssüchtigen Welt um die Befriedigung dieses Perfektionszwanges geht. Nichts, was man gesunden Menschen empfehlen kann. Wenn es allerdings psychisch schwer kranken Menschen hilft, ist Microdosing eine Überlegung wert. Man darf sie natürlich nicht zusätzlich in eine Suchtproblematik treiben.

LSD

Albert Hofmann, ein angesehener Schweizer Chemiker der Firma Sandoz in Basel, forschte bereits in den späten 1930er-Jahren mit *Mutterkornalkaloiden*, einem Pilzgewächs, das sich auf Getreide ausbreitet. Diese Alkaloide (von Alkali, den basischen pflanzlichen Basisstoffen abgeleitet) haben ein chemisches Grundgerüst, das die Basis für verschiedene psychoaktive Substanzen ist. Letztlich kommt das daher, dass die Ähnlichkeit mit Serotonin, rein biochemisch gesehen, hoch ist. Damit ist die Bindung an verschiedene Rezeptoren beziehungsweise Synapsen durch diese Substanz leicht möglich.

Es genügen schon sehr kleine Mengen, um beträchtliche psychische Reaktionen auszulösen. Bereits im Mittelalter waren die Mutterkornpilze vermutlich für verschiedene epidemische Massenpsychosen zuständig, wenn etwa das Getreide einer Gegend in großer Menge von diesem Pilz befallen war.

Zufällig kam Albert Hofmann 1942 mit seiner Entdeckung aus den 1930er-Jahren wieder in Kontakt. Er dürfte Dämpfe der flüssigen Substanz eingeatmet haben. Die Folge war ein etwas später einsetzender, nach seinen eigenen Worten »nicht unangenehmer, leichter Rauschzustand, der sich durch äußerst angeregte Fantasie kennzeichnete …«. Drei Tage später unternahm er einen geradezu übermütigen Selbstversuch, und das mit einer (nach heutigem Wissen) sehr hohen Dosis LSD. Es dauerte nicht lange, bis Hofmann eine intensive Wirkung spürte und, begleitet von seiner Assistentin, auf dem Fahrrad nach Hause fuhr.

Dieser Fahrradtrip hatte es in sich. Im Grunde war es ein gefährliches Unterfangen und rechtfertigt die Idealisierung dieses Ereignisses als *Bicycle Day*, der jeden 19. April international gefeiert wird, ganz und gar nicht. Tatsächlich hatte Hofmann, nachträglich betrachtet, einen richtigen Horrortrip. Bei dieser Dosierung auch kein Wunder.

Beim Abklingen dieses Trips ging es ihm zwar relativ gut, dennoch war er froh, diesen Rauschzustand überlebt zu haben. Er beschreibt die Situation in dem Buch *LSD – mein Sorgenkind: Die Entdeckung einer »Wunderdroge«*. Hofmann kontaktierte einen Arzt, der ihn zu Hause besuchte. Dieser stellte jedoch keinerlei außergewöhnliche Werte bei Blutdruck und Puls fest. Der Schweizer Chemiker hatte außerdem extrem viel Milch getrunken – angeblich insgesamt drei Liter –, um die Wirkung des Giftes auszugleichen (was mehr ein frommer Wunsch als eine wirksame Gegenmaßnahme war).

Eigentlich hatte er nach einer kreislaufaktivierenden Substanz gesucht, die er im Laufe seiner Karriere dann auch entwickelt hat. Darunter bekannte Medikamente, alle auf Basis der sogenannten Mutterkornalkaloide (*Dihydroergotamin*, *Hydergin* und andere), die alle keine drogenartigen Substanzen waren. Die Entdeckung seines

Lebens war jedoch LSD, er betrachtete es als eine *Wundersubstanz*, die in den richtigen Händen auch günstige Wirkung haben konnte. Ganz sicher hat Albert Hofmann in kleinen Dosierungen immer wieder LSD eingenommen, in großen zeitlichen Abständen. Geschadet haben dürfte ihm das nicht, er wurde 102 Jahre alt und war bis in sein hohes Alter aktiv.

LSD ist eine Substanz ohne Potenzial für körperliche Gewöhnung oder Entzugsphänomene, auch ist die Anwendung eher anstrengend, und da zusätzlich relativ bald eine Toleranzentwicklung einsetzt, ist es sehr ungewöhnlich, dass Menschen relevante Dosen LSD häufig einnehmen. Grundsätzlich auch nicht täglich. Außer Zweifel steht, dass diese Substanz Musikgeschichte geschrieben hat, wobei man sich das nicht so vorstellen darf, dass Musiker unter LSD-Einfluss ihr Instrument spielen könnten. Auch Komponieren unter unmittelbarem LSD-Einfluss ist nicht möglich (eine Ausnahme wäre Microdosing). Aber mittelbar, also einige Zeit danach, hatten die intensiven Farb- und Formwahrnehmungen einen Einfluss auf die Klangbilder (und auch auf die Plattencovers) der 1960er-Jahre.

LSD wurde 1973 international verboten, was weniger an der Substanz selbst als an der völlig entgleisten Form der Verwendung durch die Hippie-Bewegung lag. Dennoch wird LSD zumindest in der Schweiz bis heute als ein in kleinen Dosen verabreichtes Medikament oft in Zusammenhang mit psychotherapeutischer Methodik bei schweren Depressionen und auch bei schwersten posttraumatischen Zustandsbildern verwendet. In Zukunft sind Forschungen auf diesem Einsatzgebiet zu erwarten und auch nicht grundsätzlich negativ zu beurteilen.

Der inzwischen gängige Gebrauch in Form des Mikrodosierens zwecks Leistungsoptimierung ist ein typisches Zeichen der heutigen Zeit und weder mit der früheren medizinischen Forschung noch der psychedelischen Verwendung im *Hippie-Zeitalter* zu vergleichen. LSD ist eine Substanz, die zur kreativen Bewusstseinserweiterung ausschließlich von gefestigten Persönlichkeiten eingenommen werden sollte. Die Entgleisung in psychotische Zustände und in besonders ungünstigen Fällen sogar anhaltende psychotische Erkrankungen kommt vor. Das körperliche Schädigungspotenzial hingegen ist sehr gering, wenn überhaupt eines besteht. Ein körperlicher Schaden entsteht nur dann, wenn jemand im LSD-Rausch in lebensgefährliche Situationen gerät.

Der Zustand eines LSD-Rausches selbst wird immer wieder als psychotisch beschrieben, weil die bunten, oft kaleidoskopartigen Bilder und die Übersetzung von Tönen in Farben so verstanden werden. Allerdings ist es eine Fehlverwendung des Begriffs der Psychose, denn der Mensch im LSD-Rausch – solange er nicht psychotisch ist – erkennt sehr wohl, dass diese inneren und äußeren Halluzinationen durch die Droge bedingte Wahrnehmungen sind. Es wird zwar erlebt, aber nicht für real gehalten.

LSD ist keine *Dancefloor-Partydroge*, es scheint aber eine gewisse Renaissance zu geben. Man wird sehen und beobachten müssen, welche Auswirkungen dieses Revival hat. Die LSD-Sucht ist bislang ein nicht bekanntes Phänomen, allerdings muss man beobachten, wie sich das Microdosing von LSD in Zukunft bei täglicher Verwendung entwickelt. Bei der bekannten Toleranz während häufiger Einnahme scheint mir eine echte Suchtentwicklung sehr wohl möglich. LSD ist bei aller körperlichen Gefahrlosigkeit eine Substanz, der man nur mit allergrößtem Respekt begegnen sollte.

»ZAUBERPILZE«

Jene Substanz, welche diese Pilze zu Zauberpilzen macht, ist das *Psilocybin*. Eingenommen werden sie entweder frisch, getrocknet oder manchmal als Pulver in Kapseln. All das und vieles mehr gibt es heute auch in synthetisch hergestellten Formen, bei denen es keine vernünftigen Mengenangaben gibt.

Ursprünglich handelt es sich um rituell-zeremoniell eingesetzte Rauschmittel, die vor allem in den mittelamerikanischen Hochkulturen verwendet wurden. Die Wirkungen sind relativ ähnlich der von LSD, allerdings mit der Tendenz zu körperlichen Reaktionen wie beispielsweise erhöhtem Puls. Während LSD mehr beim Raumerleben und bei optischen Eindrücken eingreift, geht es bei den Pilzen eher um Zeitreisen und spezifische Gefühlswelten.

Das körperliche Abhängigkeitspotenzial ist relativ gering, auch die psychische Abhängigkeit ist ähnlich wie bei LSD gepaart mit einer Tendenz zur Selbstbegrenzung. Die aufgrund des Rausches erzeugten *Pilzreisen* sind anstrengend und werden daher auch nicht ständig wiederholt. Das medizinische Hauptproblem sind Vergiftungen durch unbeabsichtigt hohe oder überhaupt falsche Dosierungen. Ansonsten gibt es die gleichen *Bad-Trip*-Risiken und Probleme wie bei LSD.

WUNDERDROGE?

Ibogain ist ein Alkaloid und wird aus der Iboga-Pflanze extrahiert. Diese Pflanze gehört zur Gattung der *Hundsgiftgewächse* und kommt in großem Ausmaß in Zentralafrika vor. Die innere Schicht der Wurzelrinde dieses Strauches enthält eine psychoaktive Substanz. Mehrere ethnische Gruppen Zentralafrikas verwenden diese Rauschdroge im Rahmen von rituellen Zeremonien, häufig auch im Rahmen von Heilungskulten.

Die typische psychische Wirkung ist eine intensivere optische Wahrnehmung bei geschlossenen Augen, bei geöffneten Augen treten bei üblichen Dosierungen keine Halluzinationen auf. Das Phänomen von intensiven bildhaften Wahrnehmungen bei geschlossenen Augen wird eigentlich auch gar nicht als Halluzination bezeichnet, vielleicht wäre hier der Begriff der Vision besser angebracht. In Frankreich gab es bereits in den 1950er- und 1960er-Jahren ein aus Ibogain gewonnenes Medikament.

In Verbindung mit der LSD-Bewegung in den 1960er-Jahren wurde es in den USA verboten. Im Gegensatz zu LSD gelang es den Vereinigten Staaten bei Ibogain allerdings nicht, es auf die Liste der international verbotenen psychotropen Substanzen zu setzen. Aber die Forschung dazu wurde gestoppt. Es ist fast schade, da die Substanz in Sucht- und Berauschungskreisen wenig Gegenliebe findet, während es von medizinischer Seite her immer wieder Berichte von einer ausgeprägten *Anticraving*-Wirkung gibt, und zwar bei verschiedensten Substanzsuchtformen – von Alkohol bis Z-Drugs, von Amphetaminen bis Heroin … Möglicherweise ist sie sogar auch noch bei Verhaltenssüchten wirksam.

Es gibt geradezu euphorische Berichte über Ibogain als Medikament. Behandlungen damit werden auch in manchen, nicht immer hundertprozentig seriösen Suchtkliniken in einigen europäischen Ländern angeboten. Zum Teil finden diese Kuren zu exorbitanten Preisen statt. Das Ausmaß der Bewerbung dieses offenbar lukrativen Geschäftszweigs ist allerdings ein wenig irritierend. Jedenfalls muss man vor Selbstversuchen dringend warnen, da die Substanz eine sehr problematische Auswirkung auf den Herzrhythmus haben kann. Das damit verbundene Risiko: Herzstillstand.

Oktober 2021. Eine gute Freundin rief mich an und erzählte mir beinahe beiläufig, dass sie am kommenden Wochenende eine »Iboga«-Kur machen würde. Sie habe nicht den Wunsch nach Berauschung, sondern hoffe nach mehreren Jahrzehnten Nikotin-Sucht und einigen erfolglosen Versuchen, davon loszukommen. Sie habe einiges über die Substanz im Internet gelesen, diese sei ja in Österreich nicht illegal. Sie habe sich eine Therapieportion bestellt und wolle das kommende Wochenende dafür verwenden.

Ich kenne Martina seit Jahren, sie ist ein psychisch sehr stabiler Mensch, hat mit sonstigen Suchterkrankungen außer der Nikotin-Sucht nichts zu tun, aber die Menge von manchmal bis zu vierzig Zigaretten pro Tag gehen der 44-jährigen Frau ziemlich auf die Nerven. Ihre mehrmaligen Versuche, von dieser heimtückischen Droge loszukommen, sind bis jetzt ohne Erfolg gewesen, daher möchte sie sich endlich vom Nikotin befreien und hofft, dies durch die Iboga-Kur zu erreichen.

Ich war ziemlich irritiert über ihren plötzlichen Entschluss, und vor allem auch besorgt, da mir die Problematik von schweren Herzrhythmusstörungen bei Ibogain in Erinnerung war. Sie beruhigte mich jedoch diesbezüglich und meinte, ich müsste mir keine Sorgen machen, sie habe vor einigen Tagen ein EKG machen lassen, um sichergehen zu können, dass von der Rhythmik ihres Herzens her keine Gegenanzeigen vorliegen.

Hinsichtlich der Dosis her hat sie sich eher vorsichtig für eine untere bis mittlere Dosishöhe entschieden. Sie blickte dem kommenden Wochenende mit gewisser freudiger Spannung entgegen. Irgendwie gefiel ihr auch der etwas geheimnisvolle Nimbus dieser Substanz. Wir vereinbarten einen täglichen Kontrollanruf – es ist manchmal wirklich mühsam, mit einem Psychiater befreundet zu sein –, aber ganz unrecht war es ihr trotzdem nicht.

Kurz und gut, das Ergebnis: Körperlich war alles okay, aber den Herzschlag spürte sie stärker als sonst. Psychisch war es zwar kein Trip, den sie auch nicht anstrebte, aber doch irgendwie anstrengend. Sie schaffte drei rauchfreie Wochen.

Sie rauchte danach noch mehr als früher und hat mittlerweile seit einigen Wochen wieder aufgehört. Einen Zusammenhang zwischen den aktuell erfolgreichen sechs rauchfreien Wochen und der Ibogain-Kur sieht sie nicht, sondern erklärt ihre Abstinenz eher mit dem Nikotin-Pflaster, das sie diesmal verwendet, und mit der Massage, die sie sich gönnt …

Neuerdings spricht man davon, dass Ibogain auch in vergleichbarer Weise wie LSD in Mikrodosierungen bei täglicher Einnahme zur Leistungssteigerung verwendbar wäre. Das hingegen ist Lichtjahre von dem rituell-zeremoniellen Gebrauch der Stämme in Zentralafrika entfernt. Eigentlich halte ich es für eine Form des Missbrauchs, eine geradezu typisch westliche Form des Missbrauchs, und der hat niemals günstige Folgen auf mittlere, geschweige denn auf lange Sicht.

DER DROGENKRIEG

Ich erinnere mich an ein legendäres Interview im März 1999 mit dem Linksverteidiger des österreichischen Nationalteams, Toni Pfeffer. In der Pause eines nahenden Fußballdebakels gegen Spanien wurde er beim Stand von 0:5 gefragt, wie er den weiteren Verlauf dieses Spiels einschätze. Toni Pfeffer hatte sich – als einer der wenigen – wirklich bemüht, gegen die starken Spanier anzukämpfen, stutzte bei dieser seltsamen Frage und antwortete: »Na, hoch wer ma's nimmer g'winnen!« Was für eine großartige Antwort auf solch eine Frage in solch einer Situation.

Warum diese Einleitung? Weil die Situation im internationalen Drogenkrieg ähnlich ist. Nur sind wir nicht in der Pause, sondern an einem noch unbekannten Abschnitt eines entsetzlichen Spiels, das alles andere als ein Spiel ist. Im 1972 vom amerikanischen Präsidenten Richard Nixon ausgerufenen *Krieg gegen Drogen* steht es etwa 10:0 für die internationalen Drogenkartelle. Das Furchtbare an diesem Debakel ist, dass es mittlerweile Millionen Menschenleben gekostet und die organisierte Kriminalität in einem unvorstellbaren Ausmaß bereichert hat. Im Grunde erinnert dieses Ergebnis auch an den berühmten Schwarzen Ritter von Monty Python, der, nachdem ihm beide Arme und Beine von seinem Gegner mit dem Schwert abgeschlagen worden sind, auf seinem Torso dahockt, den anderen passieren lassen muss und sagt: »Na gut, sagen wir Unentschieden!«

Was ist also falschgelaufen?

Dazu ein Gespräch mit einem führenden Polizisten Österreichs:

Wie steht es mit den Erfolgen der Drogenfahndung?

Prima, vorgestern wieder zwei Kilo gefunden.

Zwei Kilo von insgesamt wie viel?

(Kaum fünf Prozent der Gesamtmenge können mit allergrößtem Einsatz gefunden werden.)

Das ist aber nicht sehr viel …

Nein, aber wir freuen uns schon über die Beschlagnahmung von zwei Kilo Kokain, das entspricht immerhin jener Menge, die Pablo Escobar an einem launigen Nachmittag vom Tisch geblasen hat.

Da stellt sich natürlich die Frage, ob es zu wenige Drogenfahnder gibt. Würde man die Ressourcen der internationalen und nationalen Drogenfahndung um hundert Prozent aufstocken, müsste man davon ausgehen, dass die Produktionsmengen ähnlich aufgestockt werden und es wieder bei den fünf Prozent bleibt. Selbst sechs oder sieben Prozent von einer noch größeren Menge wären kein Erfolg. Der Betrag der im Suchtbereich für Information und Prävention (und auch entsprechend zielgerichtete Forschung) aufgewendet wird, entspricht einem kleinen Bruchteil jener Kosten, die durch die Kriminalisierung anfallen. Das ist übrigens in keinem europäischen Staat anders, vielleicht mit Ausnahme von Portugal. Und außerhalb Europas gibt es zumeist nicht einmal diese Prävention.

Kriminalisierung ist ein rein politischer Prozess und bringt vielleicht da und dort manche Wählerstimme, sozial und wirtschaftlich gesehen jedoch absolut nichts. Im Gegenteil: Es schadet enorm. Im Bereich der Entwicklung der organisierten Kriminalität ist die Kriminalisierung von Drogen die größtmögliche Förderung der Kriminellen.

Aber es hat sicherlich Wählerstimmen gebracht, als zum Beispiel Richard Nixon – der selbst alkoholkrank war – bei Wahlkundgebungen sagte: »Krieg denen, die unsere Kinder vergiften.« Emotional gesehen, ist dieses Motto völlig verständlich. Als Strategie zur Verringerung des Drogenkonsums hingegen war und ist es völlig unbrauchbar und sogar kontraproduktiv. Wenn dieser Krieg mit den klassischen Mitteln eines Krieges geführt wird – und nicht mit Klugheit –, dann ist das Ergebnis sehr ernüchternd: Millionen Tote auf der einen Seite, eine blühende international vernetzte Drogenkriminalität auf der anderen.

Das nächste, sehr häufig diskutierte Thema im Umgang mit Drogen ist deren Legalisierung. Das würde die mehr oder weniger bedingungslose Legalisierung dessen bedeuten, was die Drogenmafia tagtäglich auf den Markt bringt. Die internationale Drogenkriminalität hat ein einziges Ziel: so viel Geld mit dem Drogenverkauf zu machen wie nur irgendwie möglich. Wenn auch nicht alle Drogenbosse selbst substanzabhängig sind, so ist diese Form der Geld- und Machtgier auch eine Art von Sucht. Die Schicksale der Menschen sind Drogenhändlern jedenfalls vollkommen egal, genauso wie das menschliche Elend in jenen Ländern, in denen diese Drogen produziert werden.

Auch Mord und Totschlag innerhalb der Drogenclans gehören zur alltäglichen Selbstverständlichkeit. Das bedeutet: Man darf die internationalen Drogenkartelle nicht auch noch mit dem Stempel *legal* versehen und die suchtkranken Menschen damit ihrem Schicksal überlassen. Im Zusammenhang mit den unzähligen Verbrechen in diesem Drogenkrieg bin ich jedenfalls der Meinung, dass die vom britischen Psychiater David Nutt aufgestellte Hierarchie der Fremdschädigung mit Alkohol an erster Stelle nicht mehr stimmt. Die Kollateralschäden der Drogenkriege sind dermaßen enorm, dass sie kaum mehr berechenbar sind, aber jene von Alkohol sicher erreichen.

Neben dem Kriminalisieren und dem Legalisieren bleibt noch eine dritte Möglichkeit: das Kontrollieren. Zu schildern, wie das genau gehen soll mit der kontrollierten Produktion und Abgabe, würde jedoch den Rahmen dieses Buches sprengen. Aber es gibt ausreichend Expertinnen und Experten, die kluge und wissenschaftlich fundierte Ideen und Konzepte dazu entwickelt haben. Portugal ist einer der wenigen europäischen Staaten, in dem ein solches Konzept in etwa umgesetzt worden ist, und zwar seit Anfang der 2000er-Jahre nach einer massiven intravenösen Suchtmittelepidemie inklusive eines enormen Anstiegs von HIV-Erkrankungen. Zuerst gab es sogar noch eine etwas stärkere Erhöhung des Suchtmittelkonsums, seit mehr als zehn Jahren sinkt die Zahl der Drogentoten und auch die Kriminalität deutlich. Sehr viele andere Möglichkeiten als das kontrollierte Vorgehen wird es nicht geben. Die Alternative ist, zuzusehen, wie nach Kolumbien und Mexiko noch andere Staaten in Kriminalität und Chaos versinken oder die Giftküchen Chinas, Myanmars und Syriens weiterhin ihr gefährliches Spiel treiben.

KAFFEE

Gott sei's gedankt, in der nächsten Welt wird es keinen Kaffee geben.
Denn es gibt nichts Schlimmeres, als auf Kaffee zu warten, wenn er noch nicht da ist.
IMMANUEL KANT

Weshalb es einen Unterschied macht, ob man gerne Kaffee trinkt oder Kaffee trinken muss …

Es war das Jahr 1683, als Wien zum zweiten Mal von einem türkischen Heer belagert wurde. Nach einem Durchmarsch durch das südöstliche Europa waren die türkischen Heerscharen an den Wiener Stadtmauern angelangt. Es war ein riesiges Heer, das sich selbst versorgen konnte, auch mit Kaffee. Die Kaffeebohnen waren mit im Gepäck.

Die Befreiung Wiens von dieser monatelangen Belagerung war dann ein mutiger und genialer Fall von militärischer Strategie in Form eines Überraschungsangriffs eines europäischen Gesamtheeres, das die türkischen Heerscharen in abenteuerlichem Tempo zur Flucht zwang. Alles nicht unbedingt Notwendige wurde zurückgelassen, darunter auch große Säcke gerösteten Kaffees. Die Zubereitung war einigen Soldaten bekannt, und so entstanden – als positiver Nebeneffekt der Zweiten Türkenbelagerung von 1683 – in Wien die ersten europäischen Kaffeehäuser.

Die Freude, oder wenn man so will auch das Laster des Kaffeetrinkens verbreitete sich in Windeseile durch Europa. Der Hauptgrund dafür ist leicht nachzuvollziehen: Kaffee enthält in reichlichem Ausmaß Koffein, und Koffein ist eine die Psyche stimulierende Substanz, genau genommen ein pflanzliches Alkaloid, wie es auch bei anderen Drogen der Fall ist. Im Unterschied zu anderen Pflanzendrogen ist Koffein ein mild psychoaktiver, stimulierender Stoff. Der wichtigste Effekt auf die Psyche – man nennt das auch den psychotropen Effekt – ist eine Erhöhung der Aktivität, was letztlich zu einer Leistungssteigerung und zu größerer Wachheit führt.

Wie es zu dieser Wirkung kommt, ist ein wenig umstritten, aber sehr vereinfacht kann man sagen, dass es zu einer indirekten und daher nicht so massiven Erhöhung der Aktivität im Bereich der dopaminergen und noradrenergen Nervenzellgeflechte kommt. Man könnte es auch so formulieren, dass an den Verbindungsstellen der Nervenzellen, den Synapsen, dort, wo sie über Noradrenalin oder Dopamin funktionieren, ein höherer Umsatz zustande kommt.

Die körperlichen Effekte von Koffein sind weniger eindeutig als die psychischen. Dazu gibt es durchaus kontroverse Ansichten. Gerade was die Wirkung am Herzen – bei den Gefäßen des Herzens und beim Blutdruck – betrifft, insbesondere wenn er erhöht ist, gibt es unterschiedliche medizinische Sichtweisen. Fest steht, dass es eine gewisse vasokonstriktive, also Gefäße tonisierende, man könnte auch sagen verengende Wirkung gibt. Das wirkt sich zum Beispiel günstig bei Migräneanfällen aus, da Migräne in der Regel mit einer vorübergehenden Erweiterung und Volumensvergrößerung und damit entsprechendem Druckschmerzreiz bestimmter Kopfgefäße zu tun hat. Beschrieben wird unter anderem auch eine Erhöhung der Herzfrequenz. Diese kann bei darauf sensibilisierten Menschen zu einer höheren Rate an Herzrhythmusstörungen führen, im Sinne eines unregelmäßigeren Herzschlags.

Andererseits gibt es auch seriöse Untersuchungen, die Kaffee gesundheitsfördernde Effekte attestieren. Kaffee enthält ja nicht nur Koffein. Die – wenn auch nur mäßige – Erhöhung der Herzschlagfrequenz und eventuelle Rhythmusstörungsförderung halte ich dennoch für erwiesen, das ist auch eines der Symptome definitiver Überdosierung.

Zu Überdosierungen von Koffein kann es durch Trinken von extremen Mengen Kaffee, aber auch von Energydrinks – die immer einen gewissen Koffein-Gehalt haben – sowie durch das Kauen von

Kaffeebohnen kommen. Neben Rhythmusstörungen sind die wesentlichsten möglichen Symptome Schlafstörungen, Unruhe und Nervosität.

Fest steht, dass Menschen mit Panikattacken, vor allem in Phasen, in denen sie zu einer leichteren Auslösung von solchen Attacken neigen, sehr vorsichtig mit Koffein umgehen sollten. Es sind mir Berichte von Menschen mit Panikerkrankungen bekannt, die zum Beispiel nach ein, zwei Tassen Kaffee in ganz unmittelbarem zeitlichem Zusammenhang eine Panikattacke hatten. Zwar bei bereits länger bestehender Erkrankung und nicht als Erstauslöser, aber als Trigger für ein Rezidiv. Auch Menschen mit zeitweiligem Vorhofflimmern, eine nicht dauernde, sondern episodische Herzrhythmusstörung, kennen dieses Phänomen der Auslösung durch Kaffee. Dafür reichen manchmal auch schon kleine Mengen.

Die prompte Wirkung im Sinne einer erhöhten Aktivität und eventuell auch leichter Euphorisierung ist kein Wunder, da die psychische Wirkung von Kaffee beziehungsweise Koffein relativ rasch eintritt und Koffein die Blut-Hirn-Schranke sehr gut passieren kann beziehungsweise sich auch im Körpergewebe gut verteilt. Koffein passiert auch die Plazentaschranke sehr gut, was mit sich bringt, dass während der Schwangerschaft wirklich zurückhaltend Kaffee getrunken werden sollte.

Kinder und Jugendliche (zumindest solche mit noch geringem Körpergewicht) können sehr stark auf Kaffee reagieren, für den Embryo gilt das natürlich in ganz besonderem Ausmaß. Von den teils großen Auswirkungen hoher Koffein-Dosen bei Kindern und Jugendlichen abgesehen, sind schwere Vergiftungen mit Koffein via Kaffee nahezu unmöglich.

Sehr wohl möglich ist hingegen eine Abhängigkeit von Koffein. Insofern können gerade bei Menschen, die regelmäßig Kaffee oder Tee konsumieren, bei Unterbrechung dieses Konsums Entzugserscheinungen auftreten. In der Regel sind sie nicht sonderlich heftig. Aber Symptome wie etwa reduzierte Leistungsfähigkeit und geringere Wachheit, also erhöhte Müdigkeit und verringerte Konzentration, sowie leichte Gereiztheit können vorkommen. Bei manchen

Menschen, die – aus welchen Gründen auch immer – eine plötzliche Kaffeeabstinenz einlegen müssen und vorher in relativ hohen Dosen konsumiert haben, treten beim Entzug Kopfschmerzen auf. Auch wenn eine milde Form der Abhängigkeit gar nicht so selten ist, sind gravierende Ausmaße des Missbrauchs von Kaffee oder Tee selten. Ab welcher Menge der chronische Konsum gesundheitsschädigend wirkt, ist mengenmäßig nicht so einfach objektivierbar, es kommt hier sehr auf die individuelle Verträglichkeit an.

Gibt es dann überhaupt so etwas wie Kaffeesucht? Selbstverständlich. Natürlich gibt es auch bei Koffein das Phänomen der Toleranzentwicklung. Das bedeutet, dass zum Erzielen einer vergleichbaren Wirkung höhere Dosen gebraucht, aber auch toleriert werden. Dieser Effekt geht auch mit einer interessanten Veränderung im Bereich des *Liking* und des *Wanting* einher, wie ein Artikel der Universität Jena zeigt: *Magst du ihn noch oder brauchst du ihn schon? – Zur Dissoziation von »wanting« und »liking« bei Kaffeekonsum.*

In dieser Untersuchung wurde eine Gruppe von Probanden in zwei Untergruppen unterteilt, die eine Gruppe waren sogenannte *Kaffee-Wenigtrinker*, die nicht mehr als eine Tasse Kaffee pro Tag trinken, die andere waren *Kaffee-Vieltrinker*, deren täglicher Kaffeekonsum zumindest drei oder auch mehr Tassen pro Tag sind. Beide Gruppen hatten keinen Unterschied im Bereich des *Likings*, also der erfreulichen, angenehmen Wirkung beim Kaffeekonsum, aber deutliche Unterschiede beim *Wanting*, also beim Verlangen nach Kaffee, das bei den Kaffee-Vieltrinkern wesentlich ausgeprägter war.

Es ist schwer zu sagen, ob der höhere Kaffeekonsum der Vieltrinker von einem höheren *Wanting* kommt oder umgekehrt. Aber es entspricht meiner Erfahrung als Kaffeekonsument, dass bei reduzierter täglicher Menge beim Kaffeetrinken schlichtweg mehr Genuss zu verspüren ist. *Wanting* und *Liking* verhalten sich offenbar nicht parallel.

Selbstverständlich gibt es auch bei Konsumenten von Kaffee, Tee oder auch anderen koffeinhaltigen Kaltgetränken enorme Entgleisungen der zugeführten Menge.

Ich erinnere mich an Josef S., der ursprünglich massiv alkoholabhängig war und nach zwei Alkoholentzügen abstinent blieb, aber zum Kaffeesüchtigen wurde. Hatte er früher im Schnitt etwa vier Liter Wein pro Tag zu sich genommen, so waren es dann zwei Liter Kaffee pro Tag. Er trank extrem starken Filterkaffee, den er immer in einer sehr großen Thermoskanne bei sich hatte. Josef S. wurde trotzdem 82 Jahre alt.

Interessant wäre es auch, den Gesamtkoffeinverbrauch eines Staates zu erfassen. Auch das Verhältnis zwischen Kaffee und sogenannten Energydrinks, die auffällig oft mit Wodka gemixt werden. Im Vergleich zu anderen psychisch stimulierenden Substanzen sehe ich bei Koffein – zumindest in Form von Kaffee oder Tee – kein Risiko für die Volksgesundheit beziehungsweise für den einzelnen Konsumenten.

ESSEN

Wenn wir jedem Individuum das richtige Maß an Nahrung und Bewegung zukommen lassen könnten,
hätten wir den sichersten Weg zur Gesundheit gefunden.
HIPPOKRATES

Zu viel oder zu wenig zu essen, ist als Sucht zu klassifizieren. Beginnen wir bei dem Zuviel, denn es ist weitaus verbreiteter als das Zuwenig, abgesehen vom Umstand, dass mehr als 800 Millionen Menschen weltweit hungern müssen, weil sie zu wenig zu essen haben, und es unfassbar und unbegreiflich ist, dass noch immer weltweit alle zehn Sekunden ein Kind unter fünf Jahren an den Folgen von Hunger stirbt.

DIE ESSSUCHT

Binge bedeutet auf Englisch *Gelage*, und das Verb *to binge* lässt sich in etwa mit *sich vollstopfen* übersetzen. Das gilt zumindest im englischen Gebrauch für fast alles: Speisen, Getränke, Alkohol, Kokain und andere Drogen, SMS, Mails, Zigaretten, Bücher … Am gebräuchlichsten wird *binge* allerdings im Zusammenhang mit Nahrung verwendet. *Sich vollstopfen* zählt zu den Essstörungen, und *All you can binge* zählt in jeder Form zu süchtigem Verhalten.

Darunter versteht man beispielsweise, wenn ein Mensch, ohne Hunger zu haben, zwei große Pizzen, zwei Portionen Wiener Schnitzel mit Beilagen und drei große Tafeln Schokolade verschlingt, und das innerhalb kürzester Zeit, gefolgt von einem unangenehmen, massiven Völlegefühl, gepaart mit Schuldgefühlen, dem Gefühl des

Ekels vor sich selbst und des Kontrollverlusts. Aus Scham geschieht dies daher meist, wenn man alleine ist, im Geheimen sozusagen, und diese Essanfälle treten zumindest einmal pro Woche über einen Zeitraum von mindestens drei Monaten auf. In diesem Fall spricht man von *Binge-Eating*, einer massiven Essstörung.

Die weit überwiegende Mehrzahl der Betroffenen ist übergewichtig, manche sogar stark, und hat einen BMI (Body-Mass-Index) von über dreißig oder sogar über vierzig. Das entspricht etwa einem vierzigjährigen Mann mit 180 Zentimetern Körpergröße und 125 Kilogramm oder einer etwa dreißigjährigen Frau mit 165 Zentimetern Körpergröße und 100 Kilogramm. Ich habe auch weibliche Patienten, die 165 Zentimeter groß sind und 140 Kilogramm wiegen, und Männer mit 185 Zentimetern und 160 Kilogramm, die dreimal pro Woche solche Essattacken haben. Der Kühlschrank ist dann meist ihre einzige *soziale Umgebung*.

Bei einem Treffen mit Freunden oder auch mit der eigenen Familie würden sie sich nie so vollstopfen. Das machen sie nur dann, wenn sie alleine sind. Nachher fühlen sich diese Menschen grauenhaft, körperlich und vor allem auch psychisch. Für jemanden mit diesen Essattacken bedeutet der wohlgemeinte Rat, Diät zu halten, ungefähr dasselbe, wie wenn man einem Tuberkulosekranken empfiehlt, er möge weniger husten.

Allerdings sind nicht alle *Dicken* mit einem BMI über dreißig oder gar vierzig *Binge-Eater*. Viele Menschen haben von Natur aus eine andere Konstitution. Nicht jeder kann gertenschlank sein. Wenn es dicken Menschen gut geht, ist das in Ordnung und nicht als Krankheit zu werten. Überdies gibt es auch – selten aber doch – normalgewichtige *Binge-Eater*.

Es geht vor allem um das Verhalten bei der Nahrungsaufnahme und die beschriebene Psychodynamik, die eine Essstörung ausmachen. Es ist der Dopamin-Kick, den das *Bingen* zuerst erzeugt. Menschen, die von dieser Art der Störung im Essverhalten betroffen sind, brauchen Therapie, vor allem Psychotherapie, und nicht einen Diätratgeber nach dem anderen. In der Regel helfen sehr klar strukturierte, verhaltenstherapeutische Programme, die durch eine vernünftige Diättherapie und Bewegungstraining ergänzt werden.

Der Schweregrad von Sucht bei dieser Form der Essstörung entspricht beispielsweise bei der Alkoholsucht einem massiven Rauschtrinken. Im Kontext von Sucht unterscheidet man generell zwischen dem unproblematischen Konsum, dem problematischen Konsum und letztlich dem für süchtiges Verhalten typischen hochproblematischen Konsum. Das gilt auch beim Thema Essen.

Damit soll allerdings nicht gesagt sein, dass alle Schweregrade von Zu-viel-Essen – sogar, wenn es süchtige Verhaltensweisen sind – beim *Binge-Eating* enden müssen. Aber es ist natürlich nicht verwunderlich, dass Nahrungsmittel zu den möglichen Suchtsubstanzen gehören, da ihr Konsum in erheblichem Ausmaß zu Dopamin-Ausschüttung und auch anderen Glücksbotenstoffausschüttungen führen kann.

Entwicklungsgeschichtlich kommt das daher, dass unser Gehirn seit Tausenden von Jahren ein Verhalten belohnt, das uns vor Verhungern schützt. Wenn diese Nahrung dann auch noch sehr viel Energie verspricht, also sehr viel Überlebensreserve, dann erhalten wir von unserem limbischen System eine kleine Extradosis Dopamin zugeteilt. Es ist eine Belohnungsreaktion für – evolutionär gesehen – günstiges Verhalten. In der heutigen Zeit ist dieses Verhalten allerdings alles andere als günstig. Doch über eine Million Jahre Gehirnentwicklung und -anreiz sowie Belohnungssystementwicklung ist durch fünfzig Jahre industrielle Nahrung nicht veränderbar. Leider weiß das auch die Lebensmittelindustrie und produziert *Ultraschmackhaftes* – im Englischen spricht man von *hyperpalatable*.

Auch wenn es Menschen gibt, die Karotten, Brokkoli, rote Rüben und Spinat gerne essen, die Mehrzahl ist das sicherlich nicht, Australier haben schon recht, wenn sie meinen: »You don't make friends with salad« (»Du machst dir keine Freunde mit Salat«).

Die Norm ist eher, dass unser Gehirn nach süß, knackig und fett verlangt. Am liebsten alle drei kombiniert. Ein fett- und zuckerreiches Eis mit knackig buntem Schokostreusel, ein Beispiel für *Ultraschmackhaftes,* ist ein industriell *designt*es Essenssuchtmittel. In dieser im Grunde sehr fiesen Manipulationsgeschichte gibt es noch einige komplizierende Faktoren. Nämlich dort, wo es um das Gleichgewicht verschiedener Omega-Fettsäuren und auch um den Anteil von gesättigten Fettsäuren geht. Beides sind Dinge, die unser Sättigungsgefühl behindern können.

Vor allem geht es darum, *Snacks* so zu konzipieren, dass sie den Blutzucker rasch ansteigen, aber auch rasch wieder abfallen lassen, sodass der nächste Heißhunger, das nächste *Craving*, entsteht.

Die *Cleveland Clinic*, ein amerikanisches medizinisches Zentrum, stellt beispielsweise die berechtigte Frage, weshalb manche Lebensmittel so abhängig machen. Dabei wird sehr anschaulich beschrieben, dass jene Lebensmittel am stärksten zu zwanghaftem Konsum führen, die eines gemeinsam haben: eine starke Kombination von Kohlenhydraten (durch gemahlenes Getreide und/oder Zucker) und Fett. Diese Verbindung kommt in der Natur kaum vor. Reis zum Beispiel hat viel Kohlenhydrate, aber ganz wenig Fett, Nüsse wiederum haben einen relativ hohen Fettgehalt, aber ganz minimale Kohlenhydrate.

Industriell hergestellte Nahrungsmittel enthalten viele Zutaten, die leider gar nicht natürlich sind, sondern eine Mischung aus vielem, dazu gehören nicht nur übermäßige Transfettsäuren, Zucker und Salz, sondern auch Geschmacksverstärker, Konservierungsstoffe, künstliche Farbstoffe etc. In einer 2015 publizierten Studie sind es folgende zehn industriell erzeugten Lebensmittel, die am süchtigsten machen:

- Schokolade
- Eiscreme
- Pommes Frites
- Fertigpizza
- Kekse
- Chips
- Kuchen
- Popcorn
- Cheeseburger
- Muffins

Andrea W. ist 39 Jahre alt und kommt mit ihrem Mann zu einer psychiatrischen Beratung. Er selbst hatte vor einem Jahr eine depressive Phase, die mit entsprechender Therapie wieder sehr gut abgeklungen ist. Seiner Meinung nach hat Andrea eine schwere ängstliche bis depressive Verstimmung entwickelt. Sie tendiert dazu, sich zurückzuziehen, und es ist ihr kaum möglich, über diesen Zustand zu sprechen.

Andrea leidet seit fast einem Jahr an Blutungen, fühlt sich zusätzlich geschwächt und ist davon überzeugt, dass es sich hierbei um einen bösartigen Gebärmuttertumor handelt. Zu einer frauenärztlichen Untersuchung hat sie sich bis jetzt nicht durchringen können. Sie hat höllische Angst vor ärztlichen Untersuchungen, ganz besonders vor Blutabnahmen und Operationen. Andrea möchte nur noch so lange durchhalten, bis ihre sechzehnjährige Tochter und ihr vierzehnjähriger Sohn das Gymnasium abgeschlossen haben. Sie rechnet dann mit ihrem baldigen Ende.

Andrea arbeitet dreißig Stunden wöchentlich als Verkäuferin in einem Papierwarengeschäft in der Nähe ihrer Wohnung. Der monotone Job ist nicht ihr Traumberuf, aber immerhin ist das Geschäft zu Fuß erreichbar, was ihr insofern entgegenkommt, als sie große Angst vor öffentlichen Verkehrsmitteln hat und keinen Führerschein besitzt.

Zu allem Überfluss ist Andrea schwer übergewichtig. Bei einem späteren Gespräch stellt sich heraus, dass sie bei 167 Zentimetern Körpergröße fast 130 Kilogramm und einen BMI von über vierzig hat, sich damit also im Hochrisikobereich befindet. Sie wirkt depressiv und perspektivlos, Ängste und Depressionen bestimmen ihr Leben. Die Beziehung zu ihrem Mann ist intakt, sie hat ein trotz aller Niedergeschlagenheit freundliches und nettes Wesen, ein hübsches Gesicht und war früher sicherlich eine sehr attraktive Frau. Bei den ersten drei Terminen ist ihr Mann dabei, erst dann traut sie sich, allein zu unserem Gespräch zu kommen.

In der Behandlung von Andrea W. ging es zuerst ausschließlich um das ängstlich-depressive Befinden. Mit entsprechenden therapeutischen Gesprächen und auch einer adäquaten antidepressiven und Anti-Angst-Medikation gelang es ihr, aus diesem Zustand zu mehr als fünfzig Prozent herauszukommen. Sogar eine Blutabnahme war möglich.

Mit guten Werten, aber dem eindeutigen Hinweis auf eine notwendige frauenärztliche Untersuchung. Diese – die erste seit fünfzehn Jahren – ergab, dass keine großen Eingriffe notwendig waren, auch kein Gebärmutterkrebs war festzustellen.

Der soziale und familiäre Hintergrund der Patientin: Ihre Mutter hatte sie früh verloren, sie war an Gebärmutterkrebs gestorben. Der Vater war mit der Alleinerziehung seiner beiden Kinder restlos überfordert gewesen und wurde depressiv. Andrea hatte bereits während ihrer Kindheit – immer wenn sie besonders unglücklich war – als Trost Schokolade und andere kohlenhydratreiche Speisen in großen Mengen gegessen. Allerdings war sie in jungen Jahren sportlich gewesen und hatte das gut ausgleichen können.

Nach der Geburt ihrer beiden Kinder änderte sich das. Seit dieser Zeit nahm sie erheblich zu. Diverse Diäten brachten keinen haltbaren Fortschritt, sondern eher das Gegenteil. Nachdem sie psychisch schon längere Zeit so stabil war, dass sie sich auch einen mehrwöchigen Aufenthalt außerhalb ihrer eigenen vier Wände vorstellen konnte, machte Andrea eine vierwöchige Stoffwechsel-Rehabilitation in einem Reha-Zentrum (eine Reha, keine Kur!), um dieses Thema endlich ernsthaft in den Griff zu bekommen. Davor hatte sie auch bereits Gelenkbeschwerden und eine leichte Prädiabetes. Sie kam sieben Kilo leichter und mit großer Motivation nach Hause zurück.

Vier Jahre sind seither vergangen und Folgendes hat sich ereignet: eine Magenbandoperation, eine neue Ausbildung und ein damit verbundener Jobwechsel, ein Führerschein und ein kleines Zweitauto für die Familie. Trotzdem fährt Andrea heute hauptsächlich mit öffentlichen Verkehrsmitteln, allein zu Trainingszwecken gegen die Agoraphobie und um sich körperlich mehr zu bewegen.

Andrea hat in diesen fünf Jahren fast fünfzig Kilogramm abgenommen, alles gut medizinisch begleitet und über die Jahre verteilt. Sie wiegt jetzt, als 45-Jährige, 78 Kilogramm, hat einen BMI von unter dreißig, womit sie sehr zufrieden ist, ein paar Kilo weniger möchte sie trotzdem noch schaffen, unter siebzig Kilo wäre ihr Traum.

Schokolade in kleinen Mengen isst sie auch heute noch hin und wieder, aber nie mehr zwei Pizzas und einen Doppeldecker-Hamburger zum Abendessen … Generell hat sie ihre Ernährung auf gesündere Lebensmittel in Richtung mediterraner Kost umgestellt, macht Gymnastik und absolviert einmal in der Woche zehn Kilometer Nordic Walking. Heute hat sie keine Gelenkbeschwerden mehr und keine Prädiabetes.

Über die Jahre hatte sie ungefähr vierzig Psychotherapiestunden bei einer Verhaltenstherapeutin, die Therapie ist mittlerweile beendet. Die antidepressive Medikation nimmt sie unverändert weiter, die Medikamente gegen Angst hat sie zur Hälfte reduziert und wenn sie mich heute zweimal im Jahr aufsucht, kommt eine hübsche und zuversichtliche Frau.

Was können wir also tun, um uns gesünder zu ernähren und nicht nur von industriell gefertigten Lebensmitteln abhängig zu sein? Das Angebot von süchtig machendem Junkfood ist allgegenwärtig. Die ständige Verfügbarkeit eines Suchtmittels sowie die permanente Präsenz ist ein verstärkender Faktor. Zuerst einmal könnte man die entsprechenden Automaten aus den Schulen verbannen, eine Art Prohibition. Es werden mit Sicherheit keine kriminellen Banden kommen, welche die Schüler mit Junkfood versorgen, schon weil die Gewinnspanne viel zu gering ist, zudem sind diese Produkte sowieso in jedem Geschäft verfügbar. Weiterhelfen könnten auch Wettbewerbe in guter, gesunder Ernährung. Es ist eine Frage der Bewerbung und des Marketings, bis etwas *cool* ist – *Fridays for Good Food* zum Beispiel.

Aus der Suchtmedizin wissen wir auch, dass es oft leichterfällt, bestimmte Lebensmittel gänzlich aus dem Speiseplan zu entfernen, als sich ständig mühsamen Entscheidungsprozessen auszusetzen, nach der Devise: Soll ich oder soll ich nicht, erlaube ich es mir oder nicht … Im Eigentlichen geht es um eine gänzliche Umstellung unseres Essverhaltens, die Einbettung unserer Ernährungsaufnahme in einen entsprechenden Lebensstil, wie er in mediterranen Ländern eher üblich ist. Und es geht darum, zu einem mit Vernunft und Ausgewogenheit selbstgekochten Essen zurückzufinden, bei dem Gemüse und Obst eine große Rolle spielen. Darüber hinaus trinken die meisten Menschen über den Tag verteilt zu wenig Wasser (oder ungesüßten Tee). Ein gewisses Sättigungsgefühl wird durch ausreichendes Wassertrinken gefördert und der Flüssigkeitshaushalt des Körpers reguliert.

Es geht auch darum, Fertigkeiten zu entwickeln: Das kann zum Beispiel Bewegung statt Essen sein, es kann ein interessantes Buch, ein Gespräch oder auch Musik sein. Bei adipösen süchtigen Essern wird in sehr vielen Fällen auch Psychotherapie notwendig sein. Häufig wird dies eine Verhaltenstherapie sein, und es wird um Motivationsverankerung, aber auch um Wissenserwerb im Sinn der Psychoedukation, um Selbstreflexion beziehungsweise Ziele und die Veränderung destruktiver Gedankenmuster gehen. Zu einer guten Rückfallprävention gehört auch das Vermitteln von *Skills* – von Strategien, von Alternativen zum esssüchtigen Verhalten. Möglich ist vieles – Hauptsache, man fängt irgendwo an!

Wenn ein Verhalten in die Richtung von Übermaß auslenken kann, dann kann es das natürlich auch in die umgekehrte Richtung …

MAGERSUCHT

Was in Österreich die Verkleinerungsform mit einem *-erl* ist wie bei Mäderl, Stückerl etc., das ist im Englischen das *y*. So wird zum Beispiel aus *twig*, dem Zweig, *twiggy*, das Zweiglein. Diesen Spitznamen hatte einst ein Mäderl aus London von ihren Schulfreundinnen verpasst bekommen. Sie war von Kindheit an dürr, schlaksig, mit langen dünnen Armen und Beinen, und musste von klein auf mit dem Namen *Twiggy* leben.

Diese Beurteilung über Äußerlichkeiten, ob man zu dick, zu dünn, zu groß oder zu klein sei – und damit in irgendeiner Form von der sogenannten Norm, die als statistische Mitte gilt, abweicht –, beschäftigt und belastet junge Menschen enorm. Lesley Lawson war mager, sagen wir ein *Zweiglein* angesichts ihrer dünnen Arme und Beine, aber sie war nicht magersüchtig. Doch Dame Lesley *Twiggy* Lawson, wie die heute 73-Jährige heißt, hatte Glück, in den Jahren 1965/1966 wurde ihr Typ plötzlich Vorbild für viele. Eine neue Mode entstand, es war eine Zeit, da schlug die Normalität in eine andere Richtung aus. Plötzlich war es chic und in, groß und dünn zu sein.

Während Twiggy diesen Körperbau ohne ihr Zutun hatte, sind viele Mädchen und junge Frauen molliger und haben einen kurvigeren Körper. Twiggy musste nicht hungern, um die zu sein, die sie war.

Schlimm wird es, wenn junge Mädchen während der Pubertät mit Spitznamen, Entwertungen, Abwertungen und Mobbing aufgrund ihrer äußeren Erscheinung gehänselt werden. Wenn in dieser schwierigen Entwicklungsphase genau jene jungen Mädchen, die manchmal auch andere psychische Schwierigkeiten haben, beginnen, sich einem Körperideal angleichen zu wollen, das in der Regel ihrem Körperbau nicht entspricht, dann beginnen sie zu hungern. Und wenn sich diese Idee verfestigt, sich das Verhalten im Sinne einer Verhaltenssucht ausschließlich daran orientiert, dann spricht man von Magersucht oder *Anorexie*. Der Begriff *Sucht* kann hier allerdings in die Irre führen, denn es ist ausschließlich das süchtige Verhalten damit gemeint.

Es sind meist junge Mädchen ab zwölf Jahren, weit seltener Frauen über 25, die an einer Magersucht erkranken. Was sie verbindet, ist eine geradezu zwanghafte Disziplin. Sie sind meistens sehr motiviert, intelligent, leistungswillig und ordnen ihrem Ziel alles unter, wirklich alles. Kaum ist ein Ziel erreicht, kommt das nächste: Jetzt gilt es, anstatt 46 Kilogramm 43 zu erreichen …

Die echte *Magersucht* ist eine schwere, gefährliche Verhaltenssucht, und diese jungen Menschen brauchen große, einfühlsame Unterstützung, um aus der meist jahrelangen Krise herauszukommen. Auch junge Männer können davon betroffen sein, allerdings ist das wesentlich seltener.

Ein erschwerendes Problem: Oft werden anfängliche Symptome und Entwicklungen übersehen, nicht unbedingt von den Eltern, die meist schon früh besorgt sind, jedoch nicht selten von Menschen, die im Gesundheitssystem arbeiten und die frühe Symptomatik bagatellisieren. So kommt es auch dazu, dass der psychiatrische Therapiebeginn häufig erst dann stattfindet, wenn die Erkrankung schon ziemlich fortgeschritten ist.

Anorexie ist in ausgeprägter Form eine schwere Erkrankung, die ein ganzes Familiensystem massiv belastet und besorgte Eltern an den Rand ihrer Möglichkeiten bringt. Auch die Eltern brauchen Unterstützung, denn es ist ungeheuer belastend, seinem vierzehn-, fünfzehnjährigen Kind beim Abmagern, um nicht zu sagen beim Verhungern zuzuschauen.

Die fünfzehnjährige Petra kommt in Begleitung ihres Vaters erstmals zu einem Psychiater, der Vater ist ebenfalls Mediziner, jedoch aus einem anderen Fachgebiet. Er sorgt sich um seine Tochter und fürchtet, dass sie magersüchtig ist. Das Gespräch findet zu dritt statt, wobei anfangs fast ausschließlich der Vater erzählt. Petra hört nur zu.

Sie ist 170 Zentimeter groß und wiegt 47 Kilogramm. Innerhalb der letzten vier Monate hat sie zehn Kilogramm abgenommen, hauptsächlich durch besonders viel Bewegung und Essensreduktion, aber auch mithilfe von Abführtabletten. Auffällig ist, dass die Symptomatik seit einem Schulwechsel im vergangenen Jahr aufgetreten ist. Erstmals hat Petra auch Schwierigkeiten beim Lernen. Schon vor einigen Monaten haben die Eltern einen anderen Arzt konsultiert, der gemeint hat, dass dieses Verhalten heute in der Pubertät nicht selten sei und sich schon »auswachsen« werde …

Dann beginnt Petra von sich aus zu erzählen. Es habe vor sieben Monaten begonnen, und zwar nach einer Turnstunde, in der sie von einer sehr schlanken neuen Klassenkollegin gehänselt worden sei, dass sie zu fett sei. Damals sei sie sich bei 170 Zentimetern und 57 Kilogramm (eigentlich 57,2 Kilogramm – Magersüchtige sind da sehr exakt) selbst auch etwas dick vorgekommen. Der BMI-Rechner ergibt in diesem Fall einen BMI von knapp unter zwanzig. Das ist nicht nur Normalgewicht, sondern liegt im unteren Bereich des Idealgewichts. Dennoch, der Gedanke, zu dick zu sein, ist seit diesem Erlebnis ein Thema für das Mädchen, zuerst ein flüchtiger, bald danach ein fixer Gedanke, der sie nicht mehr loslässt. Petra beginn im Internet zu recherchieren und beschließt abzunehmen. Die ersten drei Kilogramm waren leicht, die zweiten drei schon weniger, die dritten drei Kilogramm schafft sie nur mehr mit äußerster Disziplin. Mittlerweile wiegt sich Petra mindestens fünfmal am Tag. Die vergangenen acht Wochen waren geprägt von extrem viel Sport und minimalen Essensportionen abends zu Hause – die sie aber jeweils sofort wieder bereut hat. Die letzten zwei Kilogramm schaffte sie schließlich nur mehr mithilfe von Abführmitteln. Inzwischen sind die letzten beiden Perioden ausgeblieben, doch das stört sie nicht. Ihr neues Ziel sind jetzt 45 Kilogramm, sie möchte bei ihren drei Kilogramm minus bleiben.

Petra weiß haargenau, wie viele Kalorien sie bei ihren körperlichen und geistigen Aktivitäten verbraucht, und sie wird auch von diesen Berechnungen beherrscht. Es belastet sie sehr, dass sie durch dieses permanente Denken an das Gewicht ihr schulisches Fortkommen nicht so schafft wie sonst. Nach der Aussprache wirkt das Mädchen erleichtert. Auf die Frage, wie sie ihren Zustand bezeichnen würde, antwortet sie: Es könnte Magersucht sein. Sie ist nicht nur intelligent, sondern auch reflexionsfähig. Es gelingt schließlich, Petra davon zu überzeugen, einen spezialisierten Jugendpsychiater aufzusuchen.

Sie magert im Folgenden noch bis auf die geplanten 45 Kilogramm ab, dann aber beginnt die gut abgestimmte Therapie zu wirken, Schritt für Schritt. Im Behandlungsverlauf folgt eine längere depressive Phase, in der sie auch eine antidepressive Medikationstherapie benötigt.

Inzwischen hat Petra maturiert und auch ihr Studium erfolgreich beendet. Mit mittlerweile 55 Kilogramm ist sie im untersten Bereich des Normalgewichts. Das Kalorienzählen ist noch manchmal da, aber minimal. Schon seit Längerem hat sie wieder Periodenblutungen, es gibt auch einige Speisen, die sie wieder richtig genießen kann. Der junge Mann, den sie vor einem Jahr kennen und lieben gelernt hat, weiß über ihre Krankheit Bescheid und kann sehr gut damit umgehen.

Hätte Petra zum Zeitpunkt des Therapiebeginns weniger als 45 Kilogramm gewogen, wäre ein stationärer Aufenthalt bald nicht mehr zu vermeiden gewesen. Sie ist damals – in der schwierigen Zeit der Pubertät – gerade noch rechtzeitig in Behandlung gekommen.

VON DER SUBSTANZSUCHT ZUR VERHALTENSSUCHT

Auf der Suche nach dem verlorenen Glück –
gefangen in einer Suchtspirale.
Konstantin Wecker

Die folgende wahre Begebenheit ist die eher ungewöhnliche Geschichte einer schwerst alkoholkranken Frau, die es tatsächlich schafft, völlig vom Alkohol wegzukommen und dann – bereits länger alkoholabstinent – eine eher seltene Verhaltenssucht entwickelt (von der sie letztlich auch loskommt). Es ist gleichsam der Übergang von den stofflichen zu den nichtstofflichen Süchten.

Sandra F. hatte ihre behandelnde Psychiaterin in einem Heim für obdachlos gewordene Frauen kennengelernt. Die ehemalige Kosmetikerin, 54 Jahre alt, war seit zwei Jahren Bezieherin einer geringfügigen Mindestpension.

Seit ihrem 45. Lebensjahr ist Sandra F. alkoholsuchtkrank und hat alle Stufen – von der jungen Antialkoholikerin über die unproblematisch, später problematisch bis hochproblematisch Konsumierende zur letztendlich Suchtkranken – durchlaufen. In ihrem 48. Lebensjahr war sie vollkommen abgestürzt. Sie hatte ihren langjährigen Job verloren und war nicht mehr in der Lage, sich um ihre eigenen Belange zu kümmern. Sie verlor ihre Wohnung, musste sogar eine Zeit lang auf der

Straße leben und konnte dann – über ein vorerst kurzfristiges Obdachlosenangebot – in ein Heim für wohnungslos gewordene Frauen ziehen.

Sandra F. hatte einen stationären Alkoholentzug hinter sich. Etwa zwei Wochen nach dieser sechswöchigen Behandlung begann sie wieder zu trinken und konsumierte täglich etwa eineinhalb bis zwei Liter Wein, Schnäpse, Liköre etc. Der Alkoholkonsum war in diesem Heim zwar nicht erwünscht, aber auch nicht grundsätzlich verboten. »Ärgernisse« damit hingegen schon.

Inzwischen hatte Sandra Leberbeschwerden und ihre alkoholbezogenen Ausfälle im Gehirn wurden deutlich stärker. Sie war in ihrer Merkfähigkeit und auch Verhaltensregulation stark eingeschränkt. Ein Zustand, der als Alkoholdemenz bezeichnet wird. Trotz all dieser Einschränkungen war sie in der Lage, die kleine Wohnung von etwa achtzehn Quadratmetern in dem genannten Wohnheim relativ geordnet und sauber zu halten. Auch ihr äußeres Erscheinungsbild war ihr wichtiger als vielen anderen schwer alkoholkranken Frauen. Sie bekam zunehmend Probleme mit Harn- und Stuhlinkontinenz, darüber hinaus stürzte sie immer öfter. Diese Situation führte zu Spitalsaufenthalten, und bereits am zweiten Tag begannen für Sandra massive Entzugserscheinungen.

Ein bis zwei Tage später war sie wieder im Heim, nahm die Medikamente zur Beruhigung und Dämpfung des Entzugs. Bald darauf war sie wieder »auf Sprit«. Nachdem ein neuerlicher Sturz ihr das Gesicht zerschunden hatte, kam es zu einem kleinen Wunder: Sandra wartete auf die Psychiaterin, die sie bis dahin so gut wie möglich wöchentlich begleitet hatte, und sagte – wenngleich auch in alkoholisiertem Zustand –, dass sie an ihrer Situation etwas verändern wolle.

Die Psychiaterin veranlasste einen zweiten sechswöchigen Entzugs- und Entwöhnungsaufenthalt für Sandra, und das Ergebnis war erstaunlich. Sie blieb abstinent, ihre Merkfähigkeit und Konzentrationsfertigkeiten verbesserten sich zusehends, so weit, dass sie nicht mehr als dement zu klassifizieren war.

Der gute Zustand hielt an, aber einige Monate später gab es eine überraschende Wendung: Sandra konnte von einem in der Nähe des Wohnheims eröffneten Sonnenstudio nicht genug bekommen. Dank entsprechender Sonderangebote hatte es begonnen, und Sandra wurde Dauergast beim Sonnenbaden. Da sie absolut keinen Alkohol mehr konsumierte und sehr sparsam mit ihrem Geld umgehen konnte, leistete sie sich mindestens fünf Bestrahlungen pro Woche, manchmal auch mehr.

Die inzwischen dunkelbraun gebrannte Frau wurde sich dieser Verhaltensauffälligkeit bewusst und suchte ihre Psychiaterin wieder auf. Der Befund einer »Sonnenbadensucht« war für die Ärztin fast überraschender als für Sandra, die bemerkt hatte, dass ihr Verlangen nach Sonnenbädern im Studio und später auch im Freien einer Verhaltenssucht glich. Es ging ihr dabei weniger um das Sonnenbaden selbst als um die Vorfreude, sozusagen um das Wanting mehr als um das Liking.

Schließlich gelang es im Rahmen sowohl beratender Gespräche als auch einer antidepressiven medikamentösen Therapie, dass sie von diesem Verhalten allmählich wieder Abstand nahm. Der Therapieerfolg war am Teint ersichtlich.

SUBSTANZUNGEBUNDENE SÜCHTE

Wahres Glück besteht nicht darin,
die besten Karten am Tisch zu haben;
am glücklichsten ist, wer weiß,
wann er aufstehen und nach Hause gehen soll.
John Milton Hay,
US-Aussenminister, 1898 bis 1905

Schon zur Zeit des Imperium Romanum wurde um Geld gewürfelt. Das Würfelspiel und diverse andere Wettspiele waren sehr verbreitet. Manches hatten die römischen Legionäre von östlichen Kulturen übernommen. Süchte, auch im Bereich substanzbezogener Abhängigkeit, waren damals nichts Fremdes. Während der kulturelle Fokus der griechischen Antike ein reflektierend-forschender gewesen sein dürfte, war er bei den Römern ein konsumierend-herrschender.

Es lässt sich daher vermuten, dass es sich neben der individuellen Ebene der betroffenen *Wie-auch-immer-Suchtkranken* um hochgradig soziokulturell beeinflusste Entwicklungen gehandelt hat. Eine Kultur, deren zentrale Botschaft der *Konsum* ist, muss eine andere Dynamik auf die Entwicklung von Süchten ausüben als eine Kultur, deren zentrale Frage das *Sein* ist. Aus meiner Sicht haben solche Dynamiken einer Epoche auch mit der Frage zu tun, wie sinnhaft sich die Gesellschaft einer bestimmten Zeit erlebt. Ganz schwierig wird die Antwort darauf, wenn sich das *Haben und Verwenden* zunehmend in das *Haben und Verschwenden* wandelt.

Wer glücklich ist, braucht nicht dauernd auszutesten, ob er Glück hat. Spätestens seit Erich Fromms *Haben oder Sein* ist das kein Geheimnis mehr. Wir leben allerdings in einer Zeit, die Reflexion nur mehr als Krankheitsbewältigungstool missversteht und die von der Dialektik von *Haben* versus *Sein* kaum mehr eine Ahnung hat. Heute gilt: Wenn man hat, kann man sein.

Im ausklingenden *Imperium Austriacum* war das Glücksspiel eine relevante Problematik. Generalfeldmarschall Josef Wenzel Radetzky von Radetz, der bedeutendste Feldherr der k. u. k. Armee, der von seinem achtzehnten bis zu seinem neunzigsten Geburtstag im Dienst der Monarchie stand, war ein Gigant auf dem Feldherrnhügel. Er wurde 89-jährig noch auf sein Pferd geschnallt, möglichst sichtbar für die gegnerischen Armeen, die allein schon bei seinem Anblick resignierten, nicht weil er etwa so furchterweckend aussah, sondern weil er schlicht und ergreifend jede Schlacht gewann. Am Spieltisch hingegen verlor er die meisten Schlachten und war – obwohl fürstlich bezahlt – chronisch schwer verschuldet.

Joseph Gottfried Ritter von Pargfrieder, ein tüchtiger, geld- und facettenreicher Großunternehmer, verehrte ihn abgöttisch und beglich die enormen Schulden seines Idols immer wieder. Dafür wollte der Unternehmer nur eines: Radetzkys Leichnam. Vereinbarungsgemäß ließ sich Radetzky per Vertrag am eigens dafür geschaffenen Heldenberg bestatten, einem mit Kriegerstatuen geschmückten »Pantheon« in Niederösterreich. Ganz in der Nähe ist Pargfrieder selbst begraben, umgeben von anderen meist weniger bekannten k. u. k. Göttern. So mancher dieser Herren war ebenfalls spielsüchtig und hatte Ritter von Pargfrieder ebenfalls seinen Leichnam *vermacht.*

Auch die Geliebte von Kaiser Franz Joseph, Hofschauspielerin Katharina Schratt, war einer Spielsucht verfallen: dem Roulette. Sie verspielte unfassbare Summen, die – so sagt man – jeweils vom Kaiser beglichen wurden, ihn aber gar nicht amüsierten. Zahlreiche Prominente der k. u. k. Zeit verloren Unsummen in Casinos und Spielhöhlen. Einige von ihnen begingen Suizid.

AUTOMATEN

Spieler sind in zwei Kategorien einzuteilen.
Die einen spielen zum Vergnügen,
die anderen, weil sie das Geld brauchen.
Zwangsläufig geht irgendwann die erste Kategorie
in die zweite Kategorie über.
ALFRED POLGAR

Robert K. wächst in den 1990er-Jahren in einem Elternhaus mit sehr begrenzten finanziellen Mitteln auf. Die Mutter verwöhnte ihn als erstgeborenen Sohn, der alkoholkranke, sehr impulsive Vater traktierte den Sohn mit Schlägen und Strafen. Fernsehen war Roberts große Leidenschaft. Er saß täglich mindestens vier Stunden vor der Kiste. Zum Ärger des Vaters, der auch am liebsten vor dem Fernseher hockte. Und dann passierte eines Tages Folgendes: Robert erhielt erstmals Anerkennung vom Vater. Was war geschehen? Diese Situation sollte prägend für die nächsten Jahre werden: Sonntagsessen in einem einfachen Gasthaus, im Hinterzimmer standen Spielautomaten. Der dreizehnjährige Robert hatte das fatale »Glück«, mit fünf Schillingen einen Haupttreffer zu machen. Insgesamt 10000 Schillinge rasselten aus dem Automaten. Robert hatte den Super-Jackpot gewonnen.

Natürlich war es auch damals verboten, dass Dreizehnjährige an einem Automaten spielten. Er hatte es versucht und seinem Vater gezeigt, was er »konnte«. Die fünfköpfige Familie aß das vielleicht beste, jedenfalls das teuerste Essen in dem Gasthaus, und Robert war der Held des Tages. Ein ungeheures Glücksgefühl, Dopamin floss in Strömen, wenn er sich nur an das schier endlose Rasseln der Münzen erinnerte …

Ein langersehnter neuer großer Fernseher – für die Familie an sich unerschwinglich – wurde gekauft. Damit war das Geld aber im Wesentlichen schon wieder ausgegeben.

Ab vierzehn spielte Robert regelmäßig, ab siebzehn war sein Lehrlingskonto ständig im Minus, mit 21 war er hoch verschuldet, aber da er einen gut bezahlten Handwerkerberuf hatte, bekam er Kredite. Die Folgen waren schlimm. Bereits im Alter von dreißig Jahren hatte er zwei Pfändungen und einen Wohnungsverlust hinter sich, es folgte der Umzug von einer Zweizimmerwohnung in eine Substandardwohnung und er hatte 150 000 Euro Schulden, was bei einem Gehalt von 2200 Euro pro Monat auch bei einfacher Lebensweise kaum zurückzuzahlen ist.

Seinen Job konnte Robert behalten, aber sonst hatte er im Wesentlichen alles verloren. Auch seine Sozialkontakte, die sich zuletzt fast ausschließlich auf den Bereich suchtkranker Spieler reduziert hatten. Die entsprechende Perspektivlosigkeit war die Basis für eine gereizt-depressive Stimmung, der Vater hatte letztlich doch gewonnen, und die Wertlosigkeit des Sohnes war bewiesen.

In dieser Verfassung kam Robert erstmals zur Therapie. Er hielt sie auch durch und war nach vierzehn Monaten bis auf einen wöchentlichen Fußballwettschein im Wert von einem Euro spielfrei. Vier Jahre später war das noch immer so, er hatte seine Schulden um ein Drittel reduziert und seit langer Zeit erstmals wieder eine stabile Beziehung.

Irgendeine Form der stofflichen Süchte hatte Robert nie. Alkohol schon gar nicht. Der alkoholkranke Vater war Abschreckung genug. Man kann sich aber ausmalen, wie sein Leben verlaufen wäre, wenn zu seiner Spielsucht auch noch stoffliche Süchte dazugekommen wären.

Die Spielautomatensucht ist eine der besonders heftigen Verhaltenssüchte, sozusagen das Crystal Meth der Spielsüchte. Sehr geschickt werden von den Automatenherstellern wirksame Schlüsselreize gesetzt, die bei einem großen Teil der Spieler suchtartige Phänomene bestärken, möglicherweise auch auslösen. Das Risiko, süchtig zu werden, ist bei dieser Form des Geldspiels etwa zwanzigmal höher als bei Lotto-Toto und Ähnlichem. Damit werden gigantische Umsätze erzielt: 2018 waren es in Deutschland allein bei den Automaten in Spielhallen an die sechs Milliarden Euro, mit steigender Tendenz. Dazu kommen noch die Umsätze Tausender Automaten in Gaststätten. Insgesamt sind das weit mehr als zehn Milliarden Euro.

Die Polizei geht davon aus, dass in Österreich rund 4000 illegale Spielautomaten stehen. An diesen spielen meist Süchtige, die in den offiziellen Casinos gesperrt sind. Spielerschutz gibt es in den Hinterzimmern natürlich keinen. Mit einem Automaten werden mehr als 10 000 Euro Gewinn pro Monat gemacht – steuerfrei. Wie hoch die Begleitkriminalität durch die Kunden der Glücksspielmafia ist, ist statistisch nicht aufgeschlüsselt. Allerdings steht laut polizeilichen Ermittlungen fest, dass bei gewissen Delikten, etwa bei Banküberfällen und Straßenraub, ein erheblicher Teil der Täter spielsüchtig ist.

Ähnlich wie bei Alkohol *konsumieren* fünfzehn Prozent der Automatenspieler etwa siebzig Prozent der Spiele oder umgekehrt: Siebzig Prozent des Umsatzes kommen von fünfzehn Prozent der Spieler. Allein diese Parallele zu Substanzsüchten verdeutlicht, dass es um ein süchtiges Verhalten geht. Das ist die Konstante, die Suchtmittel sind variabel. Extrem stark betroffen ist die *Community* junger, türkischstämmiger Männer. Die Spielautomatensucht hat in dieser soziokulturellen Gruppe vermutlich die größte Suchtgewalt von allen Süchten.

Dr. Ingo Fiedler, Wirtschaftsforscher an der Universität Hamburg, hat ein ausführliches gesundheitsökonomisches Standardwerk darüber geschrieben, nachdem er zehn Jahre an dem Thema geforscht hat. Er kommt zu folgender zentraler Aussage: Die volkswirtschaftlichen Kosten sind, in Euro gemessen, entscheidend höher als die volkswirtschaftlichen Wertschöpfungen. Und zwar etwa im Verhältnis 2 zu 1! Exakt 3,6 zu 1,9 Milliarden Euro. Das bedeutet: Nicht nur die Zocker werden abgezockt, sondern die gesamte Gesellschaft finanziert die Gewinne der Automatenlobby.

Wenn es stimmt, dass siebzig Prozent des Umsatzes von fünfzehn Prozent der Spieler stammt, dann ist es definitiv ein Geschäft mit der Sucht und braucht andere Formen der Regelung, vermutlich eine staatliche. Darüber hinaus kann man nicht bereit sein, die Automatenlobby mit Steuergeld zu finanzieren. Entsprechende Präventionsprogramme über Schulen und Berufsausbildungen sollten in großem Umfang gestartet werden. Nicht immer, aber häufig sind es Menschen aus einfacheren sozialen Schichten, die durch Automatenspielsucht bereits in jungen Jahren ihre Existenz ruinieren.

INTERNET

Einst lebten wir auf dem Land,
dann in Städten und von jetzt an im Netz.
MARK ZUCKERBERG

Die zweite große Problematik dieser Zeit mit sehr hohem Suchtfaktor sind das Internet und Internetspiele. Bei Letzteren sticht eines besonders heraus: *Die Welt des Kriegshandwerks*. Das ist die deutsche Übersetzung von *World of Warcraft*. Inzwischen wurde dieses Spiel von zwölf Millionen Usern weltweit gespielt, und zehn bis fünfzehn Prozent der Spieler dürften abhängig sein. Weil manche Online-Spiele permanente Präsenz erfordern – zumindest, wenn man dabei etwas erreichen will –, kommt es vor, dass Spieler bis zu 72 Stunden nonstop spielen. Dabei kommt es auch immer wieder zu Todesfällen. Die Zielgruppe sind Jugendliche, zumeist junge Männer.

In Asien, vor allem in China, Korea und Japan, wo es mit Wetten und abstrakten *Kampfspielen* noch eine weit höhere Dynamik als in Europa gibt, ist das Online-Gaming in der Gruppe der fünfzehn- bis zwanzigjährigen Männer zu einem weit verbreiteten Problem geworden. In China gibt es mittlerweile Spezialkliniken, in die Jugendliche häufig gegen ihren Willen gebracht werden und die Umerziehungslagern ähneln. Eine ARTE-Dokumentation mit dem Titel *Internetjunkies – Spielsüchtige auf Entzug*, die auf YouTube zu sehen ist, vermittelt sehr erschütternde Einblicke in diese pseudoreale Welt.

Wenn sich Jugendliche in *Online-Spielsessions* völlig verlieren, geschieht genau das, was bei Suchtentwicklungen immer passiert: Auf biologischer Ebene kommt es nur mehr durch die Zufuhr des Suchtmittels, also des Internetspiels, zu einem Übermaß an positiven

Emotionen, und zwar durch funktionelle Veränderungen im dopaminergen Belohnungssystem. Der Entzug verursacht alle klassischen psychischen Entzugssymptome wie Gereiztheit, Ängstlichkeit, depressive Verstimmung und so weiter, und das noch dazu auch in sehr ausgeprägten Dimensionen.

Um süchtig zu werden und süchtig zu sein, braucht es mehrere Faktoren: Erstens ein Suchtmittel beziehungsweise ein süchtig machendes Etwas. Ein im Umgang damit süchtiges Verhalten, also eine Form der Aktivität oder der Entgleisung von Aktivität im Umgang mit dem Suchtmittel. Zweitens braucht es dafür einen Menschen, der für dieses spezielle Suchtmittel ein süchtiges Verhalten entwickeln kann. Die klassischen Suchtmittel – nehmen wir zum Beispiel Alkohol oder Nikotin – sind an bestimmte Substanzen gebunden. Unter *modernen Süchten* versteht man hingegen solche, die nicht an irgendwelche Substanzen, sondern an technische Entwicklungen der letzten drei Jahrzehnte gebunden sind. Sie sind also nicht Teil der stoffgebundenen Süchte.

Die Sucht an sich ist seit langer Zeit eine Geißel der Menschheit, und auch ein erheblicher Teil der sogenannten *modernen Süchte* hat Vorläufer in früheren Suchtvarianten. Jene Süchte, die jedoch nur auf ganz bestimmten technischen Möglichkeiten basieren und ohne diese gar nicht ablaufen könnten, sind neu. Die Spielsucht gab es schon bei den alten Römern, und auch im noch älteren Perserreich war sie ein großes Problem. Sie trat unter anderem auf als Wettsucht, etwa bei Pferderennen, beim Würfelspiel oder bei diversen anderen Ereignissen. Damals hatte die Spielsucht zumindest noch eine soziale Komponente, heute ist sie digital und in einer unendlichen Vielfalt möglich. Das süchtige Verhalten in Bezug auf digitales Spielen bezeichnet man als *Gaming Disorder*, als Spielsucht. Die Wettspielvariante heißt *Gambling Disorder*, also *digitale Wettspielsucht*.

In Asien sind diese Süchte ein ganz wesentlicher Aspekt der Suchterkrankungen, aber auch ein nicht zu unterschätzender Wirtschaftsfaktor. Experten schätzen, dass allein mittels legaler wie auch illegaler Wettformen mehrere hundert Milliarden Euro pro Jahr umgesetzt werden. Auch in Europa nehmen diese Süchte zügig zu.

Die Entwicklung zur Sucht verläuft bei den modernen Süchten genauso wie bei den traditionellen. In diesem Zusammenhang möchte ich wieder den Suchtexperten Michael Musalek zitieren: »Über den normalen Gebrauch kommt es zum problematischen Gebrauch, dann folgt der hochproblematische Gebrauch und letztlich die definitive Sucht. Es geht also um ein Kontinuum, das nicht mit einem einzigen Aufschlag bis zum definitiven Punkt der Suchtentwicklung reicht, aber wenn dieses Stadium erreicht ist, dann ist jedes Sinnen, Trachten und Handeln des betroffenen Menschen mehr oder weniger von dem Inhalt, von der Ausübung dieser Sucht, erfüllt.«

Was die modernen Süchte von den traditionellen in diesem Verlauf unterscheidet, ist das enorme Tempo, in dem die verschiedenen Suchtentwicklungsstadien durchschritten werden. Zu einem erheblichen Teil hat das auch mit den technischen Gegebenheiten und der Wirksamkeit dieser Anwendungen zu tun, und vor allem auch damit, dass die Regelkreise der Suchtdynamik sehr schnell durchlaufen werden. Man könnte die Schritte ungefähr so beschreiben: die Möglichkeit zu süchtigem Verhalten, die Reaktion in Form von süchtigem Verhalten, gefolgt von unmittelbarer Belohnung oder unmittelbarer Enttäuschung in rascher Abfolge, um wieder zur Möglichkeit von Belohnung zurückzukehren. Das ist ein verheerender Kreislauf, schon weil all das innerhalb von Zehntelsekunden und zwischen wenigen Mausklicks oder ultrakurzen digitalen Botschaften geschieht.

Wenn diese Regelkreise sehr schnell durchlaufen werden und die Verfügbarkeit des Suchtmittels rasch gegeben ist, kann das in kürzester Zeit zu beträchtlichen Dosissteigerungen führen. Ein Beispiel dafür sind die Zwanzig- oder auch Dreißig-Stunden-Internet-Nonstop-Spiele. Moderne Spielsucht hat letztlich auch mit unserem Belohnungssystem im vorderen Hirnbereich zu tun, das sehr rasch auf bestimmte Schlüsselreize mit Dopamin-Ausschüttungen, die wir eben als sehr wohltuend empfinden, reagiert. Beim Zusammentreffen einiger ungünstiger Konstellationen wollen wir immer mehr davon.

Wenn wir davon ausgehen, dass die Problematik der Süchte immer auch mit der Steigerung und dann dem Entgleisen von »Mengen« zu tun hat, ist festzuhalten, dass während der Corona-Pandemie die tägliche Internetnutzungszeit von Jugendlichen allein schon aufgrund der Notwendigkeit, die schulischen Aufgaben auf diesem Weg zu erledigen, in einem problematischen Bereich lag. Hier haben sich die Grenzen nach oben verschoben, da der ansonsten übliche Gebrauch eine Steigerung erfahren hat.

Ähnliches war auch im Bereich der sozialen Medien beobachtbar: Früher galt eine Nutzung derselben ab einem Ausmaß von zwei bis drei Stunden täglich als schädlich. Aufgrund der Lockdowns war der Bedarf der Jugendlichen an sozialem Austausch groß, die Möglichkeiten dazu jedoch fast ausschließlich virtuell, insofern kam es zu einer quantitativ sehr hohen Dimension von Social-Media-Nutzung, ohne dass man die Jugendlichen deshalb gleich als süchtig bezeichnete. Jedoch war die Gefahr, in eine Sucht abzurutschen, nicht von der Hand zu weisen.

Zu den modernen Süchten gehört auch die *Social-Media-Sucht*, die gelegentlich auch *Handysucht* genannt wird, wobei hier das Handy eigentlich nur das notwendige Werkzeug zur Suchtausübung darstellt. Von *Social-Media- und Gaming-Sucht* sind in besonders hohem Ausmaß junge Menschen betroffen, zum Teil auch deshalb, weil die entsprechenden Programme und Möglichkeiten stark auf die Interessen und Erlebnisformen Jugendlicher abgestimmt sind und weil bei der Programmierung die suchtauslösende Komponente möglicherweise nicht ohne Absicht designt wird. Es geht bei Social Media ausschließlich um die Nutzungszeit, um die Quote und um unfassbar viel Geld. Einem Heroin-Dealer in gehobener Position unterstellt man nicht zu Unrecht, dass ihm das Leben der abhängigen Kunden vollkommen egal ist, solange sie konsumieren können. Aus diesem Grund und auch weil in den letzten Jahren gewalttätige, verlogene und manipulative Kommunikation nicht aus dem Netz entfernt wurde, sind es für mich oft *antisoziale Medien.*

Natürlich bieten digitale Medien nicht nur Gefahren, sondern durchaus auch Chancen. So kann man etwa Kontakte über soziale Netzwerke pflegen. Die digitale Vernetzung ermöglicht auch das gemeinsame Online-Spiel, selbst dann, wenn sich der Spielpartner nicht im selben Raum befindet. Auf diese Weise kann auch in Zeiten, in denen Freizeiteinrichtungen geschlossen sind, das Gemeinsame gepflegt werden.

Viele junge Menschen hatten während der Pandemie eine deutlich intensivere Mediennutzung. Das war schon beim ersten Lockdown im März 2020 über Download-Volumina gut messbar. Gefährlich wird diese Nutzung jedoch nur bei Menschen, die auch in ihrem realen Leben wenig Sozialkontakte pflegen, oft aufgrund sozialer Ängste oder Schüchternheit. Gerade bei diesen Nutzern bietet das Internet die Möglichkeit, sich hinter einem Nickname oder einem Avatar zu verstecken, so kommt es nicht zu einer direkten sozialen Konfrontation. Ferner kann der Avatar bei einem Online-Rollenspiel mit Superkräften ausgestattet werden, was dem Spieler selbst Kraft, Anerkennung und Zuwendung einbringt, Eigenschaften, die er im wirklichen Leben möglicherweise vermisst.

Natürlich ist die Nutzung von Smartphones und digitalen Medien nicht grundsätzlich gefährlich. Aber: *Die Dosis macht das Gift*! Damit die Nutzung nicht *giftig* oder gefährlich wird, sollte kritisch überlegt und verantwortungsvoll mit diesen Medien umgegangen werden. Mögliche negative Folgen wurden schon mehrfach beschrieben, so kann eine intensive Nutzung Angststörungen verstärken oder auch zu depressiven Symptomen bis zu einer behandlungsbedürftigen Depression führen. Letztere tritt bei einer zu intensiven Nutzung von Social Media sogar häufig auf. Durch die exorbitante Nutzung von Smartphones hat sich auch der physische Bewegungsradius von Jugendlichen in den letzten Jahren deutlich reduziert. Der Bewegungsmangel wiederum führt zu Haltungsschäden und Übergewicht. Bei Verkehrsunfällen, in die jüngere Menschen verstrickt sind, hat das Smartphone inzwischen den Alkohol als Unfallursache Nummer eins abgelöst.

Auch die Beziehungsanbahnung läuft heute zunehmend über Online-Datingportale wie etwa *Parship*. In Deutschland gibt es bereits mehr Profile auf *Parship* als Einwohner, und jährlich kommen hunderttausend neue Profile dazu. Außerdem wird über sogenannte

Geo-Social-Networks wie *Tinder* rascher, unverbindlicher Gelegenheitssex täglich millionenfach ermöglicht. Das Digitale verdrängt immer mehr das Soziale und damit auch das Reale.

FALSCHE GEFÜHLE DER VIRTUELLEN WELT

Auch innerhalb von Familien ist ein kompetenter Umgang mit Smartphones und Tablets sehr wichtig für die gesunde soziale Entwicklung von Kindern. In einer Bostoner Untersuchung wurden 55 Familien mit kleinen Kindern beim Essen in Fast-Food-Lokalen beobachtet. Bei 44 benutzten die Eltern während des gesamten Essens ihr mobiles Gerät. Als die Kinder lauter wurden, um Zuwendung zu erhalten, wurden die Eltern auch lauter, mahnten, ohne den Blick von ihrem Gerät abzuwenden. Dabei ist die Bedeutung von gemeinsamen Essen am Tisch enorm. Sozialverhalten lernt man durch den Umgang mit anderen, *face to face*, unter gelegentlicher Anleitung von Erwachsenen.

Am Bildschirm kann man Einfühlungsvermögen nicht üben. Diejenigen, die soziale Medien täglich mehr als zwei Stunden nutzen, haben eine doppelt so hohe Wahrscheinlichkeit, sich einsam zu fühlen, wie jene, die sie weniger als eine Stunde verwenden. *Facebook* ist dabei nach wie vor die Nummer eins mit zwei Milliarden Usern weltweit. Da die Profile und Postings von anderen als immer besser, schöner und erfolgreicher erlebt werden, führt dies zu negativen Gefühlen wie Neid, Angst und Depression. Positive Gefühle können vorwiegend im direkten Kontakt erlebt werden und nur bedingt in der virtuellen Welt.

Ein weiteres sehr häufig genutztes soziales Medium ist *WhatsApp*. Es wurde 2009 gegründet und 2014 für eine Milliarde Dollar von *Facebook* gekauft. Über eine Milliarde Menschen haben *WhatsApp* auf ihrem Smartphone installiert, 3000 Nachrichten im Monat werden pro User gesendet und empfangen. Die NSA (National Security Agency) hat 2014 deutsche *WhatsApp*-Nachrichten untersucht und herausgefunden, dass 99 Prozent der Nachrichten inhaltlich völlig belanglos und objektiv uninteressant sind.

Dass diese sozialen Netzwerke so intensiv genützt werden, liegt auch daran, dass die im Netz gepflegten Beziehungen unverbindlicher erscheinen als die realen. Das heißt, es ist aufwendiger, jemanden anzurufen, als ihm schnell eine zumeist unverbindliche *WhatsApp*-Nachricht zu schicken. Gerade Menschen, die sich im direkten Kontakt schwertun, pflegen Beziehungen zunehmend über soziale Netzwerke und vernachlässigen die realen immer mehr. Dadurch ist die ursprüngliche Funktion des Handys als Telefon vollkommen in den Hintergrund gedrängt worden. Es geht vielmehr um die schriftlichen oder die Bildinformationen, die man sich im Rahmen eines digitalen sozialen Austausches via *WhatsApp, Signal, TikTok, Twitter, Facebook, Instagram, Tinder, Finya, Snapchat, SmugMug* etc. ohne Unterbrechung hin- und herschicken kann.

Es geht dabei um permanent neue Nachrichten, neue Bilder – oft bearbeitete Bilder von sich selbst, die einen attraktiver erscheinen lassen –, die der Wirklichkeit nicht ganz entsprechen und oft nur zehn Sekunden im Netz sind, ehe sie von einem neuen Bild abgelöst werden. Ständig wird öffentlich gemacht, was man gerade tut, auch wenn es zumeist völlig beliebig und banal ist.

Kinder und Jugendliche haben bereits anatomische Veränderungen an den Fingern, nämlich vergrößerte Nervenzellzahlen an den Fingerkuppen, und sie können oft schneller tippen als sprechen! Es geht um verschriftlichte sprachliche Interaktion, bei der man sich gegenseitig kaum unterbrechen (immerhin), aber auch keine Farbe im Sinne eines emotionalen Ausdrucks in die Mitteilung bringen kann. Es macht jedoch einen Unterschied, in welcher Stimmfärbung ein gehauchtes oder laut ausgerufenes oder scheu geflüstertes *Ich liebe dich* gesagt wird. Diese Nuancen kann man mit den drei geschriebenen Wörtern nicht zum Ausdruck bringen, auch wenn sie von unzähligen Emojis begleitet sind.

Möglicherweise sehe ich das zu kritisch. Vielleicht brauchen die Menschen der Zukunft die direkte Kommunikation von Angesicht zu Angesicht nicht mehr. Dann werden es vorgefertigte Sätze mit vorgefertigten Symbolen sein, die ganz bestimmte Bedeutungen haben. Immerhin kann man die verschiedenen Symbole dann auch unterschiedlich zusammensetzen und die Abfolge wechseln. Liebe entwickelt sich dann vielleicht zu einem erlebnisintensiven, vorher per Chat festgelegten Austausch, und wenn das nicht reicht, dann gibt es eine ordentliche Portion *Chemsex*, damit wenigstens dann einmal die Dopamin-Neuronen so richtig feuern.

Begegnungsrituale werden verschwinden; wenn es jemandem dann trotzdem schlecht gehen sollte, bekommt er die Droge *Soma* wie in *Schöne neue Welt*, und jede Unzufriedenheit wird im Keim erstickt, genauso wie das Bedürfnis nach kritischem Denken und Hinterfragen der Weltordnung. Achtzig *glückliche* Lebensjahre wären also garantiert. Nachzulesen bei Aldous Huxley.

Kann man also von digitaler Sucht sprechen? Sie ist bislang zumindest noch nicht als eigene Diagnose im amerikanischen Psychodiagnosenkodex vermerkt, auch nicht im europäischen (DSM-5 beziehungsweise ICD-11). Es gibt zu diesem Verhalten noch kaum gute Studien, vielleicht auch deshalb, weil es viel zu wenige Menschen infrage stellen. Das Phänomen eines süchtigen Verhaltens in Bezug auf das Smartphone gibt es natürlich. Vor allem – aber keineswegs nur – bei Jugendlichen. Manchmal könnte man meinen, dass dieser Umstand der *Nichtkodifizierung* dieser Süchte eine Verbeugung vor der mächtigen digitale Medienindustrie ist.

Noch ist die Mehrzahl der in Behandlung befindlichen Internetsuchtpatienten im Bereich *Online-Spielsucht* zu suchen. Hier gibt es die *Shooter*, das ist ein Computerspielgenre, bei dem die Kernspielmechanik das Schießen ist, ferner sind da die Online-Rollenspiele. Bei den Shootern haben die sogenannten *Ego-Shooter* ein höheres Suchtpotenzial als die *Third-Person-Shooter*. Das heißt, durch die Ich-Perspektive der Ego-Shooter entsteht eine sehr realistische Grafik, die wiederum eine starke Bindung an das Spiel mit sich bringt.

MMORPGs – *Massive Multiplayer Online Role-Playing Games* – wie *World of Warcraft* sind nach wie vor die beliebtesten und, was die Suchtgefahr betrifft, auch die gefährlichsten Spiele. An den mobilen

Geräten sind auch sogenannte *Casual Games* sehr beliebt, wie zum Beispiel *Candy Crush*, das unter Facebook-Usern mittlerweile von einer Milliarde Menschen auf dem Handy installiert worden ist. Der Hersteller *King* hat mit dem Puzzle-Computerspiel bis dato drei Milliarden Dollar verdient. *Candy Crush* ist eines der wenigen Spiele, die primär von Frauen gespielt werden.

Natürlich wird die technische Entwicklung weiter rasant voranschreiten, und es werden immer neue und immer ausgefeiltere Spiele produziert werden. Wahrscheinlich wird in naher Zukunft auch die Technik von Virtual Reality in Spiele integriert werden, und somit wird die Verschmelzung realer und virtueller Welten immer weiter fortschreiten. Brauchen wir das wirklich?

DAS IST KEINE PFEIFE

... *Ceci n'est pas une pipe*. Das ist der zweite Name eines der berühmtesten Bilder von René Magritte. Der ursprüngliche Titel war *La trahison des images* (*Der Verrat der Bilder*) und trifft das, was Magritte aussagen wollte, noch direkter. Seine Erklärung dazu: »Ein Bild ist nicht zu verwechseln mit einer Sache, die man berühren kann. Können Sie die Pfeife stopfen? Natürlich nicht! Sie ist nur eine Darstellung. Hätte ich auf mein Bild geschrieben, dies ist eine Pfeife, so hätte ich gelogen, und das Abbild einer Marmeladenschnitte ist ganz gewiss nichts Essbares.«

Das Abbild einer Marmeladenschnitte stillt keinen Hunger – im Gegenteil: Es weckt ihn. Jugendliche erleben diese Welt aber zunehmend als Realität, und zwar im wahrsten Sinne des Wortes. Bilder, auch bewegte, von eigenen Heldentaten stillen den Hunger, sich zu beweisen, genauso wenig, wie sie auch die Bedürfnisse nach Freundschaft, nach Liebe und Sexualität nicht befriedigen können. Dieser Ersatz, der über die virtuelle Welt, die Scheinwelt, angeboten wird, reicht nicht annähernd aus und wird gerade deshalb in steigendem Ausmaß gesucht.

Bei jeder Sucht wird etwas gesucht, was darin nicht zu finden ist. Der Hunger wird größer, das Begehren heftiger, die Sehnsucht nach dem Suchtmittel schier unendlich. Und gerade bei jenen, denen es nicht gut geht, ist diese Sehnsucht besonders stark ausgeprägt. Anstatt ihre sozialängstlichen Tendenzen und ihre Hemmungen in der realen Gruppe zu bewältigen, spielen sie online, allein.

Anstatt sich mit Sport oder Fitnesstraining, mit Lesen oder dem Erlernen eines Instruments zu beschäftigen, sind sie ständig online und tauchen in eine virtuelle Spielwelt ein. Anstatt ihre Talente – und jeder hat welche – auszubauen, anstatt etwas Sinnvolles, Schönes, Aufregendes zu tun, *gamen* sie online. Es ist ein Betrug auf Kosten junger Menschen in einer der fragilsten Zeiten ihres Lebens, der Pubertät.

Sie sind reduziert auf eine von der Computeranimation vorgegebene Fantasiekulisse, die visuell, aber auch akustisch wahrgenommen wird, auf eine Welt ohne reale Personen, in der man nichts angreifen kann, ohne die Möglichkeit zu Berührungen, ohne Gerüche, ohne Geschmack, ohne ein menschliches Gegenüber, denn das Vis-à-vis ist der Computer. Es ist daher auch nicht verwunderlich, dass diese einseitige Gehirnfunktionsausübung viele wesentliche Gehirnanteile schlichtweg verkümmern lässt. Unter anderem das Sozialhirn im Stirnhirnbereich, aber auch andere Areale. Der Spieler muss bei all den Online-Kriegsspielen schnell auf visuelle Reize reagieren, er muss nicht denken im eigentlichen Sinn, er muss sich nicht mitteilen und überzeugen, er muss auch nicht rechnen. Schnell muss er sein. Und er fühlt sich fortwährend bedroht …

Für die Generation der *Babyboomer* ist diese Form der Sucht oft nicht verständlich. Damals gab es dreimal so viele Geburten, das hieß dreimal so viele Kinder zum Spielen. Die soziale Interaktion mit anderen war einem damals geradezu in die Wiege gelegt und setzte sich oft über die Sandkiste, den Kindergarten, den Spielplatz und die Schule nahtlos fort. Die bestimmenden Elemente des Tuns waren einerseits das Konkrete und andererseits, ganz klar davon abgegrenzt, die Abstraktion, oder auch das Phantastische. In der digitalen Welt der Internetgames von heute ist es eine pseudokonkrete Welt, die keiner Abstraktion bedarf.

Bei *DKT* oder *Monopoly*, diesen alten Spielen, kommt der Reiz vor allem über den Zufall, der wiederum Glück oder auch Pech mit sich bringt. Das ist ein ganz wesentliches Element, das die Spieler beim Spiel hält. Die neuen, digitalen Spiele haben ganz andere, wesentlich ausgeklügeltere Reize, die abstrakter ablaufen und gleichzeitig konkreter sind. Da Reize am Bildschirm *quasi real* erscheinen und der Mensch ein intensiv optisches Wesen ist, regen sie per Spiegelneuronen ganz ähnliche Zentren an, als wäre es tatsächliche Aktion, was da abläuft. Da braucht es nur noch ein paar Superhelden, in die man sich hineinkonstruieren kann, und der Super-Avatar ist fertig. Junge Menschen, die sich gerade in einer schwierigen Entwicklungsphase befinden, sind davon beeindruckt, ja gefesselt, und können kaum mehr loslassen.

DIE THERAPIE

Das primäre Problem bei der Behandlung Abhängiger von digitalen Medien ist, dass diese oft lange kein Problembewusstsein haben, da sie sich in ihrer virtuellen Welt geborgen fühlen. Somit kommen meist zuerst die Angehörigen zur Beratung, über die dann versucht wird, die Betroffenen zu einem Erstkontakt in einer Beratungsstelle zu motivieren.

Bei der Behandlung ist nicht die Abstinenz, in dem Fall vom Medium Internet, das Ziel, da ein Leben ohne Internet in unserer Gesellschaft absolut unrealistisch ist. Das Ziel heißt Medienkompetenz. Therapeutisch bewährt hat sich das sogenannte *Ampelmodell.* Hier werden drei Bereiche definiert: Rot heißt *Darf nicht mehr benutzt werden*!, Gelb heißt *Nur unter gewissen Bedingungen*, zum Beispiel einer zeitlichen Begrenzung oder einer Aufsicht, und bei Grün soll der Zugang weiter frei möglich sein.

Neben der Behandlung begleitender psychischer Erkrankungen wie Angststörungen oder Depressionen ist es ganz entscheidend, digitale Resilienz und Kompetenz durch Förderung realer sozialer

Kompetenzen zu erreichen. Durch die oft erst sehr spät im Verlauf der Problematik stattfindende Therapie müssen allerdings die genannten psychischen Erkrankungen einmal so weit behandelt werden, dass psychotherapeutische Arbeit möglich wird. Meist sind es auch hier Methoden aus der Verhaltenstherapie, die zum Einsatz kommen.

Jedenfalls hat die internationale Psychiatrie ziemlich lange gebraucht, um sich auf dieses Thema einzustellen. Es gibt mittlerweile den Begriff der *Spiel-* (inklusive *Wett-)sucht* und den Bereich der problematischen Internetnutzung und das problematische Online-Gaming. Alle drei sind Formen der Verhaltenssucht, das Suchtmittel ist nicht ident, zumindest die letzten beiden haben jedoch große Ähnlichkeit.

Internet- und Computerspielabhängigkeit hat eine Alters- und eine Geschlechtskorrelation. Das heißt, es kommt bei den Fünfzehn- bis Zwanzigjährigen ungleich häufiger vor als bei Vierzig- bis Fünfzigjährigen, und bei Männern etwa doppelt so häufig wie bei Frauen. Im Online-Gaming-Bereich ist das Verhältnis vier zu eins. Häufigkeitsdaten sind noch rar, aber bei Studien zu beispielsweise den Fünfzehnjährigen in Deutschland finden sich etwa fünf Prozent Abhängige, in Italien deutlich weniger, in Israel deutlich mehr.

WER SÜCHTIG SUCHT, DEM GEHT'S NICHT GUT

Fest steht, dass häufig eine erhebliche psychiatrische Zusatzerkrankungskomorbidität besteht, schon vor der *Glücksspielsucht*, schon vor der *Internet-Gaming-Störung*. Vor allem das unheilvolle Trio *Depression-Angststörungen-ADHS* bei Jugendlichen beschreibt solche Komorbiditäten. Es ist nicht schwierig, sich vorzustellen, wie sich diese Erkrankungen unter dem zusätzlichen Druck einer der genannten Verhaltenssüchte weiterentwickeln: Es wird schlechter.

Man darf nicht vergessen, dass im jugendlichen Alter vieles in permanenter Veränderung ist, auch *Peergroups*, Lebensumstände,

Lehrpersonen, Interessen etc. wechseln. Irgendwann ist der böse Zauber meist vorbei. Allerdings würde ich niemandem empfehlen, sich darauf zu verlassen, vor allem nicht, wenn sich diese Problematik über einen längeren Zeitraum erstreckt oder intensiv ausgeprägt ist.

Neben dem, was in der Medizin *Spontanremission* (Spontanheilung) genannt wird, gibt es einige Möglichkeiten, aus dieser Verirrung wieder herauszukommen. Grundsätzlich ist Psychotherapie eine geeignete Behandlungsmethode, wobei vor allem manualisierte Therapien aus der Verhaltenstherapie Wirksamkeit gezeigt haben. Auch gruppentherapeutische Ansätze dieser Methodik machen Sinn.

Tiefenpsychologische, psychodynamische Methoden haben zwar bislang wenig Daten über ihre Wirksamkeit geliefert, dürften aber vor allem im Rahmen längerfristig angelegter Therapieansätze von Bedeutung sein. Allein aufgrund der Altersstruktur der Betroffenen zeigen sich systemische Familienberatung und auch systemische Therapie als hilfreich.

Medikamente, die dieses Suchtverhalten allein günstig beeinflussen, sind bisher nicht gesichert. Fest steht, dass die Gabe von Psychopharmaka bei komorbiden Erkrankungen wie Depressionen, Angsterkrankungen und ADHS hilfreich und sinnvoll ist. Man darf auch hier nicht vergessen, dass es wie bei jeder Sucht nicht nur um das Weglassen des Suchtmittels gehen kann, das wäre ein reines Defizitmodell. Es geht im Gegenteil darum, neue Handlungsspielräume mit sozialen, geistigen und körperlichen Aktivitäten zu erschließen.

RAUS IN DIE NATUR

… war das Motto des Deutschen Kinderhilfswerkes für den *Weltspieltag* 2020. Damit wollte man unter dem Titel *Recht auf Spiel* dafür werben, dass Kinder wieder mehr draußen in der Natur spielen sollen. Es wurde dafür plädiert, dass es in den Städten mehr naturnahe Spielflächen und Naturerfahrungsräume geben müsse und auch das Spiel im Freien im ländlichen Raum in den Fokus gerückt werden solle. Aufgrund der zunehmenden Ökonomisierung der Agrarwirtschaft ist auch das längst nicht mehr selbstverständlich.

Zahlreiche Studien stellen fest, dass die Distanz zur Natur auch bei Kindern immer größer wird. Wir wissen aber gleichzeitig, dass der Aufenthalt in der Natur zum Wohlbefinden beiträgt. Kinder brauchen eine naturnahe Gestaltung auf für sie ausgewiesenen Spielflächen, darüber hinaus aber auch grüne Wegeverbindungen, bespielbare Grünflächen sowie naturbelassene Streifräume wie Wälder und Bachläufe.

Zeit in der Natur fördert die mentale und soziale Entwicklung von Kindern, ihre Kreativität, ihre Entdeckerfreude sowie ihre Konzentration. Das Spiel in der Natur ist viel interaktiver und aktivierender als das in Räumen. Deshalb sollte es für Kinder von klein auf selbstverständlich sein, Zeit in der Natur zu verbringen, und dies nicht nur beim Wochenendausflug ins Grüne, sondern auch im städtischen Alltag.

Holger Hofmann, Bundesgeschäftsführer des Deutschen Kinderhilfswerkes, sagt dazu: »Am besten lässt man Kinder eigenständig mit Freundinnen und Freunden, ohne die dauernde Aufsicht der Erwachsenen, in der Natur spielen. Viele Erwachsene sind heutzutage übervorsichtig, obwohl sie in ihrer Kindheit draußen viele Dinge machen konnten, die sie heute ihren Kindern verwehren: auf Bäume klettern, einen Staudamm bauen, eine Schnitzeljagd im Stadtwald machen. Die allermeisten Kinder haben eine natürliche Neugierde und Begeisterungsfähigkeit, die sie von allein nach draußen ziehen. Hier sollten die Erwachsenen nicht auf der Bremse stehen.«

Der Mensch ist eben nicht nur ein *Homo sapiens*, sondern auch eine *Homo ludens*, ein spielender Mensch. Wir lernen enorm viel in Rollenspielen, Entdeckungsspielen, Jagdspielen, Sprachspielen, Zahlenspielen, Wissensspielen und vielen anderen Spielen, vor allem – aber nicht nur – Kinder.

Was können Eltern vorbeugend unternehmen, damit ihre Kinder nicht süchtig werden? Es gibt einiges, was eine Wirksamkeit entwickeln kann, doch eines vorweg: Auch wenn Eltern alles, was vorbeugende Maßnahmen betrifft, falsch machen, müssen die Kinder nicht unbedingt süchtig werden – und umgekehrt. Das hat verschiedenste Gründe, mit Sicherheit kennen wir nicht alle, aber vor allem ist das so, weil es so ist. Das mag eine dürftige Erklärung sein, aber es trifft in diesem Fall ganz einfach zu.

Dennoch gibt es vorbeugende Maßnahmen, zum Beispiel, indem man den eigenen Umgang mit Suchtmitteln kritisch prüft und hinterfragt beziehungsweise die diversen Varianten süchtigen Verhaltens genau beleuchtet. Kinder und Jugendliche sind sehr an Vorbildern orientiert und gleichzeitig überaus kritisch.

Wichtig ist: Geben Sie Ihren Kindern Liebe, Sicherheit und Grenzen. Doch verwöhnen Sie sie dennoch nicht restlos. Bleiben Sie in Kontakt mit Ihren Kindern, auch wenn die mühsamen Jahre der Pubertät dies schwierig machen. Bleiben Sie (fast) immer ruhig, gelassen und gesprächsbereit. Verlieren Sie nie Ihren Humor. Und wenn Sie keinen haben, dann entwickeln sie einen …

CORONA UND COMPUTER

Ich möchte hier noch einmal gezielt auf die Jahre 2020/2021 eingehen, auf die Zeit der Pandemie, in der Kinder und Jugendliche – genauso wie die Erwachsenen auch – noch mehr Zeit mit der Benützung ihrer mobilen Geräte verbracht haben als sonst. Eigentümlicherweise kann man das jetzt aktuell nicht nur negativ bewerten, da soziale Kommunikation in direktem Kontakt während der Pandemiezeit natürlich nur eingeschränkt möglich war und somit die Kommunikation über jede der Anwendungsformen des Handys oder Smartphones immerhin noch eine Form der Kommunikation dargestellt hat.

Gleichzeitig hat diese Verschiebung von der realen zur digitalen Kommunikation ohne Zweifel auch etwas an sich, das völlig zu Recht Sorge bereitet. Es wäre beispielsweise möglich, dass sich Kinder und Jugendliche an diese Form der Kommunikation dermaßen gewöhnt haben, dass es ihnen später überaus schwerfallen könnte, zu *realen* Formen der Kommunikation zurückzufinden.

Ist diese Sorge völlig unberechtigt? Nein, das ist sie sicher nicht, aber ebenso berechtigt ist die Hoffnung oder sogar die Vermutung, dass Kinder und Jugendliche große Sehnsucht nach dem Bestand von realen, klassisch physischen Kontaktformen haben und ihre Freundinnen und Freunde endlich nicht mehr nur digital, sondern wieder real treffen wollen. Man darf durchaus davon ausgehen, dass dieses Bedürfnis so stark in der Natur des Menschen verankert ist, dass es sogar zu einer Art Rebound-Phänomen im Sinne von *Weg vom digitalen, zurück zum realen Kontakt!* kommen könnte.

Selbstverständlich ist diese Annahme spekulativ, aber dennoch ist es wichtig, den Blick in die Zukunft zu wagen, da diese Mutmaßung zwar für die meisten Kinder und Jugendlichen gelten mag (und hoffentlich auch gelten wird), aber jene jungen Menschen, die bereits eine Handysucht entwickelt haben, sich schwertun werden, dieses Verhalten so einfach abzulegen. Natürlich kann es bereits bei einigen dazu gekommen sein, dass sie nach verschiedene Spielen, die über das Handy angeboten werden, süchtig geworden sind oder sich dermaßen an den Austausch vieler Informationen über digitale Wege gewöhnt haben, dass es ihnen schwerfallen könnte, wieder zum realen Kontakt zurückzufinden.

Selbstverständlich sind Kinder und Jugendliche ohne eine digitale Grundausstattung im Vergleich zu gut ausgestatteten Altersgenossen benachteiligt. Ein Handy ermöglicht soziale Kontakte ja überhaupt erst. Wenn Kinder und Jugendliche klug und überlegt damit umgehen, dann wird es im weiteren Lebensverlauf auch nicht von Nachteil sein. Andererseits besteht bei vielen dieser Aktivitäten auch die Möglichkeit des schädlichen Gebrauchs. Und das bedeutet in der Suchtpsychiatrie auch wirklich das, was es heißt: einen Gebrauch, der schadet.

Generell gilt, dass ein leicht verfügbares Suchtmittel in gesellschaftlichen Dimensionen größere Probleme anrichtet als Suchtmittel, an die man schwer herankommt. Aber hier ist die Grenze von üblicher Nutzung, unüblicher Nutzung bis zur schädlichen Nutzung, dem Missbrauch und kalter Abhängigkeit und Sucht eine schwierige Angelegenheit.

Mit anderen Worten: Durch den Umstand, dass ein potenzielles Suchtmittel tatsächlich von vielen benützt wird, sind ungünstige Auswirkungen in größerer Menge möglich. Daher müssen Eltern bestrebt sein, ihren Kindern die verschiedensten Möglichkeiten von Aktivitäten näherzubringen, die sie nicht mit irgendwelchen digitalen Geräten ausführen müssen oder auch können. Dazu gehören vorrangig Sport, denn unsere Kinder brauchen mehr Bewegung, mehr Spiel und Spaß in der Gruppe, mehr Aktivierung und mehr Austausch. Kinder sollten animiert werden (allein oder in der Gruppe), und zwar zum Spielen, Singen, Musizieren, Zeichnen, Malen, Lesen, Fischen, Kanufahren und so weiter …

DAS ISLAND-EXPERIMENT

Alle diese gerade aufgezählten Aktivitäten, ergänzt mit sinnvoll und liebevoll verbrachter Zeit innerhalb der Familie, sind das Gesamtpaket einer großen und sehr wirksamen Initiative, die seit mehr als zwanzig Jahren in Island läuft. Die isländischen Teenager hatten während der 1990er-Jahre (und auch davor) ein massives Problem mit Alkohol und anderen Drogen. Die Regierung musste reagieren oder zur Kenntnis nehmen, dass sich die Hälfte von ein bis zwei Generationen ruinierte. So etwas kann sich ein kleiner Inselstaat fraglos nicht leisten, und daher setzte man Gegenmaßnahmen durch ein großartiges und vielschichtiges Programm für die Jugend mit dem Namen *Jugendliche in Island*, insgesamt ein riesiges soziales (man könnte auch sagen psychosoziales) Experiment, basierend auf den Erkenntnissen von Harvey Milkman, einem amerikanischen Professor für Psychologie an der Uni von Reykjavík, der als einer der Ersten weltweit klargestellt hat, dass Drogensucht eine Verhaltenssucht sei, dass es bei Sucht ganz grundsätzlich um den Wiederholungszwang von erlerntem Verhalten gehe und dass man dem *Nucleus accumbens* (einer Ansammlung von Nervenzellen im unteren Vorderhirn) Dopamin auch mit natürlichen Highs entlocken und ein Verhalten präventiv anders *bahnen* könne. Dementsprechend wurde auf sehr regionaler Ebene, und zwar in Schulen, Vereinen und Sportstätten, ein bunter Strauß an verlockenden Angeboten entwickelt. Der Fokus lag auf Bewegung, Sport, Musik und Spiel, um Freude, Spaß, sozialen Austausch, Erfolgsgefühle und Selbstwirksamkeit zu ermöglichen. Junge Menschen sind schließlich gerne auch stolz auf das, was sie erreichen.

Die Zeit der alkoholsüchtigen Fischer mit kaputten Familien und einer Jugend, die vor allem weg von dieser kalten Insel will, diese Zeit ist für Island vorbei. Es gibt mehrere international erfolgreiche Musikerinnen und Musiker mit fantastischer Musik, Grammys und anderen Awards, es gibt eine bunte Kulturszene mit interessanter Literatur und Theater, es gibt Tanz und Begegnung und eine sexuelle Aufgeschlossenheit ohne verstaubte Prüderie. Und es wird wenig getrunken und geraucht. Der Alkoholkonsum der Jungen ist auf etwa zehn Prozent der Zeiten von einst gesunken, der Cannabis-Konsum um 75 Prozent zurückgegangen, und Zigaretten rauchen täglich kaum drei Prozent.

Die Isländer erleben nun wieder ihre spektakulär schöne Natur, die Landschaften, die Flüsse, das Meer, die Fauna und die Flora. Junge Menschen kehren nach Auslandsaufenthalten gerne wieder in ihr Land zurück, weil sie sich wohlfühlen und weil es ihnen gut geht, und das ganz ohne Rausch und Rauch. Das *Island-Experiment* ist mehr als gelungen.

SEX- UND PORNOGRAFIESUCHT

Sie sagte sich: Mit ihm schlafen, ja – aber nur keine Intimität!
Karl Kraus

Viele Gemeinsamkeiten, wenig Unterschiede – die Online-Pornografie ist derzeit jener Bereich des Internets mit dem größten Wachstum. Jeder achte Klick ist ein Pornoklick. Allein der Begriff *Pornoindustrie* zeigt, in welcher Art und Weise die Ökonomisierung und die Kapitalisierung von Sexualität gelungen ist.

Diese Entwicklung wirkt sich insofern auf die Psychiatrie und die Psychotherapie aus, als sie neue Problemfelder schafft, die einer gesonderten Analyse, eines besonderen Verständnisses und gegebenenfalls auch einer spezifischen Therapie bedürfen. Die *Industrialisierung* von Sexualität war jedoch von der Psychoanalyse ganz sicher nicht beabsichtigt. Sigmund Freud wäre nicht amüsiert darüber. Vermutlich würde er diese Entwicklung, feinsinnig und literarisch aufbereitet, als gesellschaftliche Verirrung entlarven. Aus der sexuellen Befreiung ist eine neue Geißel geworden, aus Prüderie ein Zwang, aus der Freiheit eine Sucht. Und Sucht ist immer das Gegenteil von Freiheit, auch in Sachen Sexualität.

Wenn mein momentaner Lieblingsphilosoph Byung-Chul Han in seinem Buch *Transparenzgesellschaft* über diese Entwicklung schreibt, dann lautet das wie folgt: »In der ausgestellten Gesellschaft ist jedes Subjekt sein eigenes Werbeobjekt. Alles bemisst sich an seinem Ausstellungswert. Die ausgestellte Gesellschaft ist eine pornografische Gesellschaft. Alles ist nach außen gekehrt, enthüllt, entblößt, entkleidet und exponiert. Der Exzess der Ausstellung macht aus allem eine Ware, die ohne jedes Geheimnis dem unmittelbaren Verzehr ausgeliefert ist … Der Porno vernichtet nicht nur den Eros, sondern auch den Sex. Die pornografische Ausstellung verursacht eine Entfremdung der sexuellen Lust. Sie macht es unmöglich, die Lust zu leben. Die Sexualität löst sich auf in die weibliche Performance der Lust und die männliche Leistungsschau. Die ausgestellte, zur Schau gestellte Lust ist keine … Der Körper wird zu einem Ausstellungsobjekt verdinglicht, das es zu optimieren gilt.«

Die erwähnte Optimierungssucht hat beträchtliche Auswirkungen. Auch andere Industriezweige wie etwa die Schönheitschirurgie leben davon. Der Mensch ist offensichtlich in der Lage, alles missbräuchlich zu verwenden. Sowohl Viagra, eine an sich sinnvolle Erfindung, wenn es jemand braucht (und gelinde gesagt ein Unfug, wenn es jemand nicht braucht), als auch der eigene Körper kann missbraucht werden, man denke nur an die entsetzlichen Entstellungen der bereits zitierten Schönheitsoptimierer, an aufgespritzte Lippen und Wangen, Silikonbusen, XXXL-Hintern und Wespentaille. Während der Pandemie ist es übrigens zu einem Boom bei Botox und Lidstraffungen gekommen. Plastische Chirurginnen und Chirurgen kamen mit ihren Gesichtskorrekturen kaum nach. Experten führen das auf Videokonferenzen und Social-Media-Kontake im Homeoffice zurück.

Mit jederzeit verfügbaren sexuellen Darstellungen, mit jederzeit und überall verfügbaren sexuellen Partnerinnen und Partnern wird eine Entwicklung gefördert, die zu beträchtlicher Überreizung führt. Aber mit der Überreizung verliert sich der Reiz. *Porn induced erectile dysfunction*, PIED, ist der neue Zauberbegriff dazu, der sogar dem Magazin *Time* eine Coverstory wert war. Der Untertitel lautet übersetzt: *Warum junge Männer, die mit Internetpornos aufgewachsen sind, es befürworten abzudrehen.* Es geht in diesem Artikel darum, dass speziell junge Männer, die in ihrer jugendlichen Entwicklungszeit mehr oder weniger unbegrenzten Zugang zu allen Arten von Internetpornos gehabt und diese als Masturbationsunterstützung benützt haben, in späteren Jahren zunehmend Erektionsschwierigkeiten bekommen haben, und zwar sowohl bei der durch einen Internetporno initiierten Masturbation als auch erst recht bei der Sexualität mit realen Partnerinnen oder Partnern. Es gibt anscheinend auch dafür bereits erfolgreiche Therapiemanuale, deren erster Schritt darin besteht, Internetpornos nicht mehr zu konsumieren. Besonders tiefenpsychologisch wirkt dieser Therapieansatz nicht, aber es klingt nach einer funktionierenden Anleitung zum Entzug, zur Löschung des Suchtgedächtnisses, zum Wiederaufbau des *Likings*. Das durchschnittliche Alter beim ersten Kontakt mit Internetpornografie dürfte übrigens bereits unter zwölf Jahren liegen. Generell bestätigt sich hiermit eines: Irgendwann führt jedes Überangebot zu einer Verringerung der Nachfrage.

HYPERSEXUALITÄT

Was ist *hyper*? Was ist zu viel? Ab fünfzehn Orgasmen pro Woche? Oder ab fünfzig pro Monat? Und in welchem Alter darf/soll/muss man wie viele Dopamin-Kicks durch Orgasmen bekommen? (Es geht auch beim Orgasmus neuro-psychochemisch vor allem um den Dopamin-Kick.)

Hier kommt es weit mehr auf den Kontext an. Fünfzehnmal in der Woche masturbieren, allein mit sich selbst im Zimmer, angeregt von fünfzehn Stunden Internetpornos, hat definitiv eine andere (nämlich süchtige) Bedeutung als fünfzehn beglückende sexuelle Freuden mit einer Partnerin/einem Partner. Letzteres hat nichts mit Sucht zu tun. Die Zahl allein, in unserem Fall fünfzehnmal pro Woche, besagt gar nichts. Wir leben in einer Zeit, die ganz besonders durch Zahlen definiert ist, wir glauben, dass alles messbar sein muss, um bewertet werden zu können. Wie bei allem anderen steht auch bei der Sexualität Qualität vor Quantität.

Hypersexualität, also gesteigertes sexuelles Verlangen, kommt bei einigen wenigen psychischen Erkrankungen und psychisch erkrankten Personen vor. Bei manischen Zustandsbildern, und da für gewisse Phasen, die einige Wochen oder Monate dauern können, in keinem Fall aber andauernd sind, und bei manchen Formen von Persönlichkeitsstörungen, bei denen es jedoch eher um die Lust (Sucht?) nach Grenzüberschreitung und Grenzenlosigkeit geht, oft auch im Sinne der Selbstbeschädigung, als um echten sexuellen Überappetit.

Neurologische Erkrankungen (und auch deren Behandlung wie zum Beispiel die der Parkinsonerkrankung) können hypersexuelle Verhaltensweisen bis zur Sexsucht auslösen, auch manche Formen der Demenz oder sogar Tumore.

Es gibt Suchtmittel, die das sexuelle Verlangen, die sexuelle Appetenz, eine Zeit lang steigern können. Dazu gehören sowohl Alkohol als auch Haschisch, Kokain, Amphetamine und ganz besonders Ecstasy. Der Effekt hält nur eine Weile an, dann kommt der tiefe Fall nach dem steilen Aufstieg.

Heroin-Suchtkranke haben auch ohne Entzug eher mit Problemen der Hyposexualität, also reduziertem sexuellen Verlangen und überhaupt reduzierter sexueller Lust (Libido), zu kämpfen. Noch mehr gilt das für viele Menschen mit psychischen Erkrankungen wie Depressionen, Angsterkrankungen, posttraumatischen Störungen und Menschen mit psychotischen Erkrankungen, ob aus der Gruppe der Schizophrenien oder auch anderen psychotischen Erkrankungen.

Fazit: Die Mehrzahl von Menschen mit psychischen Erkrankungen hat entweder vorübergehend oder dauerhaft ein reduziertes sexuelles Verlangen. Manche Medikamente können dazu beitragen, wie etwa die serotoninaktiven Antidepressiva, die bei mehr als einem Drittel der Einnehmenden die Zeit bis zum Orgasmus verlängern (was bei Männern nicht nur ungünstig sein muss) oder auch das Verlangen reduzieren können.

Unterschiede im Ausmaß des sexuellen Verlangens kommen auch ohne jede Pathologie, ohne jede Krankheit, vor. Dennoch gibt es eine Dimension der Intensität, die uns in den ungeschriebenen Regeln des sozialen Verständnisses als zu viel oder zu wenig erscheint.

Andrea K. wurde nach einer sechswöchigen, stationären psychiatrischen Behandlung aufgrund einer manifesten Manie entlassen. Die 33-Jährige kommt zur weiteren Behandlung an eine psychiatrische Fachambulanz. Bei der Besprechung ihrer Lebens- und Leidensgeschichte entsteht der Eindruck, dass sie auch abseits manischer Phasen ihren Partner dominiert hat. Die manischen Phasen, die immer auch ein gewisses Quäntchen Aggression mit sich gebracht haben, wurden irgendwann zu viel für die Ehe und waren letztlich auch der Grund für ihre Scheidung.

Andrea hat seit ihrem 22. Lebensjahr ungefähr alle drei Jahre eine ausgeprägt manische Phase gehabt, depressive Episoden etwas seltener. Das Gespräch mit ihr ist unangenehm, sie ist angespannt und nicht in der Lage, Hilfe anzunehmen. Sie berichtet über eine wilde Promiskuität vor der Aufnahme mit zeitweilig mehreren Sexualpartnern pro Tag, und das in höchst dubiosen Milieus und auch unter riskanten Umständen.

Sex betreibt sie grundsätzlich ungeschützt. Es gelingt in diesem Gespräch nicht annähernd, eine kritische Betrachtung ihres im Grunde gefährlichen Verhaltens anzuregen. Eigentlich entsteht der Eindruck, dass sie sich noch immer in einer manischen Phase befindet.

Eine Wiederaufnahme im Krankenhaus lehnt sie ab. Sie kommt zu keinem weiteren Termin und bricht dann den Kontakt gänzlich ab. Sechs Wochen später wird sie wieder stationär aufgenommen, zuerst auf einer Unfallabteilung, da sie zusammengeschlagen worden ist. Davor hat sie in blühend manischem Zustand ihr Risikoverhalten sogar noch gesteigert, ist in kriminelle Kreise geraten und hat wahrscheinlich Schreckliches erlebt.

Sie hat insofern noch Glück im Unglück gehabt, als sie außer der Geschlechtskrankheit Gonorrhoe keine schweren körperlichen Verletzungen davongetragen hat, also weder eine HIV-Infektion noch Hepatitis B oder C. Die erlittenen seelischen Verletzungen sind allerdings eine schwierigere Geschichte.

Gelegentlich reagieren auch betagte Parkinson-Patienten auf ihre Medikation mit einer ausgeprägten Steigerung sexueller Fantasien und Wünsche. Dieser Umstand resultiert daraus, dass die Medikamente den Dopamin-Stoffwechsel im Gehirn stark fördern.

So auch bei dem 78-jährigen Hans M., den ich vor vielen Jahrzehnten zu Hause besucht habe. Der sehr nette ältere Herr litt seit über zehn Jahren an einer Parkinsonerkrankung, mittlerweile bereits in fortgeschrittenem Stadium mit entsprechenden Bewegungseinschränkungen. Es war kürzlich eine Medikationsänderung vorgenommen worden, auf die er bunte sexuelle Fantasien entwickelte. Eigentlich waren es filmische Halluzinationen wie etwa die einer Gruppe fast nackter junger Frauen, die vor seinem Auge tanzten und sich um ihn bemühten.

Seine Bemerkung, dass er diese erstaunlichen Dinge nicht ohne seine Frau genießen wolle, fand ich sehr liebenswürdig. Seine Frau sah das nicht ganz so, konnte aber die Erklärung, dass dieser Umstand auf die Medikation zurückzuführen sei, akzeptieren. In Absprache mit beiden und mit dem Einverständnis des Herrn Hans wurde diese Medikation dann etwas verringert.

Diese beiden Beispiele sollen verdeutlichen, dass ein Teil unseres Seelenlebens voll von sexuellen Fantasien und Wünschen ist. Wenn wir in Zustände geraten, in denen unser Unbewusstes unkontrolliert die Handlungsmacht übernimmt, dann kann ein promiskuitiver Rausch die Folge sein.

Selbstverständlich gibt es zwischen *Rausch* und *Sucht* eine Nahebeziehung, doch bei Weitem nicht jeder Mensch, der einen Rausch erlebt, ist deshalb süchtig. Im Beispiel von Andrea K. geht es um eine manisch-depressive Erkrankung. Nach Abklingen jeder manischen Phase war auch ihr massiv hypersexuelles Verhalten beendet. Es ging also allenfalls um zeitweiliges süchtiges Verhalten im Rahmen einer anderen phasischen und schweren Erkrankung.

Bei Hans M. ging es um eine Parkinsonkrankheit. Hätte er auf dieser Medikation bestanden und sich diese illegal besorgt, dann wäre das anders zu interpretieren. So war es jedoch ganz und gar keine Form der Sucht.

BEFRIEDIGUNG – NUR FÜR KURZE ZEIT

Die Sexsucht ist unter den Süchten diejenige, die derzeit neben der Arbeitssucht die höchste soziale Akzeptanz genießt. Dabei handelt es sich um eine krasse Fehleinschätzung, denn echte Sexsucht ist für niemanden ein Vergnügen, schon gar nicht für die Betroffenen selbst.

In der wissenschaftlichen Welt ist sie ein eher umstrittenes Phänomen. Zur Diskussion steht, ob sie tatsächlich eine eigenständige Sucht darstellt oder nicht doch ein Sekundärphänomen anderer psychischer Erkrankungen ist. Dr. Roland Mader, der österreichische Experte für Verhaltenssüchte und Leiter des Suchtbereiches in der Österreichischen Psychiatriegesellschaft, hat in der Zeitschrift *Spektrum Psychiatrie* einen hervorragenden Beitrag zu Sexsucht publiziert und zitiert unter anderem den deutsch-österreichischen Professor für Psychiatrie, Richard von Krafft-Ebing, der in der zweiten Hälfte des 19. Jahrhunderts einer der führenden Psychiater seiner Zeit und einer der ersten Sexualforscher weltweit war: »Sexuelle Hyperästhesie ist ein Geschlechtstrieb, der das ganze Denken und Fühlen in Beschlag nimmt, der nichts anderes neben sich aufkommen lässt, der brunstartig nach Befriedigung verlangt, sich mehr oder weniger impulsiv entäußert, aber dennoch nach vollzogenem Akt nicht oder nur für kurze Zeit befriedigt ist.«

Diese Beschreibung trifft den Kern der Problematik perfekt. Sexsüchtig zu sein, ist für diejenigen, die es sind, alles andere als ein Vergnügen. Eine Studie aus Schweden zeigt, dass zwölf Prozent der Männer und sieben Prozent der Frauen als hochgradig hypersexuell einzustufen sind. In dieser Studie wird auch klargestellt, dass eine hohe Sexfrequenz allein keinen Hinweis auf eine Pathologie gibt. Krankhaft wird es dann, wenn Sexualität keine Befriedigung mit darauffolgender Entspannung und einem Wohlgefühl mehr bewirkt. Sexsucht ist permanentes *Wanting* ohne Chance auf *Liking*.

Das kann, neurobiologisch betrachtet, keine wirkliche Freude mit sich bringen, sondern entspricht dem Muster des Zwanges. Gar nicht selten ist Sexsucht mit einer deutlich reduzierten Orgasmusfähigkeit verbunden. Ein Film, der diese quälende Dynamik sehr intensiv beleuchtet, ist das zweiteilige Filmdrama *Nymphomaniac* von Lars von Trier: Hier werden Freuden und Leiden der Sexualität sowie der Gegensatz zwischen Sex und Liebe gezeigt. Von Trier analysiert das Leben der Nymphomanin Joe, von Charlotte Gainsbourg brillant dargestellt, in acht Kapiteln.

Jene Form sexsüchtigen Verhaltens, die derzeit geradezu einen Höhenflug erlebt, ist die internetgestützte Form der *Pornografiesucht* und die damit verbundene *Masturbationssucht*. Eine Steigerung ist dann noch der *Cybersex*, bei dem während digitaler *Face-to-Face*-Begegnungen parallel zur Masturbation gegenseitiges sexuelles Animieren stattfindet, natürlich auch mit häufig wechselnden Partnerinnen und Partnern sowie Hilfsmitteln wie Webcams.

CHEMSEX UND DIE ULTIMATIVE ÜBERTREIBUNG

Der Wunsch nach Mitteln und Prozeduren, die das sexuelle Verlangen oder die Sexualkraft steigern, lässt sich bis weit zurück in die Geschichte der Menschheit verfolgen. In allen Kulturen und zu allen Zeiten, bereits im vorschriftlichen Zeitalter, gab es Mittel und Mittelchen, die regen Absatz und Einsatz fanden. Vieles davon hatte und hat mit einem magischen Verständnis der Welt zu tun.

Die Gewinnung so mancher Aphrodisiaka hat Tierarten wie beispielsweise Nashörner, aber auch viele andere derart gefährdet, dass sie vom Aussterben bedroht waren beziehungsweise noch sind. Zweifelsohne kann man daraus schließen, dass es seit jeher einen Wunsch nach möglichst viel Triebbefriedigung durch Sexualität gibt.

Immerhin braucht man heute zu diesem Zweck nicht mehr unbedingt Nashörner zu erschießen, sondern erhält alles digital in der Internet-*Chemsex*-Abteilung. Prinzipiell geht es bei *Chemsex* darum, Sexualverkehr durch gleichzeitigen Drogenkonsum zu intensivieren – in der Häufigkeit und der Stimulanz. Die klassische Variante ist die mit Alkohol. Heute sind K.-o.-Tropfen (GHB) – allerdings in niedriger Dosierung, wenn der Wunsch nach eigener sexueller Aktivität besteht –, Sildenafil (Viagra), Mephedron und auch Ecstasy in Verwendung. Methamphetamin wird auch eingesetzt, wobei es nicht gerade eine erektionsfördernde Wirkung hat.

In der Homosexuellenszene (und nicht nur dort) sind auch die sogenannten *Poppers* beliebt. Das sind Substanzen, die in Ampullen abgefüllt werden und bei Öffnung der Ampulle ein leichtes *Popp*-Geräusch von sich geben. Chemisch gesehen sind es die in der Medizin zum Entkrampfen der Herzgefäße verwendeten Nitroglycerinverbindungen. Die Wirkung ist gefäßerweiternd und führt auch zur Entspannung der glatten Muskulatur, auch jener im Analbereich.

Alle genannten Substanzen haben – vor allem in Kombination – sowohl ein körperliches Risiko als auch ein Suchtrisiko, zum Teil durch die Substanz selbst im Sinne der Substanzsucht (GHB, Mephedron, Ecstasy) oder auch durch die Entwicklung einer Verhaltenssucht – der Sexsucht.

ARBEITEN

Ich glaube, dass auf der Welt viel zu viel
gearbeitet wird und
dass unermesslicher Schaden
hervorgerufen wird durch die Überzeugung,
Arbeit sei etwas Heiliges und Tugendhaftes.
BERTRAND RUSSELL

Bereits der englische Begriff *Workaholic* deutet in seiner Analogie zum *Alcoholic* darauf hin, dass auch Arbeit süchtig machen kann. Selbstverständlich sind bei entsprechender Beurteilung der Abhängigkeitskriterien Entwicklungen im Sinne von Arbeitssucht möglich.

Hier noch einmal die Kriterien süchtigen Verhaltens:

- ein starker Wunsch oder eine Art Zwang, sich so zu verhalten, eine verminderte Kontrolle über den Beginn, die Beendigung und die Dosis diese Tuns,
- psychische und/oder körperliche Entzugssymptome bei Reduktion oder Beendigung,
- die Tatsache, dass immer mehr davon vertragen wird und andere Interessen gegenüber diesem Verhalten in den Hintergrund treten,
- die Aufrechterhaltung des Verhaltens, obwohl schädliche Folgen eindeutig sind, was dem suchtkranken Menschen häufig auch bewusst ist.

Was steht im Falle einer Entwicklung zum *Workaholic* dahinter? Abgesehen davon, dass diese Frage im Einzelfall natürlich nur individuell zu beantworten ist, gibt es einige allgemeine Gründe:

- ein Ringen um Anerkennung und Selbstwert,
- Verluste, die man so zu kompensieren versucht,

- manchmal auch bestimmte Erziehungsmodelle und familiäre Vorbilder, die einen starken Wunsch nach Nachahmung auslösen.

Ausnehmen muss man natürlich Menschen, die von ihrer Aufgabe in einem hohen Grad überzeugt sind und sie mit großer Begeisterung ausführen, ohne dabei auszubrennen, und die selbst dann, wenn sie dem einen oder anderen Kriterium entsprechen, nicht klassisch süchtig erscheinen. Auch der Umstand, dass üblicherweise bei einer Suchterkrankung nicht nur die Umgebung, sondern vor allem auch der Betroffene selbst leidet, wird bei manchen Menschen, denen Arbeitssüchtigkeit unterstellt wird, zu einer fragwürdigen Diagnose führen.

Zudem möchte ich festhalten, dass dieser Kriterienkatalog inklusive der Beurteilung der Erkrankung beispielsweise für Genies ganz einfach nicht gelten kann. So wie dem Genie Mozart nicht viel anderes übrigblieb, als seine unzähligen musikalischen Ideen zu Papier zu bringen, oder Einstein seinem inneren Können und dem Drang zur Erforschung der großen unbekannten Bereiche der Physik Folge leisten musste, so geht es vielen Künstlerinnen und Künstlern, Forscherinnen und Forschern, Wissenschaftlerinnen und Wissenschaftlern, und es macht keinen Sinn, ihr Tun als krank einzustufen.

Im Übrigen sind auch für Genies bestimmte Höchstleistungen ohne entsprechenden Einsatz in der Ausübung, sprich Fleiß, nicht möglich. Diese Form des Umgangs mit dem eigenen Unbewussten wird seit Freud Sublimierung genannt. Sie ist weniger mit Verzicht verbunden, als das aus neurotischen Konstellationen heraus der Fall ist, obwohl, objektiv gesehen, auch bei solchen Gegebenheiten der Triebverzicht eine notwendige Konsequenz sein kann. Wissenschaftliche oder künstlerische Höchstleistungen zu erbringen, kostet Zeit und Energie, und zumindest um diese verbrauchten Stunden hat man weniger Zeit für die anderen schönen Dinge des Lebens. Zeit in großem Umfang für etwas zu verbrauchen, das gleichzeitig einen selbst verbraucht, ist wie der Raub von Lebenszeit an sich selbst, und es führt zu etwas, das ein oft benützter und oft missverstandener Modebegriff geworden ist, dem *Burn-out*.

VON DER GLUT ZUR ASCHE

1974 wurde im *Journal of Social Issues* auf sechs Seiten folgender Artikel publiziert: *Staff Burn-out,* verfasst von Herbert J. Freudenberger. *Staff Burn-out* heißt übersetzt in etwa *Ausbrennen eines Teams.* An sich handelte es sich dabei um einen nicht besonders bedeutenden Artikel in einer zweitrangigen wissenschaftlichen Zeitung. Der Autor, Herbert J. Freudenberger, war klinischer Psychologe und Psychoanalytiker. Er war neben seinem Lehrauftrag an renommierten Universitäten täglich in der Beratung und Therapie von Drogenkranken tätig, kostenlos und freiwillig.

Freudenberger war Teil eines Teams, das sich in den späten 1960er- und 1970er-Jahren in der rein therapeutischen Arbeit mit schwer drogenkranken Menschen – in der Zeit der Substitutionstherapien – restlos erschöpfte. Mit anderen Worten: Er und sein Team waren dabei auszubrennen, oder sie waren bereits ausgebrannt. Der Umstand, dass sich ein tiefenpsychologisch orientiertes Team in freiwilliger Arbeit von Montag bis Freitag von 18 bis 24 Uhr an Drogenpatienten ohne die Möglichkeit der Substitutionstherapie (die damals noch nicht erfunden war) verbrauchte, ist für sich allein nicht überraschend. Ungewöhnlich hingegen ist, dass ein gar nicht so spektakulärer Beitrag in einem gar nicht so spektakulären wissenschaftlichen Journal den weltweiten Siegeszug des Begriffs *Burn-out* auslöste. Mit einem Mal gab es ein neues Konstrukt einer psychosozialen Konstellation, das in seinen Anfängen die psychosoziale und somatische Verfassung von Therapeuten (!) beschrieb. Zwanzig Jahre später war der Begriff in aller Munde. Er hatte ähnlich wie der Begriff *Minderwertigkeitskomplex* Einzug in die Alltagssprache gehalten. Letzterer war von Alfred Adler, dem Begründer der Individualpsychologie, kreiert worden.

Herbert J. Freudenberger beschrieb sein eigenes Zustandsbild, eine Situation, die sich aufgrund seiner Arbeit als Therapeut entwickelt hatte. Zumindest interpretierte er das kausal so im Rahmen einer Selbstanalyse. Es gelang ihm, die Entwicklung bis zur völligen Erschöpfung genau zu beschreiben.

Diese Entstehungsgeschichte des Begriffs *Burn-out* sagt einiges aus. Freudenberger selbst hatte eine dramatische Lebensgeschichte, er war ein deutsch-jüdischer Flüchtling, der als Jugendlicher in den USA in schwierigsten sozialen Verhältnissen aufgewachsen war und von Beginn an ein extrem arbeitsreiches Leben geführt hatte. Bei Betrachtung seiner Biografie ist auch für Laien leicht erkennbar, dass Freudenberger ein *Workaholic*, also arbeitssüchtig, war und dass er mit *Burn-out* einen psychischen Werdegang und ein Zustandsbild beschrieb, das ihn schlicht und einfach selbst betroffen hatte. Es war das Thema seines Lebens.

Aus heutiger psychiatrischer Sicht verbergen sich hinter dem Begriff *Burn-out* oft auch andere Krankheitsbilder. Die Psychiatrie hat sich mit dem Begriff zu Beginn sehr schwergetan, da etwa die Abgrenzung zur Erschöpfungsdepression nicht leicht war. Mittlerweile wird das anders gesehen. Ein wesentlicher Proponent dieser Veränderung ist der renommierte Klinikvorstand der Psychiatrie in Zürich, Wulf Rössler. Er ist selbst Psychiater und hat uns Psychiatern beigebracht, dass das Burn-out auch eine Chance darstellen kann, weil Betroffene eher als Depressive oder an anderen psychischen Leiden Erkrankte den Mut haben, in die Therapie zu kommen. Das liegt unter anderem auch daran, dass der Begriff Burn-out nicht so stigmatisiert wie psychiatrische Diagnosen.

Die für mich treffendste Beschreibung zitiere ich aus einem Standardwerk zum Thema Burn-out mit dem Titel *Glut und Asche* von Dr. Michael Musalek: »Am Beginn stehen häufig idealistisches Überengagement und besonderer Leistungswille, zu denen sich allmählich eine subtile Vernachlässigung der eigenen Bedürfnisse gesellt. Dann beginnen jedoch Ermüdung und Frustration stärker zu werden, die Bereitschaft, anderen zu helfen, sinkt. Erste körperliche Symptome sowie Schlaf- oder Konzentrationsstörungen können auftreten. Gleichzeitig mit nachlassendem Engagement tritt eine depressive Grundstimmung immer mehr in den Vordergrund, oft gepaart mit Unruhe und Rastlosigkeit. Die Betroffenen werden ihrer Umwelt gegenüber zunehmend gleichgültig, selbst enge Freundschaften und die Familie werden vernachlässigt, das Leben verflacht zusehends. Spätestens zu diesem Zeitpunkt ist professionelle Hilfe dringend erforderlich. Auch das Gefühl, gar nicht mehr man selbst zu sein, gewissermaßen neben sich zu stehen, und der Eindruck einer inneren Leere machen sich breit. In den späteren Stadien schließlich besteht die Gefahr einer schweren Depression bis hin zur Selbstmordgefährdung.«

Burn-out bedeutet also nicht *ausgebrannt*, das hieße im Englischen *burnt out*, sondern es ist der etappenreiche Vorgang des Ausbrennens, gleichsam der Weg von der Glut zur Asche. Auf diesem Weg kommt es auch zu *Löschversuchen* und auch zu *Wiederanfeuerungsversuchen* mit Alkohol und anderen Suchtmitteln – sowohl mit dämpfenden als auch aufputschenden.

Das Burn-out ist nicht ein Syndrom von Menschen, die leicht und bald überfordert sind, die früher revoltieren, bevor sie restlos fertig sind. Es ist kein Syndrom von faulen Menschen (ohne Glut keine Asche). Und es ist keine gute Ausrede oder Pseudodiagnose, um rascher in vorzeitige Pension gehen zu können. All dies ist eine missbräuchliche Verwendung des Begriffs Burn-out. Es ist ein Syndrom sehr motivierter Menschen, die nicht nein sagen können und die gar nicht selten vor ihrem Ausbrennen arbeitssüchtig waren.

Was kann man dagegen tun? Auf Organisationsebene gibt es dazu ganz klare Programme im Bereich Mitarbeiterführung und Arbeitsorganisation. Auf individueller Ebene gibt es Stressmanagementprogramme, Achtsamkeitstrainings, Gruppentherapiemodelle und Supervision als vorbeugende Strategie (sowohl in der Gruppe als auch einzeln) sowie Coaching.

Meine klare Botschaft bei massiver Erschöpfung ist es, sowohl auf die körperliche als auch psychiatrische Durchuntersuchung nicht zu verzichten und das zu behandeln, was das unmittelbare Gesundheitsproblem ist. Zum Psychiater kommen Menschen mit dieser Konstellation oft erst dann, wenn eine in späteren Stadien fast immer auftauchende mittelschwere bis schwere Depression vorliegt. Die dann notwendige Behandlung ist genauso wie bei jeder Depression dieses Schweregrades eine Kombination von therapeutischem Vorgehen und medikamentöser Behandlung.

KAUFEN

Sucht ist eine komplexe und zerstörerische Krankheit.
Ihre Auswirkungen können verheerend sein.
Allzu oft zerbrechen Leben und Familien daran.
KATE MIDDLETON

»To buy is to be ...« Eine spezifische medizinisch-psychiatrische Klassifikation der *Kaufsucht* gibt es (noch) nicht, man würde sie derzeit unter den Störungen der Impulskontrolle klassifizieren. Da scheint die Allgemeinheit schon ein bisschen weiter zu sein: Bei einem Spaziergang mit Freunden sprachen wir zuletzt auch über die *Kaufsucht*. Die 25-jährige Katharina, die Tochter einer befreundeten Familie, sagte spontan: »Natürlich gibt es die! Ich kenne viele, die davon betroffen sind. Ein befreundetes Paar hat sich sogar deswegen getrennt, weil der Mann auf ihrem Konto 15 000 Euro Schulden gemacht hat. Noch dazu für Bekleidung, die er dann kaum getragen hat. Ich finde es schrecklich, wie Menschen dazu verführt werden, Dinge zu kaufen, die sie eigentlich gar nicht brauchen.« Die Klarheit ihrer Aussage finde ich insofern beeindruckend, als sie die Tatsache einfach auf den Punkt bringt. Eigentlich waren alle Katharinas Meinung.

Am meisten überraschte mich allerdings, dass für alle klar war, dass es bei der Kaufsucht nicht um den Drang, etwas zu besitzen, sondern um den Akt des Kaufens geht. Diese Einschätzung ist auch vollkommen richtig. Der Akt des Kaufens ist das entscheidende Element bei der Kaufsucht. Oft werden die gekauften Produkte nicht einmal ausgepackt oder je verwendet. Im Gegenteil, meist häufen sich diese Dinge als bedrückender Ballast.

Kaufsucht entwickelt sich häufig über eine Art Vorstadium, das man *kompensatorisches Kaufmuster* nennt. Der Übergang zu einem definitiv pathologischen Kaufverhalten, also einer tatsächlichen

Kaufsucht, ist oft fließend. Im Wesentlichen geht es beim kompensatorischen Kaufmuster darum, Defizite zu kompensieren, die aus Konflikten ganz anderer Problembereiche entstanden sind. Die Entgleisung, dass dann tatsächlich nur mehr der Akt des Kaufens selbst den eigentlichen Dopamin-Kick in unserem Belohnungssystem auslöst, ist schließlich der Schritt in die definitive Kaufsucht.

Wendet man also den Kriterienkatalog süchtigen Verhaltens beim Akt des Kaufens an, nämlich des Kaufens drittklassiger, billiger Kleider, gefälschter Marken etc., sieht man, dass Menschen dem Impulsdruck nachgeben und statt zwei Shirts sieben Stück (weil Sonderangebote) kaufen. Dabei dreimal überlegen, ob in dieser oder jener Farbe, obwohl sie weder das eine noch das andere Stück brauchen. Dieser Kaufakt wiederholt sich häufig, bis schließlich andere Aktivitäten und auch Interaktionen ganz in den Hintergrund treten. Dieses Verhalten legen Menschen auch dann nicht ab, wenn es zu ernsthaften Konflikten mit dem Partner, Freunden oder der Familie kommt.

Das geht so weit, dass bei einer durch einen Konflikt erzwungenen Beendigung dieses Verhaltens Entzugserscheinungen auftreten. Natürlich sind diese Entzugserscheinungen nicht mit jenen bei stofflichen Süchten gleichzusetzen, aber Symptome wie Unruhe, Nervosität, eine Art Getriebenheit und Gereiztheit kommen auch hier vor. Auch bei der Kaufsucht treffen die üblichen Kriterien von süchtigem Verhalten zu.

Untersuchungen, die im Auftrag der österreichischen Arbeiterkammer durchgeführt wurden, ergaben, dass ein Viertel der erwachsenen Bevölkerung eine Kaufsuchtgefährdung beziehungsweise eine manifeste Kaufsucht hat. Der Geschlechtervergleich von Frauen zu Männern liegt bei 3:2. Die jüngeren Altersgruppen bis etwa vierzig Jahre sind zirka doppelt so stark betroffen wie die über Vierzigjährigen.

Das Problem der Kaufsuchtgefährdung zieht sich durch alle Bildungsschichten, ist allerdings bei Menschen, die nur einen Pflichtschulabschluss haben, deutlich häufiger. Etwa ein Viertel der Käufe erfolgt online und sehr oft in Form von Ratenzahlung. Jeder vierte

Kaufsüchtige weist eine Verschuldung von 5000 bis 10 000 oder manchmal auch weit mehr als 10 000 Euro auf.

Interessant ist auch das Faktum, dass Personen, die ein problematisches Kaufverhalten haben, sich weniger mit ihren Finanzen beschäftigen als jene mit unproblematischen Kaufmustern. Während in der Gruppe von Menschen, die nie einen Kontoauszug lesen, jede dritte Person eine Kaufsuchtgefährdung aufweist, ist dies bei der Gruppe jener, die regelmäßig ihren Kontostand kontrolliert, nur etwa jede fünfte Person. Auch hier wird der Kontrollverlust sehr deutlich. Dieser passiert beim Online-Kauf leichter und stellt eine zunehmende Problematik dar. Die Zeit der Corona-Pandemie hat das Online-Kaufverhalten natürlich verstärkt.

Kaufsüchtige Menschen haben oft eine Reihe anderer psychischer Erkrankungen, oft ehe sie kaufsüchtig werden oder auch parallel dazu. Die zeitweilige Kaufsucht von Menschen in manischen Phasen ist etwas anders. Dabei handelt es sich um ein vorübergehendes Symptom der Manie, das mit dem Abklingen der manischen Phase auch wieder endet. Interessant dabei ist, welche finanziellen Investments leicht bis mittelgradig manisch gestimmte Menschen zustande bringen. Solang das Zustandsbild nicht vollkommen entglitten ist, sind die Betroffenen in ihrer Überredungskunst oft sehr geschickt. Das kann zu oft großen Investitionen führen, die einer Realitätskontrolle nicht standhalten können und enorme Schulden verursachen.

Während die in einer manischen Phase ausbrechende Kaufsucht auf eine begrenzte Gruppe von bipolaren Personen zutrifft, treten bei vielen anderen Kaufsüchtigen oft schon vorher eine Alkoholsucht und/oder Medikamentensüchte auf. Zudem ist die Kombination mit Depressionen häufig. Die Behandlung der jeweiligen psychiatrischen Vorerkrankungen oder Begleiterkrankungen verbessert die Heilungschancen entschieden.

Michael Musalek erläutert Kaufsucht so: »Das größte Problem bei der Diagnose liegt darin, dass sie zu selten gestellt wird. Und das deshalb, weil die Betroffenen kaum und oft auch spät im Krankheitsverlauf zur Behandlung kommen«. Das Ausmaß der sozialen und finanziellen Verluste ist in diesem Stadium oft bereits sehr groß.

Obwohl Kaufsucht im Vergleich zu anderen Suchterkrankungen gesellschaftlich eher wenig stigmatisiert ist, leiden die Betroffenen an Scham- und Schuldgefühlen. Das macht den Weg zur Behandlung und Therapie nicht leichter.

Es gibt Gott sei Dank spezifische Behandlungsmöglichkeiten für kaufsüchtige Menschen. Seit fünfzehn Jahren bietet etwa das Anton Proksch Institut in Wien als einziges Institut österreichweit eine eigene Therapie für Kaufsüchtige an. Es ist üblicherweise eine ambulante Therapie (sofern keine massiven Komplikationen vorliegen), die im Kern etwa drei Monate dauert. Neben der grundsätzlichen Abklärung, ob auch andere psychische Erkrankungen mit Behandlungsbedarf vorliegen, wird zuerst in mehreren Einzelgesprächen eine umfassende Darstellung des Werdegangs dieser Problematik und eine Stabilisierung erarbeitet. Hier können auch die Interventionen von Sozialarbeitern sehr wichtig sein. Im weiteren Verlauf gibt es wöchentliche Gruppensitzungen, bei denen die Gruppenteilnehmer die psychologischen und sozialen Hintergründe der Kaufsucht besprechen. Das Ziel der völligen Abstinenz ist bei dieser Sucht klarerweise nicht möglich, denn irgendetwas, und sei es nur Essen, wird man immer kaufen müssen. Daher steht die Wiedererlangung der Selbstkontrolle im Mittelpunkt. Es geht in der Therapie darum, wieder ein zufriedenes, ausgeglichenes Leben anzustreben und zu gestalten.

Nach diesem dreimonatigen Turnus gibt es dann auch sozialtherapeutische Gruppen zum Thema Geld- und Freizeitmanagement sowie sogenannte Skills-Trainings zur Selbstkontrolle. Da viele Patientinnen und Patienten auch massive familiäre Konflikte haben, wird begleitend ein Beratungsangebot für die Angehörigen gemacht. Alles in allem ist dies ein sehr ausgeklügeltes Programm und hat sicher Vorbildcharakter.

Man sollte auch festhalten, dass wir als konsumorientierte Gesellschaft, die in vielfacher Weise nach Marktkriterien (und nicht nach menschlichen Kriterien) funktioniert, wie Dealer das System der Verhaltenssüchte, die Kaufsucht produzieren, erhalten. Das ist ein integraler Teil unserer Art des Wirtschaftens. Wir produzieren beispielsweise die Droge *Ramsch*, beschäftigen die zu dieser Produktion herangezogenen Menschen in inhumaner Weise, verbrauchen dabei wichtige Ressourcen und verführen die Konsumenten mit Marketing- und Werbekampagnen und anderen ausgeklügelten Verkaufstricks. All das schadet vielen, nützt wenigen und hat einschneidende ökologische Folgen.

In einer existenzanalytischen Betrachtung geht es darum, das Degradieren der Menschen zu sinnentleerten Konsumwesen zu verhindern. Es bedeutet, dass wir mit uns, mit allen anderen Menschen, mit dem Leben auf diesem Planeten und dem Planeten selbst in einer ruinösen Weise umgehen. Es stellt sich daher die Frage, wie eine grundsätzliche und global andere Vorgangsweise gelingen kann. Wie bei allen Süchten ist auch bei der Kaufsucht der entscheidende Schlüssel zur Lösung die Veränderung im Nachfrageverhalten. Das ist übrigens genau das, was wir von einem suchtkranken Menschen erhoffen, erwarten und oft auch verlangen. Dann darf und sollte es wohl auch unsere gesellschaftliche Maxime sein.

SUCHTVERSCHIEBUNG

Den ganzen Tag zu trinken, ist viel schwieriger, als nur Heroin zu konsumieren.
Alkohol ist ein echtes Gift. Irgendwann war ich zu sehr in Alkohol versunken,
weil damit alles besser aussieht.
Amy Winehouse

RISIKO ODER CHANCE?

Bevor wir zu den Auswirkungen einer Suchtverschiebung kommen, möchte ich noch klären, was damit überhaupt gemeint ist. Am besten lässt sich die Situation durch Beispiele vermitteln, daher einige Beschreibungen aus der Praxis.

Fall A: Ein Pfeifenraucher, der nach dreißig Jahren damit aufhört, beginnt in seiner zu Beginn mühsamen Abstinenz nach wenigen Wochen vermehrt Süßigkeiten zu essen, ganz besonders gerne Schokolade. Mit der Zeit erkennt er selbst, dass die Schokolade den Pfeifentabak ersetzt, zumindest ein wenig. Er war früher starker Raucher, jetzt verdrückt er locker 300 Gramm Schokolade pro Tag.

Fall B: Ein ehemaliger Alkoholsüchtiger ist zunehmend auf Kaffee umgestiegen. Was den Alkohol betrifft, schafft er die Abstinenz sehr gut, die früheren zwölf bis fünfzehn Achtel Wein pro Tag werden mittlerweile von 20 bis 25 Espressi täglich abgelöst.

In beiden Fällen haben die betroffenen Menschen neue Formen der Auslösung eines Dopamin-Kicks im Nucleus accumbens gefunden. Aus dem süchtigen Konsum einer Substanz (Nikotin beziehungsweise Alkohol) wurde ein süchtiger Konsum anderer Substanzen (Schokolade beziehungsweise Zucker, Koffein). Die Verschiebung ist vielleicht nicht immer so ausgeprägt wie in diesen beiden Fällen, sie kommt jedoch häufig vor.

Selbstverständlich ist der übertriebene Konsum von Schokolade oder Kaffee üblicherweise nicht so schädigend wie Nikotin oder Alkohol, aber er kann auch hier gesundheitsschädigende Ausmaße annehmen. In beiden Fällen sind jedoch andere suchtimmanente Probleme wie ausgeprägte Schwierigkeiten mit der sozialen Umgebung kaum gegeben. Es geht hier um das beinahe zwanghafte Konsumieren einer neuen Substanzklasse.

Gelegentlich findet eine derartige Verschiebung von einem Suchtmittel zu einem anderen auch von einer stofflichen Sucht zu einer nichtstofflichen Sucht statt. Der Ex-Alkoholsüchtige, der nächtelang mehr oder weniger sinnlose Internetgames spielt oder die Ex-Alkoholsüchtige, die zwanghaft in Bräunungsstudios geht, bis sie beinahe Verbrennungen mittleren Grades erleidet, sind Beispiele dafür, genauso wie der ehemalige Kettenraucher, der pro Tag mindestens zehn Kilometer laufen muss.

Fraglos ist hier die Variante drei die gesündeste, sofern der Sport nicht in einem gesundheitsschädigenden Ausmaß betrieben wird, keine großen sozialen Schwierigkeiten dafür in Kauf genommen werden und man keine Tendenz zum täglichen Marathon entwickelt. Auch das wäre dann als Dosisentgleisung zu werten.

DIE VIELFACH-SUBSTANZSUCHT

Die Suchtverschiebung beziehungsweise der Umstieg von einer Sucht auf eine andere kann für die Betroffenen mitunter gesundheitliche Verbesserung mit sich bringen. Selbstverständlich wäre ein Ausstieg aus dem Thema Sucht noch besser, trotzdem hat das Konzept der Schadensminimierung seine positiven Seiten.

Wenn allerdings zu einer bestimmten Form der Sucht noch eine weitere dazukommt, beispielsweise eine zweite, dritte Substanz oder zu einer Substanz noch eine Verhaltenssucht, dann muss man von einer Suchterweiterung sprechen. Dabei kann es auch zu einer Verschiebung der Gewichtung verschiedener Suchtformen kommen. Insofern kann man wieder von einer Suchtverschiebung sprechen. Hier gibt es jedoch so gut wie nie einen Vorteil für die Betroffenen. Im Gegenteil: Etwas an sich schon Ungünstiges wird noch massiv verschlechtert. Auch hier gibt es ganz klassische Formen:

Fall A: Kaum jemand beginnt von Haus aus, Haschisch oder Gras zu rauchen. Der Anfang ist üblicherweise das Zigarettenrauchen (neuerdings auch das Vapen). Vielen Menschen widerstrebt an sich das Inhalieren von Rauch, es ist etwas, woran sich sogar spätere Wettkampfraucher erst einmal gewöhnen mussten. Es entspricht nicht unserer primären Natur, Rauch in uns einzusaugen. Hierzu gibt es die sogenannte Gateway-Theorie, die verkürzt formuliert besagt, dass die erste suchtmachende Substanz die Eintrittspforte (Gateway) für die zweite Substanz ist.

Wissenschaftlich ist dies nicht völlig unumstritten, aber wenn man berücksichtigt, dass rund zehnmal mehr jugendliche Nikotin-Raucher Cannabis konsumieren als jugendliche Nichtraucher, dann sagt das schon etwas aus. Grundsätzlich ist es auch möglich, über den ersten und dann viele nachfolgende Joints zur ersten Zigarette zu kommen, allerdings ist der Weg in diese Richtung sehr ungewöhnlich. Nicht so selten ist der Ablauf von regelmäßigem Zigarettenkonsum über Alkoholkonsum zum mehr oder weniger regelmäßigen Konsum von Cannabis. Daran anschließend gibt es noch viele Möglichkeiten, zusätzliche Süchte zu entwickeln …

Fall B: So mancher Spielsüchtige beginnt zuerst mit einer puren Form der Spielsucht, also mit einem endlosen (und sinnlosen) Spiel wie beispielsweise WoW, dem Computerspiel World of Warcraft. Mit der

Zeit erschöpft sich das natürlich, dann erfolgt der Umstieg auf andere Spiele. Etliche davon sind dann bereits mit Einsätzen verbunden, also mit der Möglichkeit eines zusätzlichen Gewinns, der natürlich so gut wie immer ein zusätzlicher Verlust ist. Es wird sozusagen aus der Spielsucht eine Wettspielsucht fabriziert.

Und ja, diese wird tatsächlich fabriziert. Es gibt Spielentwickler, Experten auf ihrem Gebiet, deren Job es ist, möglichst viele Suchtkomponenten einzubauen und die Süchtigen davon abhängig zu machen – und finanziell zu ruinieren. Diese Form der Suchtmittelentwicklung und Produktion und des Dealens ist übrigens straffrei – erstaunlicherweise.

Fall C: Eine andere häufige Form der Suchterweiterung ist die Kombination von Alkoholsucht (inklusive Nikotin-Sucht) mit der Sucht nach Beruhigungsmitteln. Häufig ist das die Folge von missglückten Entzügen, abgebrochenen Therapien und mäßig geglückten Behandlungen. Es kommt vor, dass eine Medikation, die jemand erhalten hat, um das Suchtmittel Alkohol entziehen zu können, weiter eingenommen und gleichzeitig wieder Alkohol getrunken wird.

Die schädlichen Wirkungen von Alkohol und die für das Gedächtnis und die Konzentration potenziell negativen Wirkungen von Beruhigungsmitteln potenzieren sich bei dieser Kombination. Die chemischen Belastungen des Alkohols im Gehirn machen neurochemische Schädigungen durch die anderen Substanzen viel eher möglich.

Fall D: Ähnlich ist die Sucht-Erweiterung bei Menschen, die es zwar mittels Substitution geschafft haben, vom Heroin wegzukommen, aber zur Substitution dazu Benzodiazepine und ähnliche Beruhigungsmittel einnehmen. Das bringt oft eine wesentlich größere Komplikation mit sich als eine Erhöhung der Substitutionsdosis. Wenn dazu noch Alkohol kommt, ist eine Vielzahl von Schädigungen kombiniert. Es treten eher potenzierende als additive Effekte auf.

Fall E: In einer gewissen Weise prototypisch für das bittere Schicksal junger Suchtkranker kann Amy Winehouse gesehen werden. Sie begann sehr früh zu rauchen und auch noch minderjährig in hohem

Ausmaß Alkohol zu trinken. Dann dürften Kokain, in weiterer Folge Crack und später Methamphetamin und Crystal Meth dazugekommen sein. An sich eine katastrophale Kombination, die kaum gut ausgehen kann. Der Umstieg ist bei Winehouse und auch bei vielen anderen also kein Umstieg, sondern nur eine Erweiterung des Suchtmittelkonsums gewesen. Das vorhergehende Suchtmittel ist ja nie gestrichen, sondern weiter konsumiert worden. Letztlich ist Amy Winehouse an einer Alkoholüberdosierung verstorben.

Diese beispielhaft dargestellte Entwicklung – ergänzt um Ecstasy und synthetische Cannabinoide – ist aktuell die fatale Mischkulanz. Man nennt das *Polytoxikomanie*, die *Vielfach-Substanz-Sucht*. Wenn diese Etappe der Suchtdynamik einmal erreicht ist, dann braucht es wirklich massive Therapie, um gut (über-)leben zu können.

MEDIKAMENTE

Gift in den Händen eines Weisen ist ein Heilmittel.
Ein Heilmittel in den Händen des Toren ist Gift.
GIACOMO CASANOVA

Abschließend ein Thema, das übergeordnet alle Süchte betrifft: die Medikamentenabhängigkeit – eine durchwegs unterschätzte Suchterkrankung. Letzteres liegt vielleicht auch daran, dass sie zumeist eine relativ leise Suchterkrankung darstellt und die Betroffenen ganz und gar nicht das Bedürfnis haben aufzufallen.

Bemerkenswert ist, dass keine präzisen Zahlen zur Verbreitung der Medikamentenabhängigkeit vorliegen. In Österreich geht man Schätzungen zufolge von etwa 150 000 Betroffenen aus, in Deutschland von der etwa zehnfachen Anzahl, also von zumindest 1,5 Millionen Menschen. In der Schweiz existieren Schätzungen über 200 000 bis 400 000 Personen, die einen problematischen bis abhängigen Gebrauch von Medikamenten haben.

In allererster Linie handelt es sich dabei um Medikamente aus der Gruppe der Benzodiazepine. Damit ist zumindest in der Schweiz die Abhängigkeitserkrankung aufgrund von Benzodiazepinen nach Tabak und Alkohol die dritthäufigste. Neben Benzodiazepinen gibt es auch andere Schlafmittel, darunter vor allem die sogenannten *Z-Drugs*, Substanzen wie beispielsweise Zolpidem, die ein relativ hohes Abhängigkeitspotenzial haben. Das bedeutet nicht, dass die einmalige oder auch mehrmalige Einnahme eines solchen Medikaments – wenn es tatsächlich als Medikament verordnet, dosiert und verwendet wird – zu einer Abhängigkeit führt. Aber eine monatelange kontinuierliche Einnahme birgt dieses Risiko sehr stark in sich.

Bei Opioid-Schmerzmitteln besteht die Gefahr der Entwicklung einer Abhängigkeit leider auch. Die katastrophale Opioid-Krise, eine richtiggehende Epidemie und eine sehr bedrohliche Situation für die amerikanische Volksgesundheit, geht auf dieses Phänomen zurück. In den deutschsprachigen Ländern mit ihren gut ausgebauten und auch grundsätzlich für alle Menschen zugänglichen medizinischen Versorgungssystemen ist die Opioid-Krise bis jetzt kein Thema.

Wenn jedoch Menschen mit krankheitsbedingt schweren, oft unerträglichen Schmerzen im Stich gelassen werden und ihnen hochsuchtpotente Mittel (wie Opiate es sind) verschrieben werden, dann ist das Ergebnis einer in weiten Teilen süchtig gewordenen Bevölkerung nicht überraschend.

Eine adäquate und leicht zugängliche medizinische Versorgung ist hier die beste Prävention. Auch nicht opioidhältige Schmerzmittel, also ganz übliche Kopfschmerzmittel und Ähnliches, können zu Suchtentwicklungen führen. Das ist heutzutage allerdings wesentlich seltener als früher. Auch das Medikament *Ritalin* wird gelegentlich missbräuchlich verwendet, in ganz seltenen Fällen sogar in einer süchtigen Weise.

Ein aktuelles Problem der Medikamentensucht ist der zunehmende und unkontrollierte Bezug von Medikamenten über das Internet. Es ist unfassbar, was hier alles als *legal* verkauft wird. Ebenso ist das *Doctor-Shopping* durch Suchtkranke bei Medikamenten ein an sich bekannter Umstand, der allerdings schwer unter Kontrolle zu bringen ist. Dennoch ist es eine Tatsache, dass diese in eine Abhängigkeit führenden Medikationen von uns Ärzten verschrieben werden und dass der Druck der Patienten nach Verschreibung solcher Medikamente oft sehr hoch ist. Vor allem das Verlangen der Patienten nach einer immer höheren Dosis ist hierbei ein besonderes Alarmzeichen.

Die gute Nachricht ist, dass bei rechtzeitiger Behandlung der Medikamentensucht der Erfolg häufig möglich ist. Je nach Substanz, Dosis und Dauer der abhängigen Einnahme hat der körperliche Entzug bei dieser Sucht eine Mindestdauer von zwei Wochen, er kann jedoch auch länger dauern. Meistens ist das eine stationäre Behandlung notwendig. Entzugssymptome gerade bei Benzodiazepinen sind heikel, weil epileptische Anfälle im Entzug gar nicht selten sind. Auch wenn der Entzug medikamentös gut begleitet wird, ist dieses Risiko bei ambulanter Behandlung relativ hoch.

In der Entwöhnungsphase geht es dann eher auch um die Grunderkrankungen der Patienten, die in eine solche Abhängigkeit geführt haben. Es geht darum, diese vorbestehenden psychischen oder physischen Probleme zu behandeln. Dazu der Experte Michael Musalek: »Die Patienten nehmen die Präparate ja nicht aus Jux und Tollerei, sondern weil sie ernstzunehmende psychische Erkrankungen wie Angsterkrankungen oder Depressionen haben. Da stellt es uns Fachleute vor besondere Herausforderungen, die richtigen Medikamente zu finden, die den Menschen helfen, sie aber nicht weiter in die Abhängigkeit treiben.«

Nach stationären Entzugs- und Entwöhnungsaufenthalten ist in der Regel auch eine anschließende längerfristige ambulante Behandlung anzustreben, weil sie ganz einfach notwendig für den längerfristigen Erfolg ist. Wenn das gut gelingt, sind die Chancen auf ein »dauerhaft selbstbestimmtes, suchtfreies Leben« gut.

Im Unterschied zur Alkoholsucht geht bei purer Medikamentenabhängigkeit kaum ein sozialer Druck von der Gesellschaft aus. Die alkoholkranken Patienten werden ja mehr oder weniger ständig mit Alkohol konfrontiert, was bei Medikamentensüchtigen nicht so ist. Auch dieser Umstand könnte entscheidend dafür sein, dass bei fachgerechter Behandlung die Prognose sehr günstig ist.

ANGEHÖRIGE VON SUCHTKRANKEN

»Warum trinken Sie?«
»Immer Ärger mit der Frau.«
»Und was bringt das?«
»Immer Ärger mit der Frau …«

Wie Sie bei der Lektüre dieses Buches bereits erfahren haben, gibt es sehr viele verschiedene Formen von Suchterkrankungen. Genauso unterschiedlich gestaltet sich das Leben von Angehörigen oder Suchtkranken nahestehenden Mensch. Das fängt bei ganz nahen Verwandten wie Kindern, Eltern, Ehe- oder Lebenspartnern an und erstreckt sich bis zur Beziehung zu Freunden und Kolleginnen. Auch Vorgesetzte können sich um suchtkranke Menschen Sorgen machen, und genauso können Menschen auch Sorge um ihre suchtkranken Vorgesetzten haben. All diese sehr unterschiedlichen Konstellationen über einen Kamm zu scheren, mit einem *One-fits-all-Modell* zu beantworten, ist völlig unmöglich.

DIE FRAGE NACH DER VERANTWORTUNG

Eine der Fragen, die dabei immer auftauchen, wenn Sorge um einen suchtkranken Menschen in welcher Konstellation auch immer gegeben ist, ist die moralische Frage, wie viel Verantwortung man im Umgang mit der betroffenen Person hat. Dazu ein klarer Hinweis: Die unmittelbare Verantwortung Angehöriger kann immer nur so weit reichen, wie die reale Einflussmöglichkeit auf die erkrankte Person es erlaubt. Es ist völlig sinnlos, wenn nicht sogar falsch, für etwas Verantwortung übernehmen zu wollen, worauf man keinen Einfluss hat. Einfluss nehmen zu wollen, wenn die Möglichkeiten dazu nicht gegeben sind, ist auch nicht als ein Zeichen guten Willens zu werten, sondern vielmehr als das Resultat einer glatten Fehleinschätzung. Einfluss zu haben, bedeutet, die Denkweise oder die Handlungsmuster anderer Menschen durch das eigene Einwirken verändern zu können. Das ist zumindest bei Erwachsenen, also bei volljährigen suchtkranken Menschen, oft nicht mehr möglich. Häufig wird dann der Versuch unternommen, diesen Mangel an Beeinflussbarkeit durch ein Mehr an Engagement, oft auch durch ein Mehr an Kontrolle auszugleichen. Beeinflussbarkeit ist jedoch keine Größe, die vom Einsatz desjenigen, von dem sie ausgeht, abhängt, und schon gar nicht von seiner Kontrollausübung. Vielmehr ist die Motivation des Suchtkranken selbst, sich beeinflussen zu lassen, der entscheidende Faktor. Volljährige und ebenso rechtsmündige Personen dürfen selbst entscheiden, wie sehr und von wem und wie weit sie sich beeinflussen lassen möchten.

Um konkret zu werden: Ein 23-Jähriger, der allein lebt, sich selbst versorgt und für seinen Lebensunterhalt aufkommt, ist in keiner Weise verpflichtet, sich von seinen Eltern das Rauchen oder mitunter auch heftiges Trinken am Wochenende verbieten zu lassen, oder die mittels Ecstasy durchtanzten Nächte. Hier geht es in oft problematischen Interaktionen eher darum, ihm klarzumachen, dass er schlichtweg Verantwortung für sein Leben hat, dass diese Verantwortung auch gar nicht teilbar ist, sondern ihm obliegt, und dass er die Folgen seines Handelns eben auch selbst zu tragen hat. Das kann man ihm ganz ohne große Emotionen zu verstehen geben. Noch einmal: Wenn man Unbeeinflussbarkeit feststellt, sollte man von der Idee der Beeinflussung Abstand nehmen.

Ganz anders ist die Situation natürlich bei Kindern und Jugendlichen, etwa bei einem vierzehneinhalbjährigen Mädchen, das aufgrund einer schweren Magersucht bereits bei einem kritischen körperlichen Zustandsbild angelangt ist und nicht mehr als 35 Kilo wiegt. Auch hier wird es den Eltern nicht gelingen, allein durch Überzeugungsarbeit

Einfluss auf das Mädchen zu nehmen und es auf diese Weise wieder zum Essen zu bringen, es liegt jedoch in ihrem Einflussbereich und, nebenbei gesagt, in ihrer Verantwortung, medizinische Hilfe zu organisieren, etwa indem sie die Rettung rufen und das mit Sicherheit bereits gefährdete Mädchen in ein Krankenhaus bringen lassen. Ferner können sie sich über die Krankheit selbst, in dem Fall über Anorexie, informieren und zu der Erkenntnis kommen, dass bei einem Gewicht von 35 Kilogramm bei einer Körpergröße von 1,70 Metern ein Denken im Sinne einer echten Realitätskontrolle kaum mehr möglich ist, und zwar aus ganz simplen hirnorganischen Gründen. Die Eltern sind also dazu angehalten, etwas zu veranlassen, damit ihr Kind überlebt. Ob das dann im Krankenhaus gelingt oder nicht, ist wiederum eine andere Angelegenheit. Hier liegt die Verantwortung dann – wie sonst auch in der Medizin – beim handelnden Gesundheitssystem.

Bis zum vollendeten vierzehnten Lebensjahr gelten Kinder als sogenannte *unmündige Minderjährige*. Erst danach spricht man von *mündigen Minderjährigen*. Ob das zivilisatorisch klug und ratsam ist, ist eine andere Geschichte mit sehr vielen unterschiedlichen Facetten. In jedem Fall haben die Eltern bis zum vollendeten vierzehnten Lebensjahr ihrer Kinder nicht nur das Recht, sondern auch die Pflicht, Einfluss auf die Lebensgestaltung ihrer Kinder zu nehmen. Während man also die Cannabis-Sucht eines Siebzehnjährigen zur Kenntnis zu nehmen hat – was allerdings nicht bedeutet, dass man sie auch noch finanzieren muss –, kann und muss man bei Kindern bis zu ihrem vierzehnten Geburtstag definitiv eingreifen.

Vier Hauptproblembereiche, betreffend die Suchterkrankung von unmündigen Minderjährigen, sind folgende:

- die Magersucht – in erster Linie bei Mädchen,
- die Computersucht – in erster Linie bei Burschen,
- die Social-Media-Sucht bei beiden Geschlechtern
- sowie die Substanzsüchte nach Alkohol und Cannabis.

Nicht vergessen darf man in dem Zusammenhang natürlich die Nikotin-Sucht, die bei den Mädchen im Zunehmen und bei den Burschen im Abnehmen begriffen ist.

In dieser Altersgruppe haben Eltern jedes Recht. So dürfen sie auch ohne Weiteres die Cannabis-Bong ihres knapp vierzehnjährigen Sohnes entsorgen. Genauso steht es ihnen zu, ihren Kindern zu verbieten, bis Mitternacht oder gar die ganze Nacht über bei irgendwelchen dubiosen Freunden zu bleiben. In Wahrheit sind sie dazu verpflichtet, zumindest den Versuch zu unternehmen, über den Aufenthaltsort, die Freunde und die Art der Beschäftigung ihrer unmündigen Kinder Bescheid zu wissen. Das gesellschaftlich akzeptierte *Laissez-faire* bei unter Sechzehnjährigen oder sogar noch Jüngeren ist verantwortungslos und kann zu erheblichen Gesundheitsschäden führen. So steht etwa die Gehirnentwicklung von Vierzehnjährigen – übrigens auch bei scheinbaren Frühentwicklern – vor mehreren notwendigen Etappen bis zur tatsächlichen Reifung. Sämtliche Prozesse wie etwa das Planen, das kritische Überblicken einer Situation, überhaupt die Fähigkeit, etwas (be)denken und beurteilen zu können und dabei gleichzeitig mit seinen Gefühlen zurechtzukommen, sind Abläufe, die sich in dem Organ Gehirn vollziehen, und Vierzehn- bis Sechzehnjährigen fehlen dazu zumindest noch zwei bis drei Reifungsstadien des Gehirns, die sie im Übrigen nie erreichen, wenn sie bereits ab dem dreizehnten Lebensjahr von Cannabis abhängig sind. Ähnliches gilt für die Schädlichkeit von Alkohol. Und wer mit fünfzehn zu rauchen beginnt – vielleicht auch mit neuen, extra für Jugendliche gestylten, poppigen Verdampfungsprodukten –, hat dann spätestens ab dem vierzigsten Lebensjahr große Schwierigkeiten, seine Nikotin-Sucht wieder aufzugeben.

Die Diskrepanz zwischen der tatsächlichen Gehirnreifung und den Möglichkeiten junger Menschen schafft einen Freiraum, der von verschiedensten Industrien intensiv genützt wird, etwa im Rahmen von TV-Serien, Social-Media-Produkten oder stumpfsinnigen virtuellen Kriegsspielen im Netz. Und auch von der Rauschmittelindustrie wird diese Konsumentengruppe stark gesucht. Man lockt sie mit Alkopops, die sich als harmlos tarnen, und allen möglichen bunten Drogen, die an Smarties erinnern. Letzteres, weil die Zeit, in der Smarties konsumiert worden sind, bei diesen Konsumenten noch nicht so lange zurückliegt. Gesellschaftlich ist das alles hochgradig unverantwortlich, letztendlich ist es den Eltern überlassen, ihren Kindern einen verantwortungsvollen Umgang in einer Welt, die viele Fallstricke hat, beizubringen. Am besten einen solchen, der ihnen auf ihrem weiteren Lebensweg nützt.

Eine bedeutende Strömung in der modernen Psychiatrie und Psychotherapie vertritt die Ansicht, dass die Suchtmittelkompetenz der entscheidende Schutzfaktor ist. Ich kann dieser Strategie einiges abgewinnen, frage mich gleichzeitig aber auch, ob wir das eine oder andere Produkt – und hier ist vor allem der legale Markt gemeint – wirklich brauchen. Die Produkte des illegalen Markts haben ohnehin noch einmal eine andere Problemdimension.

WIE ES IST, SICH UM EINEN NAHESTEHENDEN SUCHTKRANKEN MENSCHEN ZU BEMÜHEN …

Es ist alles andere als ein Vergnügen, der nahe Angehörige eines manifest suchtkranken Menschen zu sein. Ganz besonders dann nicht, wenn diese Angehörigenrolle impliziert, dass man verpflichtet ist, zu helfen, und die halbe Welt diese Ansicht teilt. Häufig betrifft diese Situation Eltern, Mütter wie Väter, jedoch auch andere nahe Angehörige, die die Helferrolle übernehmen, und zwar nicht nur bei minderjährigen, sondern auch bei erwachsenen Kindern. Anders, aber nicht weniger problematisch verhält es sich bei Paaren, wenn einer der beiden Partner suchtkrank ist. Besonders bei dieser Konstellation kommt es häufig zu einer sogenannten Co-Abhängigkeit: Der nicht suchtkranke Partner/die Partnerin wird von der Beziehungsabhängigkeit des/der Süchtigen abhängig.

In einer solch belasteten Atmosphäre, die ohnehin von emotionalen Verdichtungen und großen psychischen (Depressionen und Suizidgefährdung) sowie sozialen Schwierigkeiten (Entlassungen, Arbeitslosigkeit, finanzielle Schwierigkeiten, Scheidung, Kindesabnahme etc.) begleitet ist, gibt es auch eine tatsächliche Verdichtung bestimmter Gefühlsqualitäten. Über die Anzahl der verschiedenen grundsätzlichen Gefühlsvarianten gibt es unterschiedliche Meinungen, ich tendiere dazu, sieben grundlegende Emotionen anzunehmen, die dann auch in einigen Untervarianten auftreten können. Diese sieben, allen Menschen innewohnenden Basisemotionen sind: Trauer, Wut, Ekel, Scham, Schuld, Angst und auch Freude. Man kann schon allein aus dem Verhältnis eins zu sechs – eine positive zu sechs negativen Emotionen – erkennen, dass die negativen Emotionen die Möglichkeit zu einer Fülle an Subvarianten enthalten.

Im Kontext von Suchterkrankungen kommen bei allen Beteiligten sämtliche dieser Gefühle vor, wobei Schuld und Scham gerade bei sehr fürsorglichen Angehörigen in besonderem Maß vorhanden sind. Leider, denn sie führen zumeist nicht zu einer Verbesserung der Situation.

Zu diesen Emotionen gesellen sich oft Angst, Sorge und Unsicherheit. In allen möglichen sozialen Kontexten ist man mit Suchtkranken konfrontiert, dennoch ist die Verunsicherung, wie man damit umgehen soll, enorm. Lassen wir jetzt einmal außer Acht, dass Suchtkrankheit gelegentlich auch jemandem unterstellt wird, um ihm zu schaden. Das kommt vor, ist meiner Erfahrung nach jedoch nicht so häufig. Weit häufiger trifft zu, dass man sich um einen Suchtkranken Sorgen macht, zugleich aber nicht weiß, ob und wenn ja wie man das Thema ansprechen soll. Auch Vorgesetzte haben damit Schwierigkeiten. Hier gilt generell: Offenes Ansprechen ist ungleich besser als das Zudecken. Dazu zwei Beispiele, sie betreffen jeweils Männer mittleren Alters, einmal einen alkoholkranken, im anderen Fall einen von Alkohol und Beruhigungsmitteln abhängigen Krankenpfleger.

Im ersten Fall handelt es sich um einen Oberpfleger an einer chirurgischen Abteilung in einem Schweizer Krankenhaus – nennen wir ihn Erwin –, einen tüchtigen Mann, der kaum je ausfällt, eine große Verantwortung gegenüber seinen Kolleginnen und Kollegen hat und allenthalben angesehen und beliebt ist. Die Allerwenigsten wissen, dass er pro Tag eine Flasche Wodka braucht, um über die Entzugsrunden zu kommen. Schließlich erfährt die Krankenhausleitung davon und setzt sich mit ihm in Verbindung. Sie organisiert einen stationären Entzugsplatz in einer anderen Klinik inklusive eines anschließenden Entwöhnungsaufenthaltes und unterstützt Erwin auch in den nachfolgenden Therapien, alles bei gleichzeitiger Jobgarantie und offensichtlich hoher Wertschätzung. Erwin nimmt das dankbar an, bleibt langfristig abstinent und auch beruflich weiter sehr erfolgreich.

Ich habe 1980 als Student an jener chirurgischen Abteilung gearbeitet und ihn dann fünfzehn Jahre später besucht. 1980 hatte ich keine Ahnung, dass er alkoholsüchtig war. 1995 erzählte er mir seine Geschichte sehr offen. Er arbeitete als Oberpfleger »seiner« Chirurgie, einer großen und hervorragenden Abteilung, und ging entsprechend selbstbewusst mit seiner Situation um. Er erzählte mir auch, dass er weiterhin regelmäßig zur »Nachsorge« gehe. Auch wenn inzwischen fünfzehn Jahre vergangen waren, sah er bei meinem Besuch im Jahr 1995 beinahe jünger aus als damals, 1980.

Im zweiten Fall handelt es sich um einen Krankenpfleger in einer Wiener Krankenanstalt, der seit mindestens zehn Jahren schwer von Alkohol und Beruhigungsmitteln abhängig ist. Nennen wir ihn Leopold. Seit fünf Jahren weiß das gesamte Team über Leopolds Problem Bescheid, auch die dort tätigen Ärzte und alle seine unmittelbaren Vorgesetzten. Das Management des Krankenhausträgers erfährt allerdings nichts davon, weil sämtliche Arbeitskollegen das Problem zudecken. Als es im Krankenhausmanagement zu personellen Änderungen kommt, gerät Leopold in Panik. Er geht davon aus, dass sein Suchtverhalten jetzt entdeckt werden wird. Daraufhin nimmt er mit dem Krankenhausmanagement selbst Kontakt auf und erklärt, dass die Gerüchte, er hätte ein Alkoholproblem, nicht stimmten. Das irritiert wiederum das Krankenhausmanagement und es verlangt von den handelnden Vorgesetzten vor Ort eine Einschätzung. Diese Einschätzung laviert zwischen Zudecken und Zugeben. Letztlich entscheidet das Krankenhausmanagement, Leopold bei einer Entzugsbehandlung zu unterstützen, ihn aber in dieser Verfassung als nicht dienstfähig zu betrachten. Leopold ist zu einer Veränderung seiner Lebensgestaltung und seines Suchtverhaltens jedoch nicht bereit und möglicherweise auch nicht in der Lage, also kündigt er.

In diesem Fall sind mit Sicherheit zumindest fünf wertvolle Jahre verloren gegangen, in denen man Leopold gut hätte helfen können. Fairerweise muss man anführen, dass Erwin und Leopold eine unterschiedliche Lebensauffassung hinsichtlich Problembewältigung hatten. Erwin war grundsätzlich lösungsorientiert, am besten durch das Angehen des Problems, Leopold neigte zum Verdrängen, und zwar in einem solchen Grad, dass keine Lösung mehr möglich war.

SCHAM UND SCHULD

Es gibt Angehörige, die mitunter auch Schuld an der Suchterkrankung ihres Familienmitglieds oder eines nahestehenden Menschen haben. Man denke an Eltern, die ihr Kind von klein auf an Alkohol gewöhnen, beginnend mit dem Bierschaumkosten bei Zweijährigen, kleinen Dosierungen von Bier oder Wein bei Sechsjährigen und schließlich mit immer größeren Mengen bei Halbwüchsigen. Das Risiko, dass jemand, der so an Alkohol gewöhnt wird, wirklich alkoholkrank wird, ist relativ hoch. Und natürlich liegt es nicht an einem zweijährigen oder sechsjährigen Kind und auch nicht an einem Zwölf- oder Vierzehnjährigen, nein zu sagen. Ein anderes Beispiel sind die sogenannten *Mohnzutz*-Kinder, die man als Babys mit einer Mischung aus opiathältigen Mohnsamen und Schnaps ruhiggestellt hat. Ganze Landstriche von Trinkerinnen und Trinkern sind auf diese Weise produziert worden. Oft sind die Eltern solcher Kinder ähnlich großgezogen worden. Insofern kann man durchaus von einer systemgesellschaftlichen Mitschuld gewaltigen Ausmaßes ausgehen.

Es gibt auch Eltern, die ihre Kinder in sehr jungen Jahren, noch im Vorschulalter, an Beruhigungsmedikamente gewöhnen. Wenn diese Beruhigungsmedikamente ein Suchtpotenzial haben – und das ist recht häufig der Fall –, kommt das der Produktion eines suchtkranken Menschen durch seine Eltern gleich.

Und es gibt Eltern oder auch Beziehungspartner, welche die ihnen anvertrauten Menschen körperlich, psychisch und auch sexuell brutal misshandeln und damit eine enorme Risikoerhöhung für Suchtkrankheiten bei den Betroffenen verursachen.

Schließlich gibt es auch suchtkranke Eltern oder Partnerinnen und Partner, die ihre Kinder beziehungsweise ihre Beziehungsmenschen dazu verführen oder sogar zwingen, ihre Sucht mit ihnen zu teilen. Interessanterweise empfinden sie dabei selten Schuldgefühle. Vielmehr sind es zumeist sehr bemühte und verantwortliche Angehörige, die Schuld bei sich selbst suchen. Sie haben aus meiner Sicht weder die Verpflichtung noch das Recht auf Schuldgefühle.

Dennoch beschäftigt sie die Frage, was sie falsch gemacht haben, dass ihre Angehörigen suchtkrank geworden sind. Diese Frage quält auch viele Angehörige von Menschen mit diversen anderen psychischen Erkrankungen. Eltern stellen sich diese mühsame und bedrückende Schuldfrage in ganz besonderem Ausmaß.

Anders verhält sich das bei Eltern von körperlich kranken Kindern, und das ist auch gut so! Es ist schließlich nicht begründbar, weshalb eines von drei Geschwistern an Leukämie erkrankt und die anderen beiden nicht. Bei einer Suchterkrankung ist ein kausaler Zusammenhang auch nicht unbedingt gegeben. Ein generell unkritischer Umgang mit Suchtmitteln in bestimmten Familien spielt gewiss eine Rolle, aber das ist gerade bei sich (mit)schuldig fühlenden Angehörigen sehr häufig gar nicht der Fall.

Die Suche nach dem Schuldigen führt bei der Behandlung von Suchtkranken in aller Regel, wenn nicht sogar zu hundert Prozent zu keinem Fortschritt, eher im Gegenteil. Sie führt oft zu kreativen Begründungen – oft in Form von Ausreden –, die vieles behaupten, aber deswegen noch lange nicht kausal sind.

Bereits in der biblischen Entstehungsgeschichte der Menschheit haben Scham und Schuld, insbesondere Letztere, eine zentrale Bedeutung. Wenngleich Scham in der biblischen Geschichte der Schöpfung mehr in einen sexuellen als einen sozialen Kontext gesetzt wird, ist die Erbsünde ein auf alle Formen von Schuldhaftigkeit übertragbares Beispiel. Offenbar waren schon vor mehreren tausend Jahren Menschen von ganz ähnlichen Gefühlsverdichtungen geprägt und haben in verschiedenen Erzählungen dazu ihre Gefühle zum Ausdruck gebracht.

Wenn wir bei der Schuld bleiben, dann können wir uns auch schon im Rahmen der biblischen Geschichte fragen: Wer ist nun schuld am Sündenfall? Die Schlange, Eva, die von ihr verführt worden ist, oder der doch etwas naiv wirkende Adam? Ich plädiere für den Apfel, denn der Apfel steht für das Suchtmittel, dann ist die Schlange der Dealer, während Eva und Adam die Suchtkranken sind. Der liebe Gott ist in diesem Fall der strenge Vater, auf den man nicht gehorcht hat. Im Grunde kann man auch ihn zum Schuldigen erklären. Mit anderen Worten: Sie erkennen hoffentlich, wie sinnlos diese Schulddebatte ist.

12 REGELN FÜR ANGEHÖRIGE VON SUCHTKRANKEN

REGEL 1

Bedenken Sie, dass ein erwachsener Mensch für seine Handlungen grundsätzlich selbst verantwortlich ist.

REGEL 2

Bedenken Sie, dass Ihre Verantwortung (auch als naher Angehöriger) spätestens dort endet, wo die Grenze Ihres Einflusses erreicht ist.

REGEL 3

Machen Sie Ihrem suchtkranken nahen Menschen klar, dass Sie diese Grenze Ihres Einflusses erkennen, und kommunizieren Sie die Erkenntnis der Regel zwei. Am besten in möglichst unaufgeregter Weise und ohne heftige Vorwürfe.

REGEL 4

Bedenken Sie, dass, wenn Sie die Kontrolle über das Suchtverhalten Ihres Angehörigen übernehmen (wollen), Ihr suchtkranker Angehöriger seine eigene Kontrolle nicht erhöhen wird, sondern sein Suchtverhalten immer besser vor Ihnen verbergen (wollen) wird. Mit anderen Worten: je mehr fremde Kontrolle, desto weniger eigene.

REGEL 5

Verfallen Sie daher möglichst nie in den Irrtum, die Suchtkrankheit eines anderen Menschen durch Ihre Kontrolle darüber in den Griff bekommen zu können. Sie können höchstens Ihre eigene Suchterkrankung durch Ihre eigene Kontrolle in den Griff kriegen.

REGEL 6

Bedenken Sie, dass Sie nur dann für Ihren suchterkrankten Angehörigen glaubwürdig sind und von ihm/ihr einen Ausstieg aus der Suchterkrankung erwarten können, wenn Sie selbst nicht, oder nicht mehr, suchtkrank sind.

REGEL 7

Stellen Sie klar, dass Sie auch ein eigenes Leben mit eigenen Ansprüchen haben, und verdeutlichen Sie, dass Ihr Lebenszweck nicht ausschließlich die Bewältigung der Suchtkrankheit Ihres Angehörigen sein kann.

REGEL 8

Führen Sie Gespräche über die Sucht Ihres Angehörigen, reden Sie darüber, auch darüber, wie es Ihnen damit geht, zu Zeitpunkten, in denen der suchtkranke Angehörige nicht berauscht oder akut entzügig ist. Thematisieren Sie Sucht ohne Weiteres, aber eben dann, wenn Ihr suchtkranker Angehöriger schlichtweg in der Lage ist, mitzureden und mitzudenken.

REGEL 9

Versuchen Sie so oft wie möglich, nicht ärgerlich, zornig, verzweifelt, wütend, resignativ und so weiter zu werden. Es bringt Ihnen nichts, und dem Suchtkranken auch nicht. Achten Sie vielmehr darauf, sich ein gewisses Kohärenzgefühl (siehe Vademecum) zu bewahren.

REGEL 10

Schämen Sie sich auch nicht dafür, einen suchtkranken Angehörigen zu haben (dasselbe gilt für Angehörige von anderen psychisch Kranken). Eine definitive Suchterkrankung ist eine Erkrankung und kein Moralfaktor. Wenn Ihr Partner, Ihr Kind etc. Krebs, Leukämie oder eine Nierenschwäche hätte, würden Sie sich auch nicht dafür schämen.

REGEL 11

Beziehen Sie die Symptome des/der Suchtkranken möglichst nicht auf sich selbst. Wenn Ihr Angehöriger Tuberkulose hätte, dann würden Sie den Husten auch nicht auf sich beziehen.

REGEL 12

Holen Sie sich, wenn notwendig, die passende Hilfe auch für sich selbst, und schämen Sie sich bitte nicht dafür. Offenheit ist eine Form des Mutes – und Sie haben Mut!

VADEMECUM

ADHS: Aufmerksamkeitsdefizit-Hyperaktivitätsstörung; eine psychische Erkrankung, die im Kindesalter beginnt, sich häufig auswächst, aber auch im Erwachsenenalter fortbestehen kann. Sie ist ein Risikofaktor für eine spätere Suchtentwicklung.

Agoraphobie: Wörtlich übersetzt die Angst vor weiten Plätzen, eigentlich die Angst, weite Plätze aufzusuchen. In der klinischen Realität die Angst, das Haus, die eigene Wohnung zu verlassen. Agoraphobie gehört zu den Angststörungen.

Acamprosat: Ein Medikament, das bei einem Teil der Alkoholkranken die Gier nach Alkohol (*Craving*) deutlich reduziert, ein Medikament zur Rückfallsprophylaxe. Für den Entzug ist es nicht geeignet. Am meisten profitieren von diesem Medikament jene Alkoholkranken, die in der Typologie nach Lesch dem Typ 2 oder sogar dem Typ 1 entsprechen. Der Unterschied in Untersuchungen im Vergleich zu Scheinmedikamenten ist hier am allerdeutlichsten. Es ist ein nebenwirkungsarmes Medikament und wird in aller Regel sehr gut vertragen.

Adversivtherapie: Dabei handelt es sich um eine Maßnahme gegen die Alkoholzufuhr. Durchgeführt wird sie mit einem Medikament, das ohne Alkohol wirkungslos ist, aber mit Alkohol zu schwersten Vergiftungen führt, die sogar tödlich verlaufen können. Wird Alkohol konsumiert, führt das zu Symptomen wie einer heftigen Erhöhung von Blutdruck und Puls mit enormen Hitzewallungen, ferner Übelkeit, und das schon bei geringen Alkoholdosen. Zur Verfügung steht das Arzneimittel Disulfiram in Tabletten- und Tropfenform. Für den Entzug völlig ungeeignet, ist es eine Medikation für Menschen, die zwar hochgradig motiviert, aber dennoch rückfällig sind. Der Erfolg ist davon abhängig, dass das Medikament täglich eingenommen wird. Es ist wichtig, die richtigen Patienten für diese Therapie zu finden. Sie gehört jedenfalls in erfahrene psychiatrische Hände.

Benzodiazepine: Medikamente von einer bestimmten chemischen Grundstruktur, letztlich alles Verwandte von Valium (Diazepam). Die WHO führt Valium auf ihrer Liste der unentbehrlichen Medikamente der Menschheit. Bei Angstzuständen und manchen Angsterkrankungen, vor allem auch beim Entzug, sind Benzodiazepine eindeutig wirksam und ziemlich sicher. Leider gibt es ein hohes Gewöhnungsrisiko bis zur Suchtentwicklung, und daher sind sie zumeist nur für kurze Zeit sinnvoll.

Bipolare Erkrankung: Eine Erkrankungsform mit ausgeprägten Stimmungsschwankungen. Im Stimmungshoch manisch euphorisch bis manisch zornig, im Stimmungstief leicht bis schwer depressiv. Es gibt zwei wesentliche Formen: bipolar 1 – schwere Manien und schwere Depressionen – sowie bipolar 2 – schwere Depressionen und leichte Manien. Weitere Unterformen sind derzeit in Diskussion. Menschen mit bipolaren Erkrankungen brauchen jedenfalls eine ärztliche, am besten psychiatrische Behandlung und Betreuung. Mit den heutigen Therapiemöglichkeiten kann ihnen ausgezeichnet geholfen werden.

Bruxismus: Im Grunde nichts anderes als Zähneknirschen. Es geht dabei um unwillkürliche Bewegungen der Kaumuskulatur mit entsprechenden Folgen. Im Zusammenhang mit Sucht tritt Bruxismus vor allem bei Amphetaminen und Kokain, aber auch bei Ecstasy gehäuft auf. Auch bei Alkohol kann es dazu kommen. Nächtlicher Bruxismus ist nicht so ungewöhnlich, aber im Wachzustand – vor allem bei jungen, ansonst gesunden Menschen – ist es schon ein ziemlich suspekter Hinweis auf diverse Substanzen.

Bupropion: Ein Antidepressivum, das die Noradrenalin- und Dopamin-Wiederaufnahme hemmt und damit an den entsprechenden Synapsen zu einem erhöhten Umsatz dieser beiden Transmitter führt. Im Alkoholentzug völlig ungeeignet, kann es bei manchen Patienten im Sinne der Rückfallsprophylaxe durchaus hilfreich sein.

CBD(-Gehalt): Man kann es nicht oft genug sagen: Pures CBD enthält keine Cannabis-Rauschkomponente. Es kommt allerdings vor, dass Hanf-Extrakte mit CBD auch THC-Restmengen enthalten. Was die Dosierung betrifft, so hängt die eingenommene Dosis nicht wirklich von den Prozenten der angegebenen CBD-Konzentration der Produkte ab, sondern von der eingenommenen Menge. Sechs Tropfen von einem CBD-Produkt mit fünf Prozent enthalten letztlich die gleiche CBD-Dosis wie drei Tropfen eines Produktes mit zehn Prozent CBD. Konzentrationen über zwanzig Prozent sind höchst verdächtig. Es ist kaum möglich, sie wirklich seriös herzustellen.

Delir und Delirium tremens: Das Delir ist ein akuter Verwirrtheitszustand. Im Zusammenhang mit Sucht hat es eine andere Symptomatik als bei anderen Ursachen. Die entscheidenden Symptome: Ein Zustand geistiger Verwirrung mit einer Bewusstseinsstörung und vor allem massiver zeitlicher, räumlicher oder auch situationsbezogener Desorientiertheit. Noch vor hundert Jahren ist zumindest jeder dritte davon betroffene Patient verstorben. Leichtere Formen werden als *Delir* bezeichnet. Das schwere *Delirium tremens* tritt vor allem beim Entzug von Alkohol und ähnlichen Suchtsubstanzen auf. Die Zusatzbezeichnung *tremens* nimmt auf das lateinische Wort *tremere – zittern* – Bezug.

Demotivationales Syndrom: Ein vielschichtiges Zustandsbild bei Menschen, die schwer cannabissüchtig sind. Die einzelnen Symptome treten je nach Individuum in etwas unterschiedlicher Ausprägung, aber meistens gemeinsam auf: große Tagesmüdigkeit, Gleichgültigkeit bis zur emotionalen Abstumpfung, mangelnder Antrieb und Verlust von Interessen, Unmöglichkeit von zielgerichtetem Handeln, Minderung der Denkleistung und Konzentration, in Summe ein sehr unattraktives Zustandsbild.

Dipsomanie: Das exzessive Trinken besonders großer Alkoholmengen in kurzer Zeit. Diese Trinkphasen halten immer einige Tage und Nächte an, zum Beispiel 72 Stunden nonstop. Dabei werden geradezu absurde Mengen Alkohol konsumiert.

Dopamin/Dopamin-Kick: Dopamin ist in unseren älteren, emotional reagierenden Hirnregionen das Belohnungshormon. Mit

Dopamin-Kick ist gemeint, dass es zu besonders raschen und hohen Ausschüttungen von Dopamin kommt, was grundsätzlich auch ohne jegliche Drogen möglich ist, allerdings mit Drogen um einiges leichter gelingt. Das Problem dabei ist unter anderem, dass die Drogen mit der Zeit immer weniger bis schließlich gar keinen Kick mehr auslösen.

Endomorphin: Ein im Menschen angelegtes System der Kontakt- und Produktionsstellen von körpereigenen morphinähnlichen Substanzen. Ausschüttungen dieser körpereigenen Substanzen sind durch Sport, aber auch durch andere Aktivitäten möglich.

Fentanyl: Ein chemisches Opioid. Sechzig- bis hundertmal stärker als Heroin; eine Substanz, die ausschließlich in die Behandlung extremer Schmerzzustände zum Beispiel bei Tumorkranken und nach Operationen, die mit schweren postoperativen Schmerzen verbunden sind, gehört. Als Droge ist Fentanyl derzeit für einen erheblichen Teil der jährlich 100 000 Drogentoten in den USA verantwortlich. Bei Überdosierung droht ein Atemstillstand. Die Dosierung des von kriminellen Drogenbanden hergestellten Fentanyls ist immer unklar.

Bong: Eine zumeist aus Glas gefertigte Wasserpfeife, in erster Linie zum Rauchen von Cannabis. Sie wird ohne den sonst für Wasserpfeifen typischen Schlauch geraucht.

Gateway-Theorie: Ihr zufolge ist jedes Suchtmittel bereits ein Türöffner für die nächste Suchtmittelvariante. Zum Beispiel wird an einem Abend, an dem mehr Alkohol getrunken wird, auch mehr geraucht …

Holiday-Heart-Syndrom: Dieser von Internisten geradezu lyrisch gestaltete Begriff bezeichnet die oft heftigen Herzrhythmusstörungen, die an alkoholreichen Wochenenden plötzlich in Erscheinung treten. Alkohol hat in höheren Dosierungen sowohl eine Herzmuskelzellen schädigende Wirkung als auch eine ungünstige Wirkung auf das elektrische Reizleitungssystem des Herzens. Vorhofflimmern ist eine Komplikation, die wesentlich häufiger unter Alkoholeinfluss auftritt als sonst.

Hypnosetherapie: Häufig auch Hypnotherapie genannt. Darunter fallen mehrere Therapieformen, die alle durch von Tiefenentspannung veränderte Bewusstseinszustände wirken. In der Regel geht es um einige wenige Sitzungen mit einem klar deklarierten Ziel. Eine Methode, die in der Raucherentwöhnung durchaus einen respektablen Platz einnimmt, wenngleich sie auch nicht so intensiv in Studien untersucht worden ist wie andere Methoden.

Ketamin-Therapie: Eine schon länger bekannte, aber jetzt aktivierte Therapieform bei der antidepressiven Behandlung von besonders an langwierigen und schweren Depressionen erkrankten Menschen. Die therapeutisch verwendeten Dosierungen sind ungleich geringer als bei der Sucht, es sind einstellige Prozentsätze.

Klientenzentrierte Psychotherapie: Auch Gesprächspsychotherapie genannt, vom Psychologen Carl Rogers in den 1950er- und 1960er-Jahren entwickelt. Es geht um eine Form des Gesprächs, bei dem der Therapeut wesentlich transparenter und damit auch weniger distanziert sein muss als in anderen Formen der Psychotherapie. Empathie und Wertschätzung sind zentrale Haltungen dieser Therapieform. Das Setting erlaubt stützende und damit schützende Gespräche, die Analyse von Problemen ist dabei aber ebenso erwünscht. Im Suchtbereich ist das eine gar nicht so selten angewendete Therapieform, die häufig von hoher Wirksamkeit ist, auch wenn es dazu noch wenige gute Studiendaten gibt.

Kohärenzgefühl: Ein angenehmes Gefühl der inneren und äußeren Klarheit, Sicherheit und Sinnhaftigkeit. Für die psychische wie für die körperliche Gesundheit förderlich.

K.-o.-Tropfen: Es handelt sich dabei um die Gamma-Hydroxybuttersäure, die auch *Liquid Ecstasy* genannt wird, wobei sie chemisch mit Ecstasy nichts zu tun hat. Von der chemischen Struktur her ähnelt diese Substanz dem natürlichen Neurotransmitter Gamma-Aminobuttersäure (GABA), der die Aufgabe hat, für Entspannung und Beruhigung zu sorgen, und durch körpereigene Stimulierung gesteuert wird. GHB wirkt euphorisierend, in höheren Dosen sedierend, und in sehr hohen Dosen führt es zur Bewusstlosigkeit. Es ist eine gefährliche Partydroge, die auch bei diversen Formen des sexuellen Missbrauchs Verwendung findet. Der Name *K.-o.-Tropfen* kommt nicht von ungefähr.

Manualisierte Therapien: Sie werden in der Verhaltenstherapie verwendet, es gibt schriftliche Manuale, strukturierte Abläufe mit entsprechenden Zwischenschritten und Übungen. Die Therapieformen sind sehr genau und haben auch eine hohe Qualitätskontrolle. Sehr individuell sind sie allerdings nicht.

Motivational Interviewing: Die *motivierende Gesprächsführung* ist eine Form der Gesprächsführung, die darauf abzielt, die Eigenmotivation des/der Betroffenen zu be- und zu verstärken. Sie folgt klaren Regeln und ist von einer seriösen theoretischen Grundstruktur getragen und auch im klinischen Alltag gut anwendbar. Gerade im Suchtbereich ist sie ein probates Mittel und kann ein sehr erfolgreiches Tool sein.

Naloxon: Eine Substanz, die vor allem auf das *Immer-mehr-Spaß*-Gefühl beim Trinken selbst einwirkt, und zwar reduzierend. Besonders der Typ 4 nach der Lech-Typologie, aber auch der Typ 3 können davon beträchtlich profitieren. Es ist ein Mittel, das auch zur Behandlung von Opiat-Vergifteten hervorragend geeignet ist, da es sich am Opiat-Rezeptor geradezu vordrängt und diesen besetzt. Es führt bei vielen der Typ 3- und Typ 4-Patienten tatsächlich zu einer Reduzierung der Trinkmenge und zu einer höheren Abstinenzrate. Ganz offensichtlich ist es eine Substanz, die stark auf das *Liking* wirkt. Die Nebenwirkungsrate ist bis auf gelegentliche Erhöhung der Leberwerte gering.

Nucleus accumbens: Eine spannende Struktur in unserem alten Hirnanteil, dem Emotionshirn gewissermaßen. Manche Anteile dieses Hirnzellenkerns sind von Dopamin gesteuert oder wirken auf die Dopamin-Steuerung ein, andere Teile wiederum sind mit dem GABA-System in Verbindung. Insofern geht es auch um die Steuerung von Motivation und Glücksgefühl und auch von Entspannungsgefühlen. Fehlsteuerungen des Nucleus accumbens sind in verschiedenster Weise an Suchterkrankungen beteiligt. Aus dem Lateinischen übersetzt, bedeutet Nucleus accumbens etwa *der sich Platz nehmende Kern*, und er nimmt viel Platz in unserem Leben ein.

Orpheus-Programm: Das Orpheus-Programm wurde von Michael Musalek (mit Support von Oliver Scheibenbogen) vor etwa fünfzehn Jahren kreiert. Der zentrale Gedanke ist dabei die Entwöhnung suchtkranker Menschen nicht durch »Verbote«, sondern über vorhandene Stärken, die gefördert werden, zu unterstützen. An die Stelle der Ankettung durch das Rückfallsverbot treten schöne neue oder eigentlich alte Empfindungen und Wahrnehmungen. Es geht darum, den Lärm der Sucht durch einen schönen Lebensklang zu übertönen, auf ähnliche Weise wie einst Orpheus, der die Gefahr, die vom Gesang der Sirenen ausging, mit seinen Liedern bannte. Getriggert werden durch das Programm Achtsamkeit, Geruch, Gefühl und Geschmack sowie die Freude für und über das Schöne. Das sind allesamt Dinge, die im Rahmen schwerer Suchterkrankungen verloren gehen und die es wieder zu erlernen gilt.

Polyneuropathie: Die durch verschiedene innere und äußere Gifte erfolgte Schädigung an sogenannten peripheren Nerven, also jenen Nerven, die für Bewegung zuständig sind. Stoffliche Suchtmittel, allen voran Alkohol, führen zu Polyneuropathiebeschwerden. Auch innere Vergiftungen beispielsweise bei schwerem Diabetes, bei dem der hohe Zucker dann einem Gift ähnelt, können zu Polyneuropathie führen. Symptome sind ein verändertes Gangbild, aber auch Schmerzen, wenn die Schmerznervenäste betroffen sind.

Polytoxikomanie: Darunter versteht man die Verwendung mehrerer Suchtgifte in wahlloser Weise.

Psychoedukative Gruppen: Eine Form der Gruppentherapie, bei der es nicht so sehr um die emotionale Komponente als vielmehr um das Verstehen von Suchterkrankungen geht, etwa um den eigenen Anteil daran, wie auch um Bewältigungsmöglichkeiten. Wichtig dabei ist Information, es soll definitives Wissen über die Erkrankung vermittelt werden.

Rezidiv: Als Rezidiv wird in der Medizin die Rückkehr einer bereits überwundenen Erkrankung bezeichnet. Im Bereich der Suchterkrankungen würde dem ein Rückfall entsprechen.

Roborantien: Dabei handelt es sich um einen inzwischen veralteten Begriff für eine Unzahl verschiedener Mittel, denen eine stärkende Wirkung nachgesagt wird.

Spice: Kräuter ohne Cannabis oder ohne THC-Gehalt, die mit THC-reichen Flüssigkeiten, synthetischen Lösungen besprüht werden. Der Effekt ist ähnlich wie bei natürlichem Gras, nur wesentlich stärker und auch giftiger. Spice trägt viel dazu bei, dass Cannabis zu einer gefährlichen, weil stärkeren Droge geworden ist.

Symptom: Erkrankungszeichen, das durch Untersuchungen feststellbar ist.

Syndrom: Als Syndrom bezeichnet man mehrere gleichzeitig vorliegende Symptome, die ein wiederkehrendes Muster aufweisen. Ein bestimmtes Syndrom kann bei verschiedenen zugrunde liegenden Erkrankungen vorkommen, man denke etwa an das *Fatigue-Syndrom* als Folge einer Covid-Infektion, eines Tumors oder auch einer Depression.

THC: Der für die diversen Rauschzustände von Cannabis verantwortliche Inhaltsstoff. Durch konzentrierte Züchtung ist der THC-Gehalt der Cannabis-Produkte in den letzten Jahrzehnten deutlich angestiegen, gleichzeitig haben die CBT-Gehalte abgenommen.

Tripsitter: Eine Person, die auf andere aufpasst, die Drogen konsumieren. Vor allem bei XTC kann diese Person lebensrettend sein.

Toleranz: Damit ist eine Entwicklung gemeint, bei der immer höhere Dosierungen toleriert, also vertragen werden, vor allem Alkohol und Opiate, aber auch Benzodiazepine sind Substanzen mit gewaltigen Toleranzbildungen.

Vareniclin: Das ist eine Substanz zur Behandlung von Nikotin-Abhängigkeit. Sie sollte bereits zumindest eine Woche vor dem vorgesehenen Rauchstop-Datum genommen werden. Eine seltene, aber heikle Nebenwirkung sind Suizidgedanken, auf der anderen Seite steht eine tatsächlich gute Wirkung vor allem bei schwer süchtigen Rauchern, die einen hohen Fagerström-Testwert aufweisen.

Wernicke-Enzephalopathie: Eine Erkrankung des Gehirns, bei der es zu vielfältigen neurologischen und psychiatrischen Störungen infolge des Gewebsuntergangs in verschiedenen Hirnregionen kommt. Es handelt sich dabei um eine Komplikation bei schwer Alkoholkranken. Ein typisches Symptom ist die Augenmuskellähmung mit Doppelbildern. Es kann zu einem sehr schweren und auch lebensbedrohlichen Zustandsbild kommen. Es ist nicht das Symptom eines Entzugs, sondern das einer konstanten Vergiftung durch Alkohol. Wenn Menschen, die schwer alkoholkrank sind, regelmäßig mit Vitamin B, besonders Vitamin B1, substituiert würden, dann käme es zu einer massiven Abnahme dieser speziellen Alkoholsuchtkomplikation.

Z-Substanzen: Diese Substanzen heißen beispielsweise *Zolpidem* und sind den Benzodiazepinen ähnlich. Sie wirken jedoch nicht beruhigend, sondern sind tatsächlich einschläfernd. Diese Medikamente sollten nur sehr kurz gegeben werden, da sie ein gewaltiges Suchtpotenzial aufweisen.

BIBLIOGRAFIE

Adler, Alfred: Menschenkenntnis, Fischer, Frankfurt am Main 1966.

American Psychiatric Association: Diagnostische Kriterien DSM-5, deutsche Ausgabe, herausgegeben von Falkai Peter und Wittchen Hans-Ulrich, Göttingen 2015.

Bächi, Beat: LSD, Konstanz, University Press, Göttingen 2020.

Balzer, Jens: Das entfesselte Jahrzehnt. Sound und Geist der 70er, Rowohlt, Berlin 2019.

Byung-Chul Han: Transparenzgesellschaft, Matthes & Seitz, Berlin 2013.

Carr, Allen: Endlich Nichtraucher, Goldmann Verlag, München 2004.

Caspar, Siegfried/Volz, Hans-Peter: Psychiatrie und Psychotherapie kompakt, Thieme Verlag, Stuttgart 2014.

Churchill, Winston: Blood, Toil, Tears and Sweat, The Great Speeches, Penguin Classics, 2002.

Dilling, Horst (Hg.): Internationale Klassifikation psychischer Störungen (ICD-10), Bern 2013.

Duncan, Hannah: Dive. Tagebuch der Siebziger, Rowohlt, Berlin 2021.

Feuerlein Wilhelm: Alkoholismus – Mißbrauch und Abhängigkeit, Thieme, Stuttgart 1990.

Forsyth, Mark: Eine kurze Geschichte der Trunkenheit, Klett-Cotta, Stuttgart 2019.

Freud, Sigmund: Das Unbehagen in der Kultur und andere kulturtheoretische Schriften, Frankfurt 2010.

Freud, Sigmund: Totem and Tabu, Imago Publishing, London 1940.

Hendrix, Jimi: Starting At Zero. His Own Story, Bloomsbury, New York 2013.

Illies, Florian: Liebe in Zeiten des Hasses, Fischer, Frankfurt am Main 2021.

Kemper, Peter: Alles so schön bunt hier. Die Geschichte der Popkultur von den Fünfzigern bis heute, Reclam, Stuttgart 1999.

Köhler, Thomas: Die Zeiten verfliegen wie im Rausch, Schattauer, Stuttgart 2019.

Kuntz, Helmut: Drogen und Sucht, alles, was Sie wissen müssen, Beltz Verlag, Weinheim 2016.

Lenz, Gerhard/Küfferle, Bernd: Klinische Psychiatrie: Grundlagen, Krankheitslehre und spezifische Therapiestrategien. Universitätsverlag, Wien 1998.

Lesch, Otto-Michael/Walter, Henriette (Hg.): Alkohol und Tabak, Medizinische und soziologische Aspekte von Gebrauch, Missbrauch und Abhängigkeit, Springer, Berlin 2020.

Lingens, Peter Michael: Drogenkrieg, Verlag Kremayr & Scheriau, Wien 2011.

Lütz, Manfred: Irre! Wir behandeln die falschen: Unser Problem sind die Normalen. Eine heitere Seelenkunde. Gütersloher Verlagshaus, München 2009.

Macy, Beth: Dopesick. Wie Ärzte und die Pharmaindustrie uns süchtig machen, Heyne, München 2019.

Musalek, Michael: Auf der Suche nach einem autonomen und freudvollen Leben: Ressourcenorientierte Suchtbehandlung – Festschrift für Michael Musalek, Gebundene Ausgabe – 12. August 2021.

Musalek, Michael: Der Wille zum Schönen I: Als alles bestimmende Naturkraft, Parodos Verlag, Berlin 2017.

Musalek, Michael/Poltrum, Martin (Hg.): Glut und Asche – Burnout. Neue Aspekte der Diagnostik und Behandlung, Parodos Verlag, Berlin, 2012.

Musalek, Michael: Der Wille zum Schönen II: Als Kulturgeschehen auf dem Weg zur Kosmopoesie. Parodos Verlag, Berlin 2017.

Myles, Eileen: Chelsea Girls, Matthes und Seitz, Berlin 2020.

Ohler, Norman: Der totale Rausch. Drogen im Dritten Reich, Verlag Kiepenheuer und Witsch, Köln 2018.

Psota, Georg/Horowitz, Michael: Das weite Land der Seele. Über die Psyche in einer verrückten Welt, Residenz Verlag, Salzburg – Wien 2016.

Psota, Georg/Horowitz, Michael: Angst – Erkennen, Verstehen, Überwinden, Residenz Verlag, Salzburg – Wien 2018.

Schmidt, Bettina/Hurrelmann, Klaus: Präventive Sucht- und Drogenpolitik. Ein Handbuch, Verlag Leske und Budrich, Opladen 2000.

Schreiber, Daniel: Nüchtern. Über das Trinken und das Glück, Suhrkamp, Berlin 2014.

Schuller, Alexander: Back to Black. Amy Winehouse und ihr viel zu kurzes Leben, Goldmann, München 2011.

Spitzer, Manfred: Cyberkrank! Wie das digitalisierte Leben unsere Gesundheit ruiniert, Droemer Verlag, München 2017.

Spitzer, Manfred: Die Smartphone-Epidemie. Gefahren für Gesundheit, Bildung und Gesellschaft, Klett-Cotta, Stuttgart 2019.

Tretter, Felix: Sucht. Gehirn. Gesellschaft. Medizinisch Wissenschaftliche Verlagsgesellschaft, Berlin 2017.

Baumhauer Weck, Ursula (Hg.): In bester Gesellschaft. Geschichten über den Rausch, Diogenes, Zürich 2019.

Wendt, Alexander: Kristall. Eine Reise in die Drogenwelt des 21. Jahrhunderts, Tropen, Stuttgart 2018.

ZEITSCHRIFTEN

Der Standard, 13./14. Februar 2021, Drogenrückfall ist kein Versagen.

Kurier, 4. September 2021, Kinder ohne Smartphone sind erfolgreicher.

Die Presse am Sonntag, 6. Oktober 2019, Das Netz junger Drogenkuriere.

Die Presse am Sonntag, 25. August 2019, Lebe lieber alkoholfrei.

Momentum 3/2019, Stationäre oder ambulante Behandlung?

Momentum 2/2019, Schwerpunktthema Alltagssüchte.

Momentum 1/2020, Medizin – Quo vadis?!

Fortschritte der Neurologie & Psychiatrie, Opioidsubstitution und Cannabiskonsum, Georg Thieme Verlag, Oktober 2019.

Sucht, grüner Kreis Magazin, Frühling 2020, schneller, höher, weiter …

Die Presse am Sonntag, 21. Oktober 2020, Markt im Umbruch. Drogen, 60- bis 80-mal stärker als Heroin.

Medical Tribune, Gefallene Götter: Suchtkrankheit bei Ärzten, 28. Juni 2019.

Der Standard, 24./25. August 2019: Hoch die Tassen.

CliniCum Neuropsy, Kokainkonsum, sozio-kognitive Defizite als Folge, 5/2016.

Spectrum Psychiatrie, Alkoholabhängigkeit im Wandel – was hat sich verändert? 2/2017.

Die Presse, 29. September 2021, Premier Ruthe im Visier von Mafia-Killern?

Spektrum Gehirn & Geist, Drogen. Zwischen Rausch und Heilung.